Heidelberger Taschenbücher Band 118

Basistext Medizin

Otto Hallen

Klinische Neurologie

Unter Mitarbeit von

P. Marx und B. Neundörfer

Mit 66 Abbildungen und 37 Tabellen

Springer-Verlag
Berlin · Heidelberg · New York 1973

Dr. med. O. HALLEN, o. Professor für Neurologie an der „Fakultät für Klinische Medizin, Mannheim“ der Universität Heidelberg.
Direktor der Neurologischen Klinik

ISBN 3-540-06210-6 Springer-Verlag Berlin · Heidelberg · New York
ISBN 0-387-06210-6 Springer-Verlag New York · Heidelberg · Berlin

Printed in Germany. Library of Congress Catalog Card Number 73-76923.

Herstellung: Oscar Brandstetter Druckerei KG, 62 Wiesbaden

Vorwort

Mit diesem Buch soll weder ein neues, lückenloses Lehrbuch der Krankheitsbilder der Neurologie gegeben, noch versucht werden, die pathologischen, pathophysiologischen und ätiologischen Grundlagen neurologischer Erkrankungen ausführlich und erschöpfend darzulegen. Als Basistext der **Klinischen Neurologie** versteht sich dieses Bändchen vielmehr als eine Propädeutik und als Anweisung zur neurologischen Untersuchung, d.h. als **Anleitung zur Diagnostik.** Wenn dabei immer wieder auf Krankheitsbilder verwiesen wird, wenn in einem eigenen Kapitel solche auch besprochen werden, so geschah dies bewußt in einer Auswahl und nicht vollständig. D.h., daß Kritiker das eine oder andere Krankheitsbild vermissen werden. Es kam aber darauf an, propädeutisch Grundsätzliches in einer didaktisch erleichternden Weise niederzuschreiben.
Das kurze Literaturverzeichnis bedeutet keine Bibliographie, sondern möchte eine Hilfe zur Vertiefung der Information über ein bestimmtes Wissensgebiet sein (z.B. für die Erstellung einer Promotionsarbeit).

Einführung

Diese knappe Darstellung der **Klinischen Neurologie** scheint mir nur unter dem gleichzeitigen – für den Leser als vorangestellte Mahnung gemeinten – Hinweis möglich, daß ein Taschenbuch weder ein Lehrbuch noch den akademischen, d.h. anschaulichen Unterricht ersetzen kann. Die Lehre von **Der Neurologie** – v. BOGAERT spricht, vielleicht zu recht, überhaupt von **Den Neurologischen Wissenschaften** – ist einerseits zu umfänglich, andererseits zu eng mit anderen medizinischen Spezialfächern verknüpft, daß ein Versuch, wie der hier gewagte, bestenfalls zu einem Leitfaden durch ein Gebiet gelingen kann, der Anfängern und Unkundigen verwirrend erscheinen mag.

Wer jemals in einem Handbuch der Humanpathologie nur das Sachregister durchblätterte – oder wer lediglich den Umfang eines neuropathologischen Anteils solcher Werke mit dem anderer Disziplinen verglich, muß feststellen, daß die Neurologie wahrlich kein kleines, vor allem aber kein eng oder scharf begrenztes Fach ist. Dies erklärt sich leicht aus dem anatomisch und physiologisch belegbaren Tatbestand der engen Verknüpfung des Nervensystems mit nahezu allen Funktionen und Leistungen des menschlichen Organismus.

Schwierigkeiten und *Eigenart* (P. VOGEL) der Neurologie lassen sich aber nicht nur dadurch begründen.

In der *neurologischen* Praxis ist es meist möglich, durch eine sorgfältige pathologisch-physiologische Analyse Krankhaftes unmittelbar aus bestimmbaren Störungen des Gesunden abzuleiten (v. KREHL). Der Neurologie eignet somit ein *rational erfaßbares Prinzip* (P. VOGEL), das sich in doppelter Weise widerspiegelt:

a) Die Fülle der Funktionsschemata (etwa die der Areale sensibler Versorgung), Karten der topischen und funktionellen Organisation der Hirnrinde, des extrapyramidalen Systems, des Kleinhirns oder der Faserverläufe im

Rückenmark – um nur wenige zu nennen – beweisen, daß hier die Wirklichkeit durch „Kräfte des Verstandes" in ein „rationales System gebannt" (P. VOGEL) werden konnte.

b) Die Zahl der Zeichen einer Funktionsstörung des Nervensystems, d.h. der *Symptome* (Symtoma, gr. = Begebenheit im Sinne von Unglück, Unfall, *Panne*) ist gering. Jedes Symptom (mit der einzigen Ausnahme des ARGYLL-ROBERTSON-Phänomens) ist pathogenetisch und ätiologisch, fast immer auch lokalisatorisch mehrdeutig. Erst die Konstellation der Symptome (das *Syndrom*) ermöglicht eine *topische Zuordnung* (= *Lokaldiagnose*). Anamnestische Erhebungen (z.B. über Entstehungsmodalität und Entwicklung), die Beachtung weiterer Allgemeinerscheinungen (z.B. Fieber) und zusätzliche Befunde (z.B. Stoffwechsel-, Elektrolytstörungen, Liquorveränderungen, radiologische Befunde) komponieren dann das *Krankheitsbild.*

Die Eigenart neurologischen Denkens beweist – und bewährt – sich somit in jedem Fall jeweils durch einen konsequenten Aufbau der Diagnose. Diese ist stets das Ergebnis eines *Procedere*, bei dem jeder Schritt sich aus dem vorausgegangenen herleitet:

– Vom Symptom → Syndrom → Lokaldiagnose
– über weitere Erhebungen + Pathogenese + Ätiologie
→ **Krankheitsbild**

So soll dieser Leitfaden – dem notwendigen Gang neurologischer Diagnostik folgend – in drei Abschnitte gegliedert sein:

a) Darlegung der Symptome *(Semiologie)* und ihrer Untersuchung.

b) Beschreibung der Syndrome *(Syndromlehre)* und ihrer Lokalisation.

c) Darstellung einiger typischer (d.h. nicht unbedingt häufiger) Krankheitsbilder *(Nosographie)*. Bei der Erläuterung der Lehre der Krankheitsbilder *(Nosologie)* wird weitgehend darauf verzichtet, neuropathologische Befunde aufzuführen. Hierzu sei auf den Beitrag G. ULE's im Taschenbuch „Spezielle pathologische Anatomie III" (DOERR/ULE), Springer-Verlag 1970) verwiesen.

Im Gegensatz zu bewährten Lehrbüchern wird hier dem ersten der drei entscheidenden Schritte auf dem Weg zur endgültigen Diagnose besonderes Gewicht beigelegt. Die Überprüfung der Funktionen und Leistungen des NS – die neurologische Untersuchung –, das Verständnis neuropathologischer Störungen, wie auch deren anatomische Zuordnung sind unabdingbare Voraussetzungen einer neurologischen Diagnostik.
Nur wer Symptome erheben kann, also zu untersuchen weiß, nur wer die Relevanz dieser Symptome zu würdigen vermag, wird auch befähigt sein, Krankheitsbilder zu konstituieren. Deshalb wurde das Kapitel *Untersuchung und Propädeutik* so ausführlich dargelegt.

Konnte man vor wenigen Jahren noch behaupten, der Neurologe sei bei der schnellen Technisierung der Medizin **der** Spezialist geblieben, der – vergleichbar nur noch dem Dermatologen – weitgehend auf technische Untersuchungsmethoden verzichten könne, so bedarf dies heute einer gründlichen Korrektur. Von Jahr zu Jahr wird das Instrumentarium technischer diagnostischer Apparaturen größer und auch unerläßlicher. Dennoch zeigt es sich in der alltäglichen Praxis immer wieder, daß diese nur Hilfsmethoden bedeuten. Denn ohne eine fundierte *klassische* klinische Diagnostik bleiben auch deren Ergebnisse meist vieldeutig.

Daß Psychoanalyse und anthropologische Medizin (V. v. WEIZSÄCKER) im Grunde nicht aus der Psychiatrie, sondern der Neurologie erwuchsen, mag heute überraschen, vielleicht auch nicht unwidersprochen hingenommen werden. Immerhin läßt sich dies nicht nur historisch belegen (CHARCOT, S. FREUD, V. v. WEIZSÄCKER z.B. waren Neurologen), sondern auch sachlich begründen. Denn die „Vieldeutigkeit der neurologischen Symptome" (P. VOGEL) geht soweit, daß zwischen den **organischen** und den meisten **psychogenen** eine „partielle Ausdrucksgemeinschaft" besteht (V. v. WEIZSÄCKER). So ergibt sich immer wieder die Frage, ob z.B. eine Gangstörung ein organisches oder ein hysterisches

Symptom darstelle. Das Stichwort: *Organisch oder psychogen* ist eine differentialdiagnostische Alternative, die sich dem Neurologen in jedem Falle als eine immer wieder zu reflektierende diagnostische Frage stellt. Auch dies charakterisiert die **Eigenart der Neurologie.**

Inhaltsverzeichnis

Abkürzungen

a.	arteria
aa.	arteriae
abd.	abducens
abduct.	abductor
add.	adductor
ant.	anterior
AP	Aktionspotential
ASR	Achillessehnenreflex
ALS	Amyotrophische Lateralsklerose
BDR	Bauchdeckenreflex
BHR	Bauchhautreflex
BKS	Blutkörperchensenkungs-geschwindigkeit
BNS-Krämpfe	Blick-, Nick-, Salaam-Krämpfe
brev.	brevis
BSR	Bizepssehnenreflex
BWS	Brustwirbelsäule
carot.	carotis
cer.	cerebralis
cerv.	cervicalis
cut.	cutaneus
CR	Cornealreflex
CrR	Cremasterreflex
dig.	digitalis
Dmp	Dystrophia musculorum progressiva
Dptr.	Dioptrien
EAE	Experimentelle allergische Encephalomyelitis
EAR	Entartungsreaktion
EEG	Elektroencephalographie
EKG	Elektrokardiogramm

EMG	Elektromyographie
ENG	Elektronystagmographie
ER	Eigenreflex
ext.	exterior sive externus
flex.	flexor
FNV	Fingernasenversuch
FR	Fremdreflex
ggl.	Ganglion
GM	grand mal = großer generalisierter epileptischer Krampfanfall
HWS	Halswirbelsäule
IgG	Immunglobulin G
IgK	Immunglobulin K
IgM	Immunglobulin M
inf.	inferior
int.	internus
jug.	jugularis
KE	KAFKA-Einheit (Wert bei der quantitativen Eiweißbestimmung des Liquors)
KHV	Kniehackenversuch
lat.	lateralis
li.	links
long.	longus
LP	Lumbalpunktion
LWK	Lendenwirbelkörper
LWS	Lendenwirbelsäule
m.	musculus
M.	Morbus = Krankheit
maj.	major
med.	medialis
min.	minor
mm.	musculi
mot.	motorisch
MS	Multiple Sklerose

n.	nervus
NAP	Nervenaustrittspunkt
NLG	Nervenleitgeschwindigkeit
nn.	nervi
NS	Nervensystem
nucl.	nucleus
obturat.	obturatorius
occ.	occipitale
oppon.	opponens
path.	pathologisch
plant.	plantar
PM	petit mal = kleiner epileptischer Anfall
Polio	Poliomyelitis
post.	posterior
prof.	profundus
PSR	Patellarsehnenreflex
re.	rechts
REM-(Schlaf)	rapid-eye-movements-(Schlaf)
RM	Rückenmark
RPR	Radiusperiostreflex
sens.	sensible
SOP	Suboccipitalpunktion
spin.	spinalis
Stp.	Stauungspapille
sup.	superior
TB (tb)	Tuberkulose, (tuberculosa)
temp.	temporal, temporalis
TIA	transient ischemic attacks (amer.)
tract.	tractus
TSR	Tricepssehnenreflex
WAR	WASSERMANN-Reaktion
WS	Wirbelsäule
ZNS	Zentralnervensystem

A. DIE NEUROLOGISCHE UNTERSUCHUNG

Die Erstellung eines **neurologischen Status** muß in jedem Fall ein lückenloses Bild sowohl der

- normalen (ungestörten) – als auch der
- pathologischen (krankhaft veränderten) Funktion oder Leistung des zentralen oder peripheren Nervensystems geben.

Pathologische Funktionen oder Leistungen nennen wir ein *Symptom* (gr. symptoma = Begebenheit, Unfall, Unglück, Panne). Die Lehre von den Symptomen heißt *Semiologie.*
Eine neurologische Untersuchung bedeutet demnach eine Registrierung der Pannen der Funktionen und Leistungen des NS.

a) Da das NS alle Vorgänge, Organfunktionen und auch psychischen Leistungen reguliert, zumindest mitbestimmt oder beeinflußt, und weil

b) neurologische Krankheitsbilder (von einer einzigen Ausnahme abgesehen) nie durch ein Einzelsymptom charakterisiert sind – und vice versa nie durch den Nachweis eines Einzelsymptoms diagnostiziert werden können – ist stets eine

vollständige neurologische Untersuchung von *Kopf bis Fuß* erforderlich. Voraussetzung dazu ist die Kenntnis der klinischen und auch technischen neurologischen Untersuchungsmethoden.

Beispiele

a) Der *epileptische Anfall* kann Symptom einer idiopathischen Epilepsie sein, aber auch einer ursächlich unterschiedlichen cerebralen Erkrankung, die zu einer Erhöhung der Krampfschwelle führt (Hirntumoren, Hirntraumata, metabolische cerebrale Erkrankungen – nicht zuletzt alkoholbedingte wie das Delirium tremens); der epileptische Anfall ist somit also, streng genommen, ein *Symptom.* Sein Auftreten darf nicht dazu verführen, kurzschlüssig die Diagnose *Epilepsie* zu stellen; vielmehr muß in jedem Fall nach der Grundkrankheit gefahndet werden.

b) „Ich habe *Ischias*" – eine häufige Klage von Patienten, die unter Schmerzen der Rückseite eines Beines leiden. *Ischias* (= volkstümliche Abkürzung für die Mononeuritis n. ischiadici) umschreibt ein Beschwerdebild vielfältiger Genese (meist eines Bandscheibenschadens, seltener der echten Mononeuritis n. ischiadici, noch seltener mal eines Cauda-Tumors). Auch hier gilt es, die Ursache durch eine sorgfältige Untersuchung klarzustellen.

Merke: Das einzige pathognomonische, d.h. **nur bei einer** Krankheitsgruppe auftretende und deshalb dafür kennzeichnende Symptom ist das ARGYLL-ROBERTSON-Phänomen in seiner strengen Definition (s. Pupillenstörungen S. 207). Sein Nachweis erlaubt die Diagnose einer Neurolues (meist der Tabes dorsalis).

Beachte aber: Ein ARGYLL-ROBERTSON-Phänomen findet sich keineswegs in allen Fällen einer neuroluetischen Erkrankung (auch nicht einer Tabes dorsalis).

1. Der Ablauf der klinischen neurologischen Untersuchung

Der Untersuchungsgang folgt stets dem gleichen Schema:

- Erhebung der *Anamnese*,
- *Allgemeinbefund* – Untersuchung
- des *Kopfes*,
- der *Hirnnervenfunktion*,
- der *Motorik*,
- der *Reflexe* (einschließlich pathologischer Zeichen),
- der *koordinativen* Leistungen,
- der *Sensibilität*,
- der Funktionen des *vegetativen NS*,
- einer orientierenden *internistischen* Untersuchung und
- der Erhebung des *psychischen* Befundes.

Handwerkszeug zur neurologischen Untersuchung

- Reflexhammer,
- Polsternadel (= Nadel mit klobigem Kopf),
- Taschenlampe
- Spatel,
- Watteträger,
- ein Satz von kleinen Flaschen mit Geruchs- und Geschmacksstoffen,
- Augenspiegel,
- Stimmgabel,
- Stethoskop.

2. Die Erhebung der Anamnese

Die Anamnese (gr. Anamnesis = Erinnerung) darf sich nicht nur auf die *Vorgeschichte*, d.h. Schilderung der Entwicklung der aktuellen Erkrankung beschränken. Sorgfältig müssen vielmehr

- familiäre Erkrankungen,
- die Geburt,
- die frühkindliche Entwicklung,
- die Biographie,
- vorausgegangene Erkrankungen, natürlich auch
- Zeitpunkt und Art der ersten Anzeichen sowie
- die Entwicklung des augenblicklichen Leidens erforscht werden.

Dazu werden der Patient, seine Angehörigen und auch weitere Personen (Mitarbeiter, Augenzeugen – bei Unfällen oder Anfällen) gehört werden müssen. Wir unterscheiden deshalb zwischen

- *Eigenanamnese* und
- *Fremdanamnese.*

Beispiele

a) Einem Jugendlichen stößt ein banaler Verkehrsunfall zu. Bei der neurologischen Untersuchung zeigen sich pathologische Mitbewegungen, geringe athetotische Hyperkinesen (s. S. 164). Aus der Fremdanamnese ist zu erfahren, daß durch eine Komplikation bei der Geburt der erste Atemzug zu spät kam, so daß eine kurze Hypoxydose zu einer Hirnschädigung Anlaß gab. Die Anamnese klärt dann die Ursache der neurologischen Symptomatik auf.

b) Nach einem Unfall kann der Betroffene nur angeben, einen Tag bewußtlos gewesen zu sein. Diese Amnesie vermag durchaus noch die Folge einer Commotio cerebri zu sein. Erbringt aber die Fremdanamnese, er sei in dieser Zeit psychomotorisch unruhig gewesen (s. traumatische Psychose S. 233), so muß in der Regel angenommen werden, daß er eine schwerere, über eine Gehirnerschütterung hinausgehende substantielle cerebrale Schädigung mit nachfolgendem Hirnoedem erlitt.

c) Ein Mann stürzt auf der Straße zusammen. Nur die nahezu kriminalistisch pedantische Befragung der Augenzeugen kann die Ursache dieses Ereignisses erhellen. Scheinbar nebensächliche Beobachtungen wie die, daß er zusammen**sackte** (wie bei einer vasomotorischen Synkope, oder daß er wie ein *gefällter Baum* **steif** umfiel (epileptisches GM), daß er die Augen geschlossen hatte oder geöffnet mit starrem Blick (epileptisches GM), können die Diagnose bereits klären.

Beachte: Bei epileptischen Erkrankungen und bei Hirntraumata ist die sorgfältige Erhebung einer Fremdanamnese besonders wichtig.

3. Allgemeinbefund (allgemeiner Eindruck)

Die Untersuchung beginnt, wenn der Patient das Ordinationszimmer betritt. Sorgfältiges Beachten erster Eindrücke und Verhaltensweisen des Kranken kann schon entscheidende Hinweise geben. So sollte man z. B. stets registrieren, ob der Patient

- liegend, im Rollstuhl, hinkend usw.,
- apathisch, demonstrativ schmerzverzerrt, „nervös" u.a.m.,
- alleine, in Begleitung kommt – oder wie
- er sich zu den Angehörigen, die Angehörigen zu ihm verhalten,
- wer den Ton angibt, die Führung des Gesprächs an sich zu reißen sucht.

Neben derartigen allgemeinen, aufschlußreichen Beobachtungen gilt es beispielsweise

- Aussehen (blaß, kachektisch, adipös, vorgealtert u.a.m.),
- Körperbau (z. B. asthenisch, pyknisch),
- Verstümmelungen und sichtbare Verletzungsfolgen,
- Behaarung,
- Minder- oder Hochwuchs zu registrieren und einen
- internistischen Befund zu erheben.
    - Dabei sind vor allem Blutdruck, Herzfunktion, Palpationsbefund der Leber – **aber auch** – die Auskultation der zum Hirn ziehenden Blutgefäße bedeutsam.

4. Kopf

Zu beachten sind seine

- aktive und passive Beweglichkeit oder Behinderung, (bedeutsam für die Feststellung etwa eines Meningismus, einer unteren Einklemmung, von Paresen der Nackenmuskulatur z. B. bei der Myasthenie oder der myotonischen Dystrophie), (Rigor beim Parkinson-Syndrom, s. S. 120),
- seine Form oder Deformierung (z. B. Turmschädel, Asymmetrien, Verletzungs- oder Operationsfolgen),
- Klopfschmerz der calotte (diffus oder umschrieben),
- Druckschmerz der Nervenaustrittspunkte (NAP),
    - nn. occipitales,
    - der 3 Äste des n. trigeminus, (s. Abb. 9, S. 27) (Hinweis auf eine meningeale Reizung, auf eine intracranielle Drucksteigerung,

(letztere bei einer Trigeminusneuralgie, lokalen Reizungen des n. V oder einzelner Äste etwa beim Keilbeinmeningeom, einer Sinus-cavernosus-Thrombose) oder bei Nebenhöhlenerkrankungen).

- Auskultation des Schädels bei Verdacht auf Aneurysmen und Angiome.

Beachte: Bei basisnahen Aneurysmen können pulssynchrone Geräusche am ehesten durch Einlegen eines der beiden Schläuche eines Stethoskops in einen Gehörgang wahrgenommen werden. (Fortleitung des Geräusches ins Felsenbein!)

- Die Perkussion der calotte kann gelegentlich diagnostisch bedeutsam sein, z. B.
  - bei Kindern, bei denen ein sog. Scheppern (= nachhallendes Geräusch wie beim Schlagen auf einen hohlen Topf (= MACEWEN-Zeichen) beim Hydrocephalus oder einer intracraniellen Drucksteigerung zu hören ist, oder
  - bei Erwachsenen eine einseitige Schallverkürzung (z. B. bei einem Meningeom oder einem subduralen Haematom).

5. Hirnnerven

Die einzelnen Hirnnerven werden ihrer numerischen Reihenfolge nach durch standardisierte Methoden in ihrer Funktion überprüft.

Beachte: Auch hier gilt, daß nicht nur eine sorgfältige Befunderhebung sondern auch die Beschreibung ungestörter Funktionen wichtig ist, so daß ein späterer Untersucher ersehen kann, ob bestimmte Untersuchungen überhaupt vorgenommen worden waren.

Beispiel. Bei der Begutachtung der Folgen eines Schädel-Hirntraumas fehlt häufig in Vorberichten die Angabe, ob eine Geruchsprüfung vorgenommen wurde. Welche Bedeutung dieser zukommt, s. aus S. 231 und S. 240.

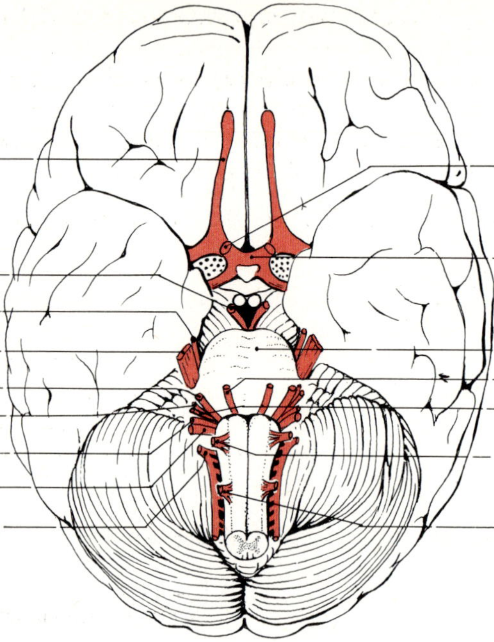

Abb. 1. Topographische Anatomie der Hirnnervenaustritte aus basaler Sicht

5.1 Der n. olfactorius (n. I)

Kurz zur Anatomie: Geruchs- und Geschmackswahrnehmungen sind an ein scheinbar kompliziertes, vielgestaltiges Substrat gebunden. Mehr noch: Die sprachliche Trennung von Geruch und Geschmack entspricht nicht den anatomischen und physiologischen Gegebenheiten.

Beispiel. Daß ein Feinschmecker die Qualität einer Speise, das Aroma einer Kaffee-, Tee- oder Weinprobe bewerten, d.h. *schmecken* kann, setzt keineswegs ein verfeinertes Geschmacksvermögen voraus. Vielmehr beruht diese Fähigkeit auf einer differenzierten Leistung des n. olfactorius, des sog. *Geruchsnerven.*

Ein Ausfall des n. olfactorius führt zum Unvermögen
- Wohlgerüche (Parfums) oder Gestank *riechen* und
- die Würze, das Aroma einer Speise *kosten* zu können.

Geruch und Geschmack (von JACKSON als "crude sensation" eingestuft) erweisen sich somit als verschränkte Sinnesleistungen. In einigen Dialekten nicht nur der deutschen Sprache findet dies seinen Niederschlag, wenn z.B. der Ausspruch: „Hier schmeckt's scheußlich" besagen soll, es stinke.

Der n. olfactorius vermittelt **aromatische** Geruchs- und Geschmackswahrnehmungen. Hingegen werden scharfe, ätzende Gerüche über den n. trigeminus geleitet, die eigentlichen (im physiologischen Sinne) Geschmacksqualitäten: bitter – süß – sauer – salzig – über

- die chorda tympani (die teils mit dem n. V, teils mit dem n. VII verläuft),
- über die nn. IX und X.

Wahrnehmungsqualitäten	Leitende Hirnnerven (evtl. weiteres anatomisches Substrat)
Geruch	
– ätzend, beißend, scharf	n. trigeminus
– aromatisch	n. olfactorius (bulbus bzw. tractus olfactorius)
Geschmack	
– würzig, aromatisch	
– bitter, süß, sauer, salzig	1. vordere $\frac{2}{3}$ einer Zungenhälfte: n. lingualis ($V._3$) → chorda tympani → n. facialis → 3. Trigeminuswurzel → tractus solitarius → nucl. solitarius 2. hinteres Drittel einer Zungenhälfte: n. glossopharyngicus

Geruchsprüfung: Voraussetzung ist eine freie Passage beider Nasenlöcher. Das Riechvermögen wird auf jeder Seite gesondert geprüft.

Beispiel. Ein Nasenloch wird mit einem Finger leicht zugedrückt, unter das andere eine weithalsige kleine Flasche mit 20 ml Inhalt gehalten.

Dargeboten werden:

aromatische	trigeminus-reizende	gemischte Stoffe
Rosenöl Bittermandel Baldriantinktur Teer Campheröl Lavendelöl Terpentinöl Zimt Pulverkaffee	Essigsäure Ammoniak	**Chloroform** (*aromatisch* mit Geschmacks-komponente „süß“ im Rachen) **Pyridin** (aromatisch = *Gestank*, mit geringer Geschmackskomponente) **Eukalyptus** (*aromatisch* und Gefühl der Kühle im Nasen-Rachenraum) **liquor ammon. anisat.** (*aromatisch* und trigeminus-reizend)

Bei einer aromatischen Anosmie werden die rosa gekennzeichneten Empfindungen nicht mehr wahrgenommen.

Merke: Die gemischten Stoffe ermöglichen es leicht, eine hysterische oder simulierte Anosmie zu entlarven. Z.B. wird der Gesunde im liquor ammon. anisat. die Aniskomponente miterkennen; jemand mit einer aromatischen Anosmie muß beim Chloroform wenigstens den süßen Beigeschmack wahrnehmen.

Aromatische Anosmien verweisen z.B. auf: Traumatische Abrisse der fila olfactoria, Contusionsherde des bulbus oder des tractus olfactorius oder auf Olfacotiusrinnenmengingeome.

Geschmacksprüfung

Eine Geschmacksprüfung wird mit der Geruchsprüfung kombiniert. Mit einem Watteträger werden die Proben auf die 4 Zungenabschnitte verschiedener Innervation (s. o.) getupft. Der Patient zeigt auf bereitliegenden Täfelchen das Geschmeckte an.

Geschmacksproben: 10% – und 20%ige Zuckerlösung, 10% – und 20%ige Salzlösung, 1% Chininlösung, 5% Zitronensäurelösung.

5.2 Augen (optisches System)

Kurz zur Anatomie und Physiologie: Nach anatomischer Nomenklatur müßte nunmehr die Technik der Überprüfung der Funktion des zweiten Hirnnerven, des *n. opticus* folgen. Der sog. n. opticus ist aber – weder anatomisch noch physiologisch – ein peripherer Nerv, sondern ein originärer Anteil des Gehirns. Korrekter wird er deshalb als
– **fasciculus opticus** bezeichnet.
Normales *Sehvermögen* ist eine physiologisch komplexe, von vielfältigen anatomischen Substraten jeweils komponierte Leistung. Die Untersuchung des Sehvermögens erfordert somit stets eine aufwendige Überprüfung unterschiedlichster Funktionen,

– der Motorik des Auges (Bulbusbewegungen, Pupillenfunktion),
– möglicher Symptome koordinativer Störungen (z.B. Nystagmus) und
– des optischen Systems.

In diesem Kapitel werden deshalb vielerlei Untersuchungsmethoden aufgeführt, die im wesentlichen das optische, z.T. aber auch das vestibuläre System betreffen (s. z.B. den Nystagmus). Wir folgen hier dem praktizierten Untersuchungsgang.

Modus der Untersuchung

5.2.1 Die Augenmotilität

a) Funktion der Muskeln, die die bulbi oculi bewegen

In der Anamnese wird der Patient selber (von einigen Ausnahmen wie z.B. bei der Schielamblyopie und der oculären Muskeldystrophie abgesehen) (s. d. S. 289), über Doppelbilder klagen.
Geprüft werden die Bewegungen des bulbus oculi nach *oben*, *unten*, *innen* und *außen*. Das Zurückbleiben eines Auges weist auf die Innervations- oder Kontraktionsschwäche einzelner äußerer Augenmuskeln hin. Diese muß nicht immer neurogener Ursache sein; sie kann auch durch myopathische Prozesse entstehen (z.B. Myositis, oculärer Typus der Dmp u.a.m. – s. diese).

b) Supranucleäre Bewegungsstörungen der Augen
(synergistische Bewegungen)

Dysjungierte Augenbewegungsstörungen

– **Divergenzparese:** Das Unvermögen, beim Blick in die Ferne ausreichend zu divergieren. *Kennzeichen:* Je weiter ein Objekt von den

Tabelle 1. Synopsis der Symptomatologie bei Lähmungen einzelner äußerer Augenmuskeln

Nerv	Muskel	Funktion (b. = bulbus oculi)	Bulbusstand bei Lähmung	Art der Diplopie (Stellung der Doppelbilder)
n. abducens (n. VI)	m. rectus lateralis	horizontaler Zug des b. nach außen	nach nasal	ungekreuzt nebeneinander
n. trochlearis (n. IV)	m. obliquus superior	Drehen des b. nach außen und unten	nach oben und nach nasal	schräg versetzt
n. oculomotorius (n. III)	m. rectus superior	Heben des b.	in Mittelstellung oder leicht nach unten, etwas nach temporal	übereinander, meist geringgradig schräg versetzt
	m. rectus inferior	Senken des b.	in Mittelstellung oder leicht nach oben, etwas nach temporal	übereinander, meist geringgradig schräg versetzt
	m. rectus internus	horizontaler Zug des b. nach innen	nach außen	gekreuzt nebeneinander **Beachte:** Unterschied zur Lähmung des m. rectus lateralis, s. o.
	m. obliquus inferior	Drehen des b. nach außen und oben	nach unten und nach nasal	schräg versetzt
	m. levator palpebrae	Heben des Oberlids	Ptosis	—

Merke: Bei der isolierten n. oculomotorius-Lähmung
- steht das Auge nach außen und unten (Effekt des verbliebenen Zuges des m. rectus lat. (n. VI) und des m. obliquus sup. (n. IV),
- hängt das Oberlid herab (Ptosis) (infolge der Parese des m. levator palpebrae).

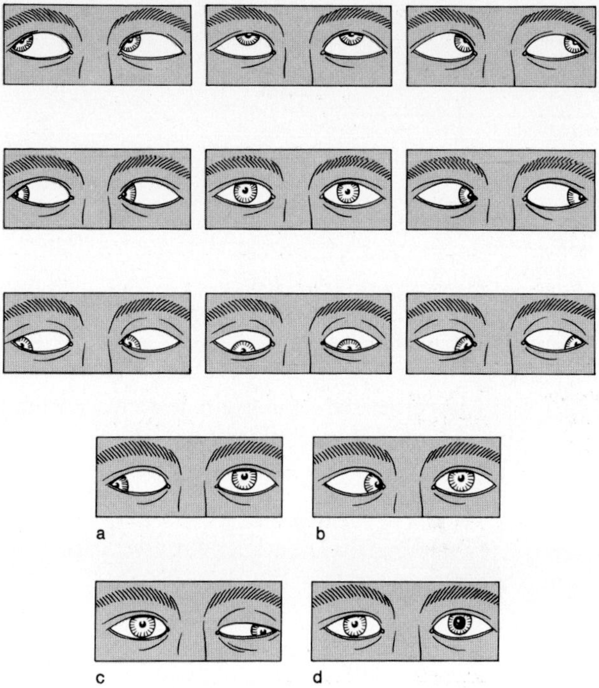

Abb. 2. Bulbus-oculi-Stellungen unter physiologischen und pathologischen Bedingungen.
1. Normalstellungen in den obersten 3 Reihen
2. pathologisch:
   a) Lähmung des m. rect. int. (n. III)
   b) Lähmung des m. rect. ext. (n. VI)
   c) lks. Lähmung des n. III
   d) absolute Pupillenstarre lks. (Beachte: Mydriasis)

Augen entfernt wird, desto breiter wird der Abstand nebeneinanderstehender Doppelbilder.

- **Convergenzparese:** Das Unvermögen, bei Näherung eines Objektes zu convergieren, so daß nebeneinanderstehende Doppelbilder entstehen. Eine Convergenzparese verweist auf eine Läsion der lamina quadrigemina. Diagnostisch kann sie z.B. für Tumoren dieser Region, aber auch für einen postencephalitischen Parkinsonismus (s. S. 243) bedeutsam sein.

Beachte zur Differentialdiagnose nebeneinanderstehender Doppelbilder

- bei Paresen eines m. rectus lat. oder int. bleibt der Abstand der Doppelbilder bei Näherung oder Entfernung des Objektes vom Auge gleich, wird aber bei Bewegungen des Objektes nach lat. größer,

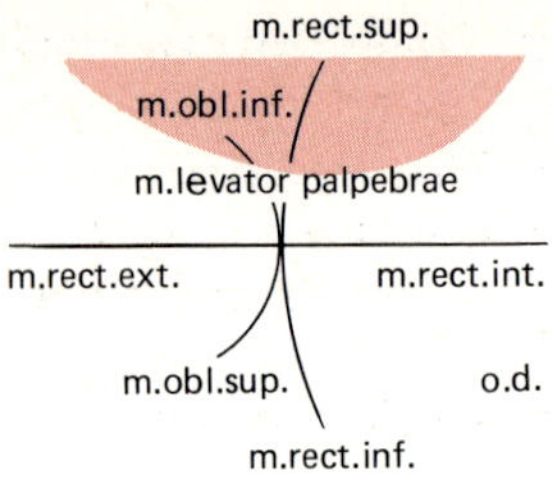

Abb. 3. Schematische Darstellung aller **äußeren** Augenmuskeln (rot = m. levator palpebrae)

- bei der Divergenzparese wird der Abstand bei Entfernung vom Auge zunehmend größer, bei Seitwärtsbewegung des Sehobjektes bleibt er gleich,
- bei der Convergenzbewegung gilt letzteres ebenfalls, jedoch werden die Abstände der Doppelbilder bei Näherung eines Objektes zunehmend breiter.

Merke: Convergenzparesen oder ein Convergenzspasmus sind nicht selten psychogener Natur.

Conjugierte horizontale Augenbewegungsstörungen
sind gekennzeichnet durch

- das Unvermögen zu einer synergistischen Wendebewegung beider bulbi in eine Richtung (z. B. nach rechts),
- durch eine déviation conjuguée (Abweichen beider Augen zur Gegenseite der Lähmung, bedingt durch den relativen Hypertonuseffekt der nicht betroffenen Augenmuskeln),
- z. T. durch eine leichte Drehung des Kopfes in Richtung der déviation conjuguée.

Synergistische Blick- oder Wendebewegungen der Augen (das „Hinsehen", „Erblicken", „Beobachten" u.a.m., d.h. die motorische Voraussetzung einer räumlichen Orientierung (oder – einfach formuliert – Nutzung der Augen bzw. des optischen Sinnes) sind an ein kompliziertes System gebunden. Schematisch vereinfacht sind nach dem jetzigen Stand unseres Wissens über dieses keineswegs endgültig entschlüsselte Leistungssystem zunächst zwei gesicherte Fakten anzuführen:

α) verschiedene Zentren des ZNS **„regulieren"** oder **bestimmen,**

β) einige Funktions- und Leistungssysteme (z. B. das optische und vestibuläre) **beeinflussen** die synergistischen Augenbewegungen.

– Ad α) – Area 6 und 8 der zweiten Stirnhirnwindung, gyrus supramarginalis und benachbarte Anteile des lobus temporalis, Blickzentrum des Occipitalhirns (Area 18);
– corticofugale Bahnen (z. B. zum kontralateralen nucl. paraabducens und Kern des n. abducens, zu den homolateralen Kernen des n. oculomotorius;
– blickregulierende Zonen der formatio reticularis pontis;

– Ad β) – optische, vestibuläre (und akustische) Einflüsse.

Tabelle 2. Richtungen der Blickwendestörungen bei unterschiedlicher Lokalisation eines Prozesses

Lokalisation	Seite der Lähmung	Seite der déviation conjuguée und der Kopfdrehung	Anmerkung
suprapontin – cortex cerebri – corticofugale Bahnen	contralateral	homolateral „Der Patient blickt seinen Herd an"	bei Reizung (etwa im epileptischen Anfall umgekehrt: „Blick vom Herd weg"
pontin (Blickzentrum der Brücke)	homolateral	zur Gegenseite „Blick vom Herd weg"	

Die conjugierte verticale Blickparese

Die häufigere und klinisch bedeutsamere ist die Hemmung der Wendung beider bulbi nach oben.

Kurz zur Anatomie: Bis in die Gegenwart hielt sich die irrige Meinung, diese komme durch eine Läsion eines Zentrums für verticale Blickbewegungen in der Vierhügelregion der Mittelhirnhaube zustande. Nach älteren und neueren Untersuchungen (s. Hopf und Balthasar, sowie von Rad und Piscol) kann nicht mehr daran gezweifelt werden, daß verticale Blickparesen die Folge einer Schädigung des nucl. interstitialis sind.

Eine conjugierte verticale Blickparese, kombiniert mit einer Convergenzparese bezeichnet man als Parinaud-*Syndrom.* (Fakultative Begleiterscheinungen können ein

– Nystagmus retractorius und ein
– verticaler Nystagmus sein.)

Merke: *Nur* das ist ein Parinaud-Syndrom.

Beachte: Das PARINAUD-Syndrom sollte zunächst an ein Pinealom (s. S. 224) denken lassen.

5.2.2 Der Nystagmus (B. NEUNDÖRFER)

Als Nystagmus werden unwillkürliche, sich rhythmisch wiederholende, gleichförmige oder ruckartige Bewegungen der bulbi oculi bezeichnet. Diese können *spontan*, *situativ provoziert* (dabei physiologisch oder pathologisch bewertbar) und durch *Krankheitsprozesse bedingt* auftreten.

Kurz zur Physiologie und Pathophysiologie

Der Nystagmus kann sowohl eine
- *Funktion* als auch ein
- *Symptom* des optisch-vestibulär gesteuerten Systems der räumlichen Orientierung wie der Statik sein. (Ausnahme: Der muskelparetische Nystagmus, s.u.). Die Nystagmusuntersuchung vermittelt demnach nur eine partielle Beurteilung einer komplexeren Funktion oder Leistung.

Beispiel. Die Rotation des Körpers (etwa auf einem Drehstuhl) führt zu einem Rucknystagmus, dessen schnelle Phase in Drehrichtung schlägt; zugleich erfolgt aber auch ein komplexer Bewegungsablauf, eine Kopf- und Rumpfdrehung zur Gegenseite der Rotation, eine Schwerpunktverlagerung des Körpers, (eine Gangabweichung), ein Absinken des der Drehbewegung entgegengesetzten Armes nach kontralateral; so formieren sich die Gliedmaßen zur *Diskuswerferstellung*, zu einer Körperhaltung, in deren Gesamtgefüge der Nystagmus lediglich ein einzelnes, aber dennoch kennzeichnendes und richtungsweisendes Symptom darstellt.

Folglich handelt es sich beim Nystagmus um eine lokalisatorisch und ursächlich mehrdeutige Erscheinung. Sein pathognomonisch-topischer Stellenwert ergibt sich aus der präzisen Differenzierung seiner

- Art (Rucknystagmus, Pendelnystagmus),
- Schlagrichtung,
- seines Verhaltens bei verschiedenen Provokationen und Kopfstellungen.

Lokalisatorisch verweist er auf normale oder pathologische optisch-vestibuläre Funktionen, z.B.
- Augenanomalien (u.a. Schielamblyopien, Maculadefekte, externe Ophthalmoplegie **(muskelparetischer Nystagmus),** Farbenblindheit, Albinismus),
- Labyrinthausfall oder -reizung,

- Läsion des Kerns des n. vestibularis (→ rotatorischer Nystagmus),
- Enthemmung subcorticaler Blickzentren des Hirnstamms,
- Schädigung des frontalen Augenfeldes.

Beachte ferner den
- **hereditären** Nystagmus (oculär und/oder vestibulär bedingt); bei Probanden derselben Sippe kann er von unterschiedlichster Form sein;
- **hysterischen** Nystagmus (oft verkannt, da er als solcher für unmöglich angesehen wird). Er ist einfach zu entlarven, da er als einzige Nystagmusform regelmäßig durch eine extreme
  - Innervation äußerer Augenmuskeln, des
  - m. orbicularis oculi (n. VII) (→ Verengung der Lidspalte), eine
  - Convergenz der bulbi oculi sowie
  - die ungewöhnliche Frequenz von 15–25/sec ausgezeichnet ist.

Für die klinische Diagnostik ist die Unterscheidung zwischen
- Pendelnystagmus und
- Rucknystagmus (zweiphasig mit rascher und langsamer Gegenbewegung) bedeutsam.

Merke: Der Rucknystagmus wird nach seiner schnelleren Schlagrichtung benannt.

Untersuchung des Nystagmus

- Zunächst fordert man den Patienten auf, geradeaus zu schauen (Überprüfung eines evtl. Spontannystagmus);
- grob orientierend wird vom Patienten verlangt, den etwa 1 m von seinem Auge gehaltenen Zeigefinger des Untersuchers zu fixieren. So werden dann die bulbi oculi in extreme Stellungen nach links, rechts, oben und unten geführt (richtungsbestimmter oder Blickrichtungsnystagmus – s. u.);
- Überprüfung unter der *Leuchtbrille von* FRENZEL im abgedunkelten Raum. Die FRENZEL-Brille, die eine den Nystagmus hindernde Fixation verwehrt, ermöglicht dennoch die Beobachtung der Augenbewegungen – und damit auch die Feststellung eines Nystagmus.
- Kalorische Labyrinthprüfung durch Ohrspülung mit 20 cm^3 zunächst 17° C kaltem, dann 47° C warmem Wasser. Kalt- und Warmspülung erzeugen beim um 60° rückwärts geneigten Kopf normalerweise einen entgegengesetzten Nystagmus.
- Rotatorische Nystagmusprüfung.

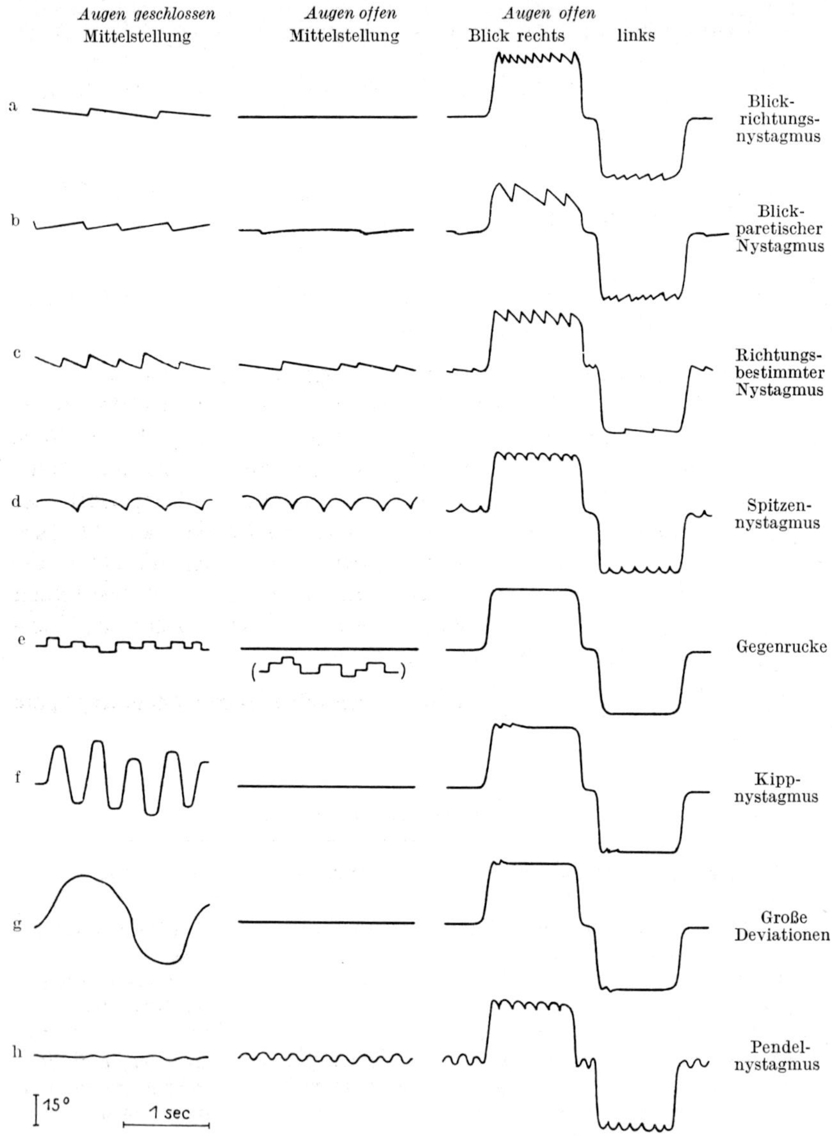

Abb. 4. Pathologische Nystagmusformen unter verschiedenen Bedingungen.
(aus: Handbuch der Inneren Medizin. Bd. V, 1. Teil: Neurologie. Beitrag: R. JUNG, Neurophysiologische Untersuchungen. S. 1356. Berlin–Göttingen–Heidelberg: Springer 1953)

Merke: Nicht zu verwechseln mit dem spontanen rotatorischen Nystagmus (s. d. S. 15).
Diese Untersuchung dient der Funktionsüberprüfung des Labyrinths.

Merke: Eine so nachgewiesene Untererregbarkeit kann ein erstes Symptom eines Acusticusneurinoms sein.

Durch Auswertung der Schlagzahl und der Gesamtamplitude lassen sich Seitendifferenzen aufdecken, wie

- **zentrale Tonusdifferenzen** (ein Symptom zentraler Störungen).
- Aufschlußreich ist bei der Drehprüfung weiterhin das Phänomen des **postrotatorischen Nystagmus** (kurz als **Post** bezeichnet). Nach Abstoppen der Körperdrehung dreht sich die Endolymphe noch 25–70 sec weiter. Dadurch entsteht ein langsam abklingender, der Drehrichtung entgegen schlagender Nystagmus **(Post I).** Nach 0,1–2 sec zeigt sich als zentrale Nachwirkung des Reizes nochmals ein Rucknystagmus mit kleiner Amplitude in Richtung der zuvor gestoppten Drehung **(Post II)** (u.U. ein Hinweis auf eine zentrale Übererregbarkeit z.B. bei MS, Hirnstammcontusion).

Zur Registrierung eines Nystagmus durch die Elektronystagmographie (ENG) (s. S. 94).

Tabelle 3. Synopsis der physiologischen Nystagmusformen

Benennung	Auslösung durch	Receptor	Bemerkungen
Optokinetischer (oder Eisenbahn-Nystagmus)	Bewegte optische Reize	retina oculi	Pathologisch ist sein Fehlen. Hinweis auf Prozesse im Hirnstamm
Vestibulärer Nystagmus	Gleichzeitige beschleunigte Drehung von Kopf und Körper	Bogengänge des Labyrinths	Richtungsbestimmt. Bei Labyrinthreizung oder -ausfall.
Halsreflex-Nystagmus	Kopfdrehungen und -haltungsänderungen gegen den Rumpf	Muskulatur und Gelenke	Tritt nur bei völligem Labyrinthausfall auf.

Nystagmusformen

Abgesehen von der groben Trennung von Pendel- und Rucknystagmus, unterscheidet man nach Amplitude, Frequenz, Schlagrichtung und Auslösungsbedingungen Nystagmusformen, deren Differenzierung für die Lokaldiagnostik äußerst nützlich sein kann.

Tabelle 4. Synopsis der wichtigsten pathologischen Formen des Spontannystagmus

Benennung	Lokalisation	Bemerkungen
Richtungsbestimmter Nystagmus	Labyrinth, n. vestibularis	z.B. beim Morbus MÉNIÈRE
Blickrichtungs-nystagmus (Endstellungs-nystagmus)	Pons, Mittelhirn (vor allem bei einseitigen Läsionen), cerebellum.	Umkehr der Schlagrichtung beim Blickwechsel. Schlagrichtung in Blickrichtung. Z.B. bei der MS (s. CHARCOT-Trias), Barbituratintoxikationen, WALLENBERG-Syndrom.
Blickparetischer Nystagmus	Bei Blicklähmung	Grober und langsamer als andere Formen des Rucknystagmus, in der Schlagfolge oft dysrhythmisch, irregulär, z.B. bei Schielamblyopien.
Pendelnystagmus	Auge (fast immer mit Amblyopie bei Anomalien).	Wellenförmig, kleine Amplitude, rasche Frequenz (3–5/sec), selten hereditär. Sonderformen: **Bergarbeiter-nystagmus; Dunkelzittern** oder **spasmus nutans** kleiner Kinder, die in dunkler Behausung aufwuchsen.
Langsame Augen-deviationen (JUNG)	Hirnstamm	große Amplitude, Frequenz unter 1/sec. Nachweisbar vor allem bei geschlossenen Augen. Nach Hirncontusionen, bei Hirnstamm-prozessen.

Der sog. **Nystagmus retractorius** beruht auf einer gleichzeitigen Kontraktion antagonistischer externer Augenmuskeln. Dadurch entstehen rhythmische Retraktionen des bulbus oculi. Oft findet er sich mit Augenmuskellähmungen kombiniert.

– Lokalisation: Mittelhirn in der Umgebung des Aquaeducts.

5.2.3 Pupillen

Bei der Untersuchung der Pupillen achte man auf deren

- Weite (eng = **Miosis,** weit = **Mydriasis**),
- Seitengleichheit **(isochor)** (differente Weite = **Anisochorie**)

Beachte: Der m. sphincter pupillae wird vom n. III, der m. dilatator pupillae vom n. sympathicus innerviert. (Deshalb erweitert sich z.B. eine Pupille bei einer oberen Einklemmung durch Druckläsion des n. III etwa beim epiduralen Haematom (s. S. 140). (Beim HORNER-Syndrom – der Folge einer Lähmung des n. sympathicus – (s. S. 132) muß es demnach zur Miosis kommen).

- Form (rund, entrundet, verzogen),
- Reaktion (Pupillenspiel) auf Licht und bei Convergenz.

— Die **Pupillenreaktion** (merke: Kein Reflex (!) sondern eine Mitbewegung) wird folgendermaßen überprüft:

α) mit einer möglichst hellen Taschenlampe wird jedes Auge einzeln beleuchtet; zweierlei ist dabei zu beachten:

- das Tempo der Pupillenkonzentration („prompt" oder „träge") oder
- ein Fehlen jeder Reaktion (Pupillenstarre).

Besser ist die Lichtreaktion der Pupillen zu beurteilen, wenn bei hellem Licht mit den Händen des Untersuchers beide Augen des Patienten verdeckt und dann zunächst das eine, anschließend das andere aufgedeckt werden.

Beachte: Besteht der Verdacht auf eine Pupillotonie (s. Tab. 5), sollte der Patient längere Zeit in einem verdunkelten Raum verweilen, um dann die Pupillenweite zu kontrollieren.

β) Bei der **Convergenzreaktion** erweitert sich die Pupille beim Blick in die Ferne, verengt sich aber bei Fixierung eines den Augen genäherten Objektes. Zunächst wird der Patient aufgefordert, einen fernen Punkt, dann ein auf 20 cm den Augen genähertes Objekt (am einfachsten den ausgestreckten Zeigefinger des Untersuchers) zu betrachten.

Tabelle 5. Pathologische Pupillenreaktionen

Benennung	Art der Störung	Lokalisation	Beispiele ursächlicher Krankheitsbilder
Reflektorische Pupillenstarre	Aufhebung der direkten u. konsensuellen Lichtreaktion; Convergenzreaktion normal; Pupille mittelweit	Zwischen primärem Sehzentrum und Sphincterkern	Encephalitiden, luetische Erkrankungen, MS, Alkoholismus
ARGYLL-ROBERTSON-Phänomen	Aufhebung der direkten und konsensuellen Lichtreaktion; Convergenzreaktion überschießend prompt; extreme Pupillenverengung (Miosis); Anisokorie	Ungeklärt	Pathognomonisch für eine Tabes dorsalis (30% der Fälle), seltener bei einer Progressiven Paralyse
Absolute Pupillenstarre	Aufhebung der direkten und konsensuellen Licht- wie auch der Convergenzreaktion. Erweiterung der Pupille (Mydriasis)	Lähmung des n. oculomotorius	Einklemmungen am Tentoriumschlitz (raumfordernde Prozesse wie Tumoren oder traumatische Blutungen. Progressive Paralyse)
Amaurotische Pupillenstarre	Consensuell normale Pupillenreaktion, direkt (bei Abdunklung des sehenden Auges) weite, lichtstarre Pupille	Erblindungen bei Prozessen vor dem corpus geniculatum lat. (s. Abb. 4)	z. B. Verschluß der art. centr. retinae, retrobulbäre Neuritis, chiasmanahe Prozesse, Störungen des tractus opticus
ADIE-Syndrom, Pupillotonie	Träge, oft Minuten andauernde Verzögerung des Pupillenspiels. (Beschleunigtere Erweiterung auf Homatropin und Cocain)	Unbekannt	Kombiniert mit Ausfall distaler Eigenreflexe vor allem ASR), vegetativer Labilität (und vasomotorischem Kopfschmerz)

5.2.4 Prüfung des Gesichtsfeldes

Einschränkungen der Gesichtsfelder zählen zu den zentralen Sehstörungen. Sie haben ihre Ursache in retroorbitalen Läsionen (s. Abb. 5).

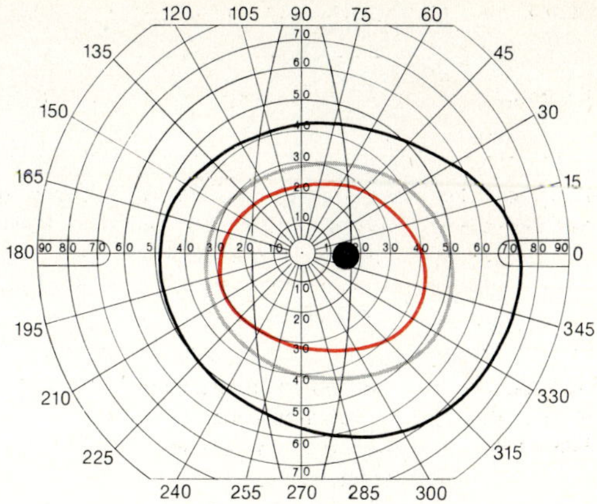

Abb. 5. Normales Gesichtsfeld mit normalem blindem Fleck (rot = Gesichtsfeld für Farberkennen; Störungen desselben = **relative** Gesichtsfeldeinschränkung!)

Methodik

Informatorisch lassen sich grobe Gesichtsfeldausfälle bereits durch die sog. „Fingerperimetrie" feststellen. Dabei muß der Patient – geradeaus schauend – einen Punkt fixieren. Der Untersucher prüft mit seinem ausgestreckten, ruhiggehaltenen Zeigefinger, ob die Wahrnehmung in den 4 Quadranten der äußeren Gesichtsfelder (jeweils oben und unten) erhalten ist.

Beachte: Dieses Vorgehen ist unzuverlässig, da
– relative (nur das Farbenerkennen betreffende) Ausfälle,
– zentrale oder parazentrale Skotome überhaupt nicht erfaßt werden;
– sogar inkomplette seitliche Gesichtsfeldausfälle können übersehen werden.

Arten der Gesichtsfeldausfälle – *Terminologie*

– Ausfall eines halben Gesichtsfeldes (= *Hemianopsie*)
 — *heteronym*, d.h. beider nasaler oder beider temporaler Hälften (*binasal* oder *bitemporal*),
 — *homonym*, nach einer Seite gerichtet, d.h. an einem Auge temporal, am anderen nasal,
 — Zentralskotom (bei Schädigung des in der Mitte des fasciculus opticus verlaufenden papillomaculären Faserbündels (z.B. nach einer retrobulbären Neuritis – etwa bei einer M.S.),

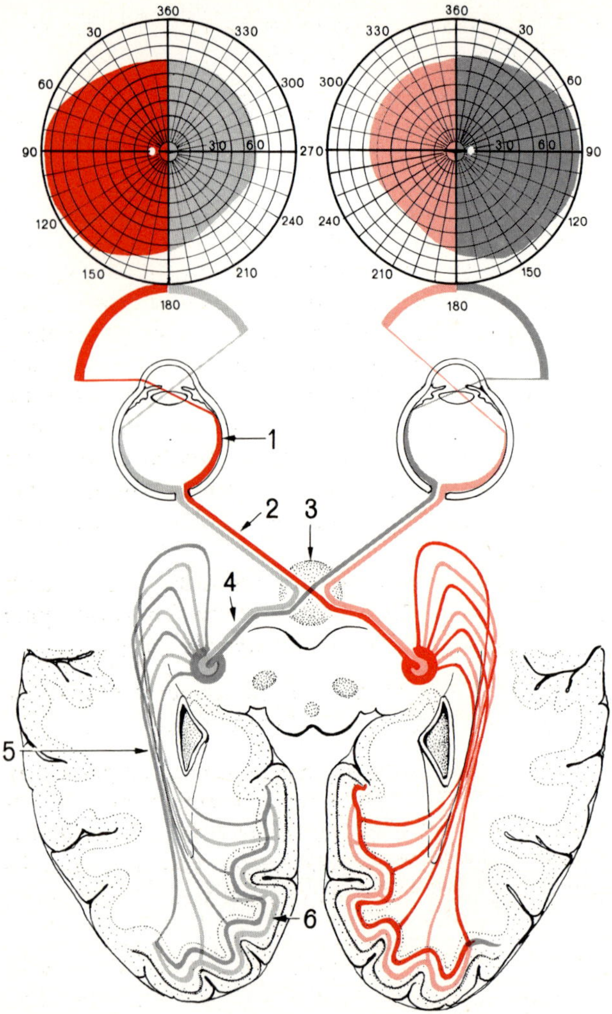

Abb. 6. Schematische Darstellung des optischen Systems

— parazentrale Skotome,
— konzentrische Gesichtsfeldeinengung.

Spezielle Formen der Gesichtsfeldausfälle

Je nach der Lokalisation der Störung des *fasciculus opticus* oder der *Sehbahn* (hinter dem chiasma opticum) sind unterschiedliche, für die Topik charakteristische Bilder zu erwarten.

Folgt man der Abb. 5, so ergeben sich typische Gesichtsfelder oder Syndrome (die Numerierung entspricht der in Abb. 6):

1. Retina oculi (Verletzungen, Netzhautablösungen u.a. führen zu einer „Beschattung“ des Gesichtsfeldes (vor allem von oben her).

2. Fasciculus opticus
   - Innerhalb des Systems der „Sehleitung“ sind die von der Netzhautmitte (macula) ausgehenden Fasern von besonderer Bedeutung. Sie formieren sich im fasciculus opticus zum papillo-maculären Bündel, das zunächst zum nasalen Anteil der Papille zieht. Deshalb beeinflußt seine Schädigung das Sehvermögen der temporalen Gesichtsfeldhälfte. Etwa 15 mm hinter dem bulbus oculi liegt es axial im fasciculus opticus. Seine Läsion bis zum Eintritt in das chiasma opticum bedingt das komplette oder relative Zentralskotom (vor allem bei oder nach einer retrobulbären Neuritis – insbesondere im Rahmen einer MS, dabei verbunden mit einer temporalen Atrophie der Papille, s. S. 25).
   - Die Kompression des fasciculus opticus von außen (z.B. durch Keilbeinmeningeome) führt neben einer primären Opticusatrophie zu irregulären Gesichtsfeldausfällen, z.T. zu *konzentrischen.*

3. Die Kreuzung der Sehnervenfasern im chiasma opticum erklärt die dafür pathognomonischen Gesichtsfeldveränderungen.

   - Kompression der Fasern im vorderen Chiasmawinkel (Hypophysenadenome (s. S. 24 und Abb. 7) oder beim Meningeom des vorderen Chiasmawinkels (s. S. 225) schädigen die inneren, der medialen Retina zugeordneten Fasern. Daraus folgert ein Ausfall der temporalen Gesichtsfeldhälften beider Augen *(bitemporale Hemianopsie).*

Beachte: Die Arachnitis optico-chiasmatica, entzündliche (z.T. luetische) oder posttraumatische Veränderungen dieser Region bedingen fortschreitende irreguläre, unsystematische Gesichtsfeldausfälle, u.U. mit einer Opticusatrophie kombiniert.

4. Eine Läsion des tractus opticus führt zur homonymen Hemianopsie.
   - Dabei können beide Gesichtshälften völlig ausfallen – oder
   - jeweils nur die oberen oder unteren Hälften *(Quadrantenhemianopsie).*

Merke: Ein wichtiges Symptome bei Temporallappentumoren.

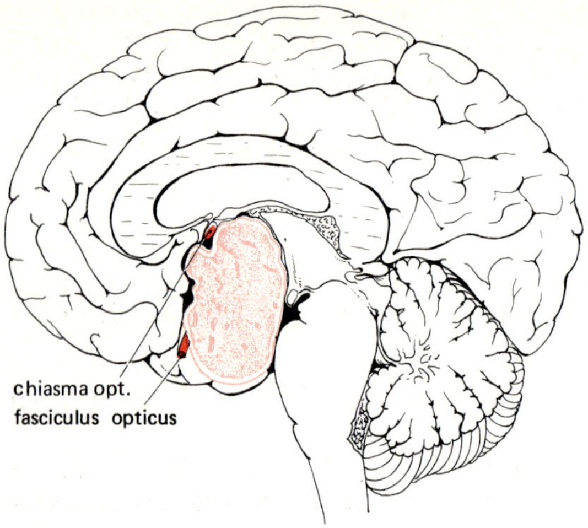

Abb. 7. Anatomische Beziehungen eines Sellatumors (hier = Extremfall) zum optischen System

Weitere besondere Kennzeichen

- *Komplette* Hemianopsien, bei denen das zentrale Sehen nicht ausgespart ist;
- meist bemerkt der Patient den Gesichtsfeldausfall als grauen, dunklen oder schwarzen Defekt, als „positives Skotom", bei dem die Hemianopsie nicht registriert wird.
- *Überschüssiges* Gesichtsfeld, bei dem das verbliebene Sehfeld über die Mittellinie reicht. (Dies kommt dadurch zustande, daß wegen der Wahrnehmung des Defektes der Kopf unbewußt leicht zur Seite der Hemianopsie gedreht wird).
- Bei Belichtung der anopischen Papillenhälfte fehlt der „Pupillenreflex".

5. Läsionen im Bereich der GRATIOLETschen Sehstrahlung bedingen gleichfalls eine homonyme Hemianopsie.

- Vom Patienten wird diese oft nicht bemerkt,
- das zentrale Sehfeld ist in der Regel ausgespart,
- trifft ein gezielter Lichtstrahl eine nicht mehr sehtüchtige Retinahälfte, so kommt es dennoch zur Verengung der Pupille. (Fehlen der hemianopischen Pupillenstarre).

Beachte: Bei einer akuten, plötzlichen Erblindung beider Augen – vor allem bei älteren Patienten – ist zunächst an einen Ausfall beider *areae striatae* (6. in Abb. 5) bedingt durch einen Gefäßprozeß im Versorgungsgebiet der aa. cerebri post. zu denken.

5.2.5 Der Augenhintergrund

Die Inspektion des Augenhintergrundes (= fundus oculi) ist ein wichtiger Teil der Untersuchung. Von besonderem Gewicht sind dabei folgende Befunde der *Papille.*

- Totale Atrophie bei scharfer Begrenzung (z. B. bei Kompression des fasciculus opticus);
- Atrophie der lateralen Papillenhälfte (= temporale Abblassung = *Folge* einer Schädigung des papillo-maculären Bündels des fasciculus opticus etwa *nach* einer retrobulbären Neuritis, u. U. im Rahmen einer MS;
- Stauungspapille (= Stp.) (s. Abb. 8), gemessen in Dioptrien (= Dptr.). Die Stauungspapille ist in der Regel Ausdruck eines Hirnoedems (s. S. 139).

Merke: Eine Stp. mit hoher Dptr. beeinträchtigt den Visus nicht. Kombiniert sich mit einer frischen Stp. eine Sehverschlechterung, so muß an eine zusätzliche Affektion (toxische, mechanische o. a.) des fasciculus opticus gedacht werden.

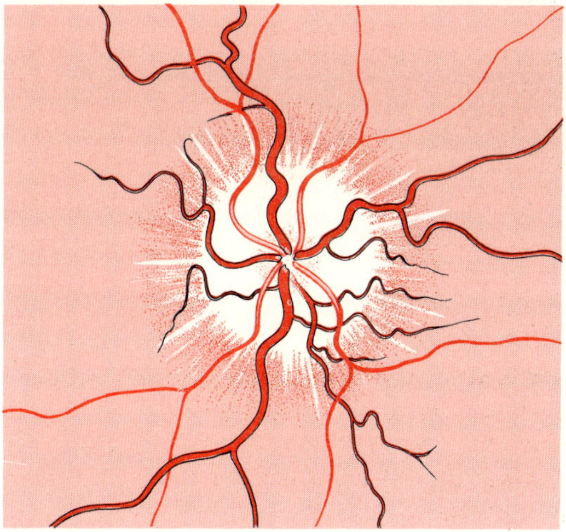

Abb. 8.
Typisches Bild
einer **Stauungspapille**

Beachte: Eine länger anhaltende Stp. bedingt zunächst eine Beeinträchtigung des blinden Flecks (s. Abb. 5, S. 21), später eine zunehmende Visusminderung.

- FOSTER-KENNEDY-Syndrom = Stp. des einen, Papillenatrophie des anderen Auges (vor allem bei Tumoren der vorderen Schädelgrube). Die Papillenatrophie entsteht durch Druck auf den fasciculus opticus, ist also ein *Lokalsymptom* und *Seitenhinweis;* die Stp. bezeugt das Hirnoedem.

5.3 *Der n. trigeminus (n. V)*

Der n. V ist ein *gemischter* Nerv, der

- sensible,
- sensorische,
- motorische,
- sekretorische und
- sympathische Fasern führt.

Kurz zur Anatomie: Eine kleine vordere, rein motorische Wurzel verläßt die Brücke in der Mitte, eine dickere sensible tritt dahinter in die Brücke ein. (Obwohl anatomisch und physiologisch falsch – denn sensible und sensorische Fasern ziehen, im Gegensatz zu motorischen und sekretorischen, nicht zentrifugal – soll der Vereinfachung halber der Verlauf von der Brücke her gesehen beschrieben werden.) Diese beiden Wurzeln treten oberhalb der Felsenbeinspitze durch die Duratasche des cavum MECKELLII. In diesem formieren sich die 3 peripheren sensiblen Fasern zum ggl. GASSERI (s. Abb. 9).

- der 1. Ast (V, 1) = **n. ophthalmicus** zieht durch die fissura orbitalis sup. zum foramen supraorbitale; ihm schließen sich in seinem Verlauf
  - sekretorische Fasern für die Tränendrüse, die vom n. intermedius in den n. petrosus superfic. major und aus diesem ins ggl. sphenopalatinum ziehen.
  - Fasern des n. sympathicus (für den m. dilatator pupillae, die glatten mm. tarsales (MÜLLER-Muskel = zweiter Lidheber) und den m. orbitalis (s. HORNER-Syndrom) bis zum ggl. ciliare, an.
- Der 2. Ast (V, 2) = **n. maxillaris** zieht durch das foramen rotundum, die fissura orbitalis inf. und das foramen infraorbitale (s. Abb. 9).
- Der 3. Ast (V, 3) = **n. mandibularis** verläuft durch das foramen ovale ins foramen mentale. Er wird begleitet von
  - der motorischen portio minor,
  - Fasern der Geschmacksempfindung der vorderen Zweidrittel einer Zungenhälfte, die über den n. petrosus superficialis maj. in die chorda tympani überwechseln.

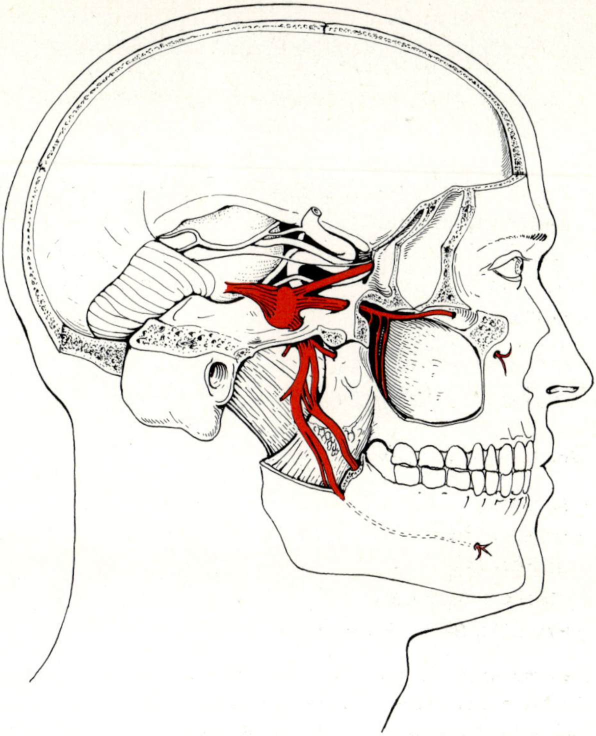

Abb. 9. N. V. Verlauf der 3 großen Äste und das ganglion GASSERI

Untersuchung des n. V

a) werden die Nervenaustrittspunkte **(NAP)** – physiologisch zutreffender handelt es sich eigentlich um **Eintrittspunkte** sensibler, zentripetaler Nerven – überprüft. (foramen supraorbitalis) (V, 1), foramen infraorbitalis (V, 2), foramen mentale (V, 3) (s. Untersuchung des Kopfes S. 4).

   Untersuchungstechnik: Mit der Daumenspitze drückt man in die genannten foramina.

b) **Sensibilitätsprüfung:** Überprüft werden die Berührungs-, Schmerz- und Temperaturempfindung – aber auch indirekte Zeichen (Fremdreflexe) der Innervation (z. B. der Cornealreflex) (s. Tab. 7, S. 51).

   Zu den sensiblen Arealen des n. V s. Abb. 9. Hierzu ist anzumerken:

   α) der n. V, 1 versorgt außer den in Abb. 9 aufgezeigten Arealen auch das tentorium (s. morbus STURGE-WEBER);

β) der zweite Ast des n. V versorgt sensibel ebenfalls über seinen n. meningeus die dura der vorderen Schädelgrube;

γ) durch den in den 3. Ast einsprossenden n. spinosum wird der mittlere Anteil der dura mater sensibel versorgt (s. Morbus STURGE-WEBER).

c) **Motilitätsstörung**

Innervierte Muskeln
- m. masseter,
- m. temporalis,
- mm. pterygoidei med. et lat.,
- m. mylohyoïdeus, venter ant. mm. digastric.

Beachte: Da es sich um einen peripheren Nerv handelt, folgert eine *schlaffe Lähmung* mit
- Ausfall des Masseterenreflexes, evtl.
- sichtbarer Atrophie eines m. masseter und m. temporalis, so daß zwei, durch das Jochbein getrennte Knochenlücken entstehen,
- durch Lähmung eines m. pterygoideus lat. wird der Unterkiefer bei Öffnung zur Seite der Lähmung gezogen (s. Abb. 10)

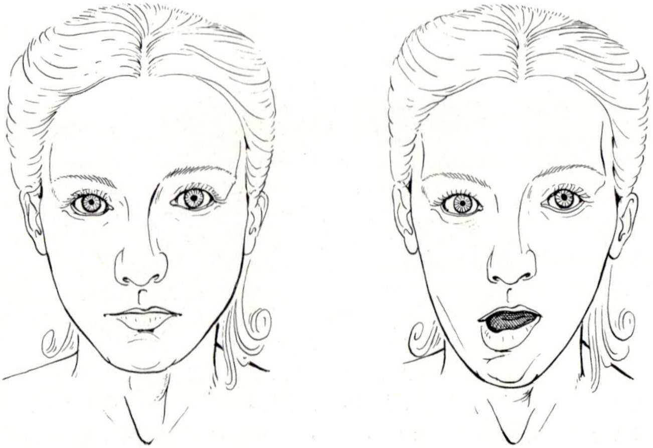

Abb. 10. Motorischer Trigeminusausfall: Abweichen des Unterkiefers bei Öffnen des Mundes zur Seite der Lähmung (infolge der Parese des m. pterygoides lateralis)

5.4 Der n. facialis (n. VII)

Kurz zur Anatomie: Der n. VII ist im wesentlichen ein *motorischer* Nerv, der die meisten Gesichtsmuskeln innerviert. Am hinteren Rande des Brückenarmes tritt er als kräftiges Faserbündel aus. In seinem Verlauf wird er jedoch teilweise von

- sensiblen *(n. intermedius oder pars intermedia)* und
- *sekretorischen* Fasern begleitet, so daß auch er streckenweise als ein *gemischter* Hirnnerv zu gelten hat (s. Abb. 11).

a) Motorische Innervation

Die wichtigsten Muskeln sind:

- m. frontalis (→ Stirnrunzeln und Hochziehen der Augenbrauen),
- m. corrugator supercilii (→ Verziehen der Augenbrauen zu „Sorgenfalten"),
- m. orbicularis oculi (→ Lidschluß).

Merke: Bei einer Facialisparese können die Augen nicht geschlossen werden (= *Lagophthalmus*); dennoch erfolgt die den Augenschluß begleitende Mitbewegung der bulbi oculi nach oben; so werden Iris und Pupillen nach vertikal gewendet; sichtbar bleibt nur das „Weiß" der Skleren = BELL-Phänomen (ein pathognomonisches Symptom einer Facialislähmung!)

- mm. quadrati labii sup. et inf. (→ Breitziehen des Mundes = „Zähne-zeigen"),
- m. buccinator (→ Aufblasen der Backen),
- m. orbicularis oris (→ Querziehen des Mundes),
- mm. incisivii labii sup. et inf. (→ Spitzen der Lippen),
- m. mentalis (→ Lippenspitzen und Hochziehen der Unterkieferhaut),
- mm. zygomaticus et risorius (→ Lachen oder Lächeln),
- m. platysma (→ Hochziehen der Halshaut einer Seite),
- m. stapedius (→ Schrägstellung der Fußplatte des Steigbügels = Antagonist des m. tensor tympani) (s. Abb. 11).

Man überprüft die Funktion dieser Muskeln. Die Erfahrung lehrt, daß – allein aus dem Bild der motorischen Ausfälle – eine Differenzierung zwischen einer sog. peripheren und einer sog. zentralen Facialisparese möglich ist. Für die erstere ist die Lähmung *aller* vom n. VII innervierten Muskeln einer Gesichtshälfte kennzeichnend – für die letztere der Befund, daß der m. frontalis und der m. corrugator supercilii nicht mitbetroffen sind, da diese von den beiderseitigen Kernen versorgt werden.

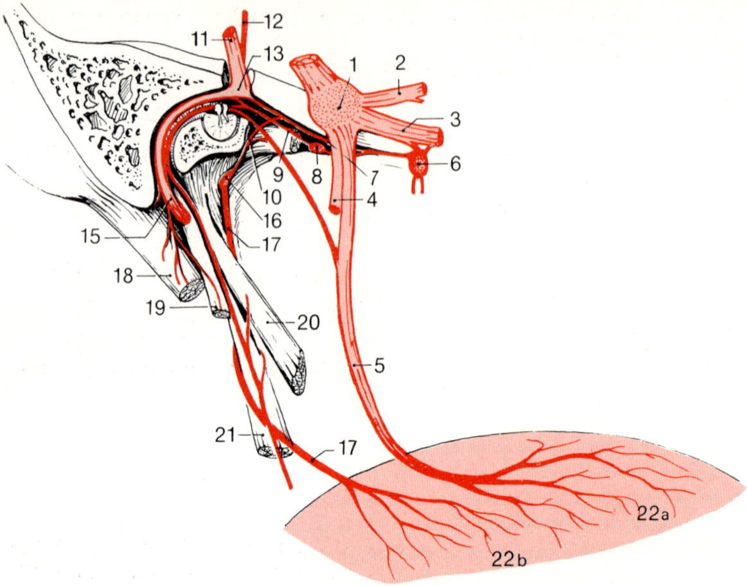

Abb. 11. Verflechtung einzelner Fasern der nn. V und VII
Der n. VII ist im FALLOPPII-Kanal freigelegt. Die äußeren Anteile des Warzen- und Felsenteiles des Schläfenbeines sind durch einen nahezu senkrechten Schnitt entfernt. Der canalis facialis ist in seiner ganzen Länge eröffnet. Der anulus tympanicus und das Trommelfell sind z.T. erhalten, ebenso die mediale Wand des canalis pterygoideus n. VII: Sein Verlauf im FALLOPPII-Kanal und seine wichtigsten Verbindungen mit den nn. V und IX kommen zur Darstellung.

1 = ggl. GASSERI n. V	13 = ggl. geniculi
2 = n. ophthalm.	14 = chorda tympani
3 = n. maxill.	15 = n. facialis (extracranieller Teil)
4 = n. mandibul.	16 = ggl. petrosum
5 = n. lingualis	17 = n. glossopharyngeus
6 = ggl. sphenopalatin.	18 = m. sternocleidomastoides
7 = n. petros. superf. maj.	19 = m. stylohyoid.
8 = ggl. oticum	20 = m. digastr.
9 = n. petros. superf. min.	21 = Anastomose des n. fac. zum n. glossophar.
10 = n. tympan. (JACOBSON)	22a = Ausbreitungsgebiet des n. trigem.
11 = n. facialis	22b = des n. glossopharyng. in der Zungenschleimhaut
12 = n. intermedius	

Anmerkung: Diese Unterscheidung ist – wenngleich sie für die klinische Praxis nützlich sein mag – ein traditionelles Relikt. Eine „Facialislähmung" bedeutet eigentlich doch die Symptomatologie einer gleichwie bedingten Läsion des n. VII, also eines *peripheren* Nerven. Eine „zentrale Facialislähmung" müßte einen „zentralen n. VII" voraussetzen, den es nicht gibt – und nach anatomischen Gegebenheiten auch nicht geben kann. – Umgesetzt in die Praxis bedeutet dies:

– *klinisch* ist zwischen einer *echten* Läsion des n. VII, (die oft mit weiteren Symptomen kombiniert ist (s. S. 29)) und
– einer *zentralen* facialen Lähmung zu unterscheiden.

Merke: Symptome, die eine motorische periphere n. VII – Lähmung „auf den ersten Blick" erkennen lassen, sind
– Lagophthalmus und BELL-Phänomen,
– Verstreichen (Glättung) der Naso-labial-Falte,
– Verziehung und Senkung des Mundes zur Lähmungsseite (Effekt der Lähmung des m. quadrati labii sup.),
– Hyperakusis auf der Lähmungsseite (Parese des m. stapedius),
– Verstreichen oder Glättung der sog. Sorgenfalten der Stirn auf der Lähmungsseite.

b) Sensible Symptome

Kurz zur Anatomie: Neben den motorischen Fasern am hinteren Rande des Brückenarmes verläuft ein kleines Bündel sensibler Fasern, zugleich auch neben dem n. VIII gelegen: Deshalb die Bezeichnung pars intermedia oder n. intermedius WRISBERGII, der sensible Anteil des n. VII. Sein sensibles ganglion ist das ggl. geniculi (s. Abb. 11).

Beachte: Die pars intermedia versorgt kein autochthones Gebiet, sondern Regionen, die sich mit anderen sensiblen Arealen „überlappen" (z.B. HUNT-Zone). So bedingt eine Leitungsunterbrechung auch keine Hypaesthesie.

Jedoch treten in diesem Versorgungsgebiet bei
– der sog. rheumatischen Facialislähmung (s. S. 277),
– anderen (z.B. otogenen) Entzündungen des n. VII,
– beim Neurinom des n. VII (das von der pars intermedia ausgeht),
– bei der seltenen „Intermediusneuralgie" (s. S. 283)
Schmerzen auf, so daß alleine daraus die Versorgungszonen zu erkennen sind:
– ein eng begrenzter Bezirk des äußeren Gehörganges,
– die Wangengegend und eine
– vage umschriebene Zone hinter dem Ohr.

Merke: Dieser Neuralgien wegen werden vor allem sog. rheumatische n. VII – Lähmungen nicht selten als Ohrerkrankungen verkannt.

c) Sensorische Symptome

Die die echten Geschmacksempfindungen (s. S. 26) der vorderen $\frac{2}{3}$ einer Zungenhälfte leitenden Fasern werden zunächst über den n. V (s. d.), schließlich in der chorda tympani den n. VII begleitend, geleitet. Abb. 11 illustriert, daß Läsionen des n. VII in bestimmten Verlaufsanteilen von einer Geschmackslähmung begleitet sind.

d) Sekretorische Ausfälle

Begleitende sekretorische Fasern entstammen z. T. dem nucl. salivatorius (nahe dem nucl. n. VII gelegen). Sie innervieren
- die Tränendrüse,
- die glandulae submandibularis und sublingualis,
- die Schleimdrüsen der Nasenhöhlen.

Beachte: Je nach der Lokalisation der Läsion des n. VII lassen sich 3 Symptomenkonstellationen unterscheiden (s. Abb. 11).

	I. Abschnitt von der pons bis zum ganglion geniculi	II. Bis zum Abgang der chorda tympani	III. Peripher von diesem Abgang
Schlaffe Lähmung der Gesichtsmuskulatur	+	+	+
Geschmacksstörung	+	+	○
Störung der Tränensekretion	+	○	○

5.5 *Der n. stato-acusticus (oder octavus) (n. VIII)*

Kurz zur Anatomie: Der Name läßt erkennen, daß es sich um einen *Doppelnerven*, um den Verbund physiologisch völlig unterschiedlicher Faserbündel, handelt:

a) der *pars cochlearis* – dem Hörnerven – und
b) der *pars vestibularis* – dem peripheren Gleichgewichtsnerven.

Ad a) Das 1. Neuron beginnt im Sinnesepithel des Innenohres, deren Fasern zum ggl. spirale cochleae in die nucl. cochlearis ventr. et dors. der Brücke ziehen. Das 2. Neuron kombiniert Fasern dieser

Kerne, solche der Olive und des corpus trapezoideum, die dann als „laterale Schleife“ = lemniscus lateralis zur lamina quadrigemina und dem corpus geniculatum mediale geführt werden. Im letzteren bilden sich die Fasern des 3. Neuron, die im gyrus temp. sup. (= den HESCHL-Windungen) und den gyri temp. transversi enden.

Ad b) Verwickelter ist dieses System:
Vom Labyrinth verlaufen die Fasern über das ggl. vestibulare zu mehreren Kernen, vor allem zum
- nucl. vestibularis lat., sup. und med. der Brücke;
- zugleich bestehen Verbindungen zum DEITER-, BECHTEREW-Kern, zum Kleinhirn, zu den Augenmuskelkernen.

Merke: Die pars vestibularis ist ein kompliziert integrierter Anteil des – optisch und vestibulär – gesteuerten Systems der Gleichgewichtserhaltung.

Ad a) Zur Funktionsüberprüfung der pars cochlearis kann auf die differenzierteren Methoden eines Otologen nicht verzichtet werden. Festzustellen sind
- Hörminderungen
- Ohrgeräusche (= Tinnitus aurium) (pulssynchron oder nicht).

Ad b) Hauptsymptome der Störung sind:
- Dreh- oder Schwankschwindel,
- Übelkeit oder Erbrechen (meist lageabhängig),
- Nystagmus (s. S. 14),
- Gangunsicherheit,
- gelegentlich Dysmorphopsien (= Verzerrtsehen).

5.6 Der n. glossopharyngeus (n. IX)

Er führt als gemischter Nerv
- motorische,
- sensible,
- sensorische (gustatorische),
- sekretorische (salivatorische) Fasern.

Kurz zur Anatomie und Physiologie: Nicht nur sein Kerngebiet liegt in engster Nähe des Kerns des n. X (n. vagus), auch begleitet er diesen –

zugleich noch mit dem n. XI (n. accessorius) – beim Durchtritt durch das foramen jugulare. Schließlich decken sich einzelne Innervationsbereiche des n. IX mit denen des n. X. Beispiel: Die motorische Innervation des Gaumensegels. Die sensiblen Fasern entstammen dem Rachen, dem Gaumensegel, dem Gaumenbogen und dem hinteren Zungendrittel – die gustatorischen ebenso dem hintern Zungendrittel. Über den n. petrosus sup. min. und das ggl. oticum wird sekretorisch die Ohrspeicheldrüse versorgt.

Ausfälle bei einer Leitungsunterbrechung des n. IX

motorisch	sensibel	sensorisch	sekretorisch	Reflex
Verziehen der hinteren Rachenwand und des Zäpfchens zur Gegenseite.*) Artikulationsstörungen gutturaler Konsonanten.	hinteres Zungendrittel, weicher Gaumen. (Teile des äußeren Gehörgangs?)	Geschmacksempfindungen des hinteren Zungendrittels und des weichen Gaumens (s. Geschmacksprüfung S. 26)	Ohrspeicheldrüse	Gaumensegel- oder Würgreflex (s. Tab. 7, S. 51) aufgehoben

*) **Beachte:** Beim Überwiegen der Innervation des n. X können diese Symptome fehlen oder nur angedeutet sein (s. Abb. 12).

Merke: Die kritische Auswertung der klinischen Erfahrung lehrt, daß es sich beim n. IX *praktisch* im wesentlichen um einen Geschmacksnerven handelt, da die anderen Funktionen auch durch andere Nerven ersetzt werden können.

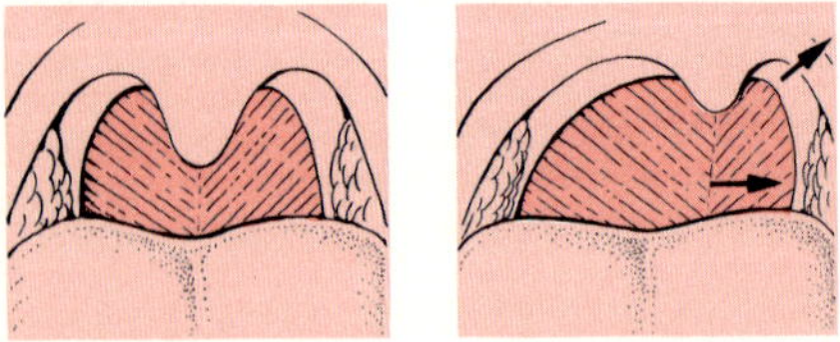

Abb. 12. Abweichen der Uvula und des weichen Gaumens bei einer Lähmung des n. IX und des n. X

Beachte: Die klinische Relevanz des n. IX und seine Funktionen werden im Krankheitsbild der Neuralgie des n. glossopharyngeus besonders deutlich (s. S. 33).

5.7 Der n. vagus (n. X)

Auch der n. X ist ein gemischter motorischer, sensibler *und* visceraler Nerv.

Kurz zur Anatomie: Zum n. IX besteht eine Vielzahl von Anastomosen und physiologischen Übereinstimmungen (Überlappungen, Identität der Innervation), so daß in der Praxis eine Trennung oft nicht möglich ist. So bildet der n. X mit dem n. IX gemeinsam den plexus pharyngeus. Die visceralen Fasern entstammen dem dorsalen Kern in der Brücke, die sonstigen motorischen Fasern dem nucleus ambiguus. Die kleine sensible Portion bildet die ggl. jugulare und nodosum; sie mündet mit den sensiblen Fasern des n. IX in den tractus solitarius.

Motorische Ausfälle

- Homolaterales Herabsinken des Gaumensegels (s. Abb. 12, S. 34),
- Verschlucken sowohl in der trachea als auch durch die Nase,
- Schlingstörung (= Erschweren des Schluckens festerer Speisen),
- Aphonie (infolge einseitiger Stimmbandlähmung).

Sensible Versorgung (z.T. gemischt mit anderen nn.)
- Kehlkopf und Zungengrund,
- Teile des Gehörgangs und des Trommelfells,
- die dura der hinteren Schädelgrube.

Viscerale Innervation

- Brust- und Baucheingeweide (= parasympathische Fasern).

Beachte: Bei der *hinteren Einklemmung* kommt es zum sog. **Vaguspuls** = Bradykardie.

5.8 Der n. accessorius (n. XI)

Kurz zur Anatomie: Es ist nur teilweise berechtigt, von einem echten Hirnnerven zu sprechen. Lediglich eine Portion dieses *motorischen* Nerven stammt aus einem von beiden Hirnhemisphären versorgten Anhang des nucleus ambiguus, eine größere aus Zellen der Vorder- und Seitenhörner des Halsmarkes (des sog. nucleus spinalis n. accessorii). Das

Faserbündel tritt aus dem foramen jugulare aus. Bereits an dieser Stelle erfolgt die Aufteilung in einen

- *ramus internus*, der sich mit dem n. X vereinigt und den
- *ramus externus*. Letzterer innerviert den
  - — m. sternocleidomastoideus und den
  - — m. trapezius in seinem oberen Anteil.

Kennzeichen der Lähmung

- *Caput obstipum* = der Kopf ist zur gelähmten Seite gedreht, das Kinn gehoben, das Schulterblatt gesenkt und nach lateral verkantet („*Schaukelstellung*" der Schulter).
- Schwäche bei der Hebung *einer* Schulter.

Merke: Im Krankheitsbild der myotonischen Dystrophie (STEINERT-CURSCHMANN) (s. S. 287) sind vom n. XI innervierte Muskeln bevorzugt betroffen, bei der progressiven Muskeldystrophie (s. S. 284) hingegen in der Regel nicht (die bulbäre Form ausgenommen).

5.9 Der n. hypoglossus (n. XII)

Kurz zur Anatomie: Die Fasern auch dieses *motorischen* Nerven kommen aus einem größeren Kern, der dorso-medial im mittleren und unteren Anteil der medulla oblongata liegt; mit den oberen motorischen Halsmarkwurzeln C_1–C_3 bestehen Anastomosen (die **ansa hypoglossi**).

Merke: Der n. XII innerviert die Zungenmuskulatur,
- die mm. genio-, hyo- und styloglossi sowie den Binnenmuskel der Zunge.
- über die **ansa hypoglossi** (s.o.) den m. geniohyoid. und die untere Zungenmuskulatur.

Kennzeichen der Lähmung

- *Abweichen* der Zunge zur Seite der Lähmung,
- *Atrophie* der betroffenen Zungenhälfte.

Beachte: Ein sehr subtiles Symptom ist die Erschwerung des Abdrückens eines auf die homolaterale Wange gedrückten Fingers (= Parese des m. styloglossus).

6. Das motorische System

Motorik, d. h. Bewegungen bedeuten unter physiologischem Aspekt einen Oberbegriff einerseits einfachster, andererseits komplizierter motorischer Leistungen. Daraus resultiert, daß Störungen des motorischen Systems

- durch eine Funktionsbeeinträchtigung mehrerer nervöser Substrate bedingt sein können,
- sich in unterschiedlichen, jeweils charakteristischen Syndromen darstellen.

Die Symptome einer Störung der Motorik werden bestimmt

- durch Funktionsbeeinträchtigungen der sog. **Willkürmotorik,**
- durch Funktionsstörungen an der motorischen Endplatte (s. z.B. Myasthenie, S. 291),
- durch Erkrankungen der Muskulatur selber (s. Myopathien S. 284),
- durch Prozesse oder Degenerationen des extrapyramidalen Systems (s. S. 241)
- oder des Kleinhirnsystems.

Grob zusammengefaßt können daraus im wesentlichen folgende Symptome resultieren:

Beachte: Dies ist nur eine vorweg orientierende Übersicht, die keineswegs vollständig sein soll.

- Minderung der Kraftentfaltung einzelner oder mehrerer Muskeln (Paresen, Paralysen),
- Veränderung der Eigenreflexe (ER),
- Veränderung der Fremdreflexe (FR),
- Veränderungen des Ruhetonus der Muskulatur (Steigerung oder Verminderung) (Hyper- oder Hypotonus),
- Kollektivierungen der Bewegungen **(Synergien),**
- pathologische Zeichen,
- Alterationen der Trophik der Muskulatur,
- eine eingeschränkte Verfügungsmöglichkeit über die Motorik (Hypo- oder Akinese) (cerebellare Asthenie),

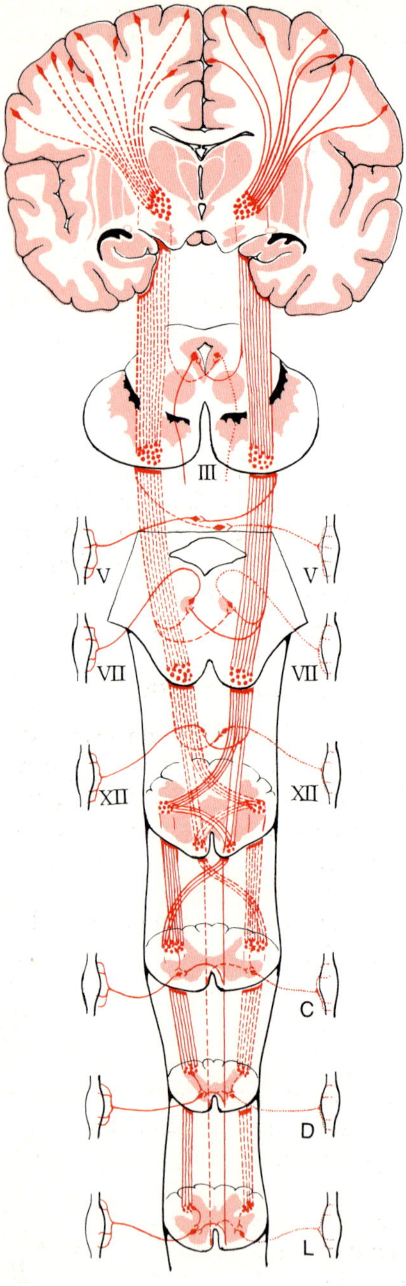
III
V
V
VII
VII
XII
XII
C
D
L

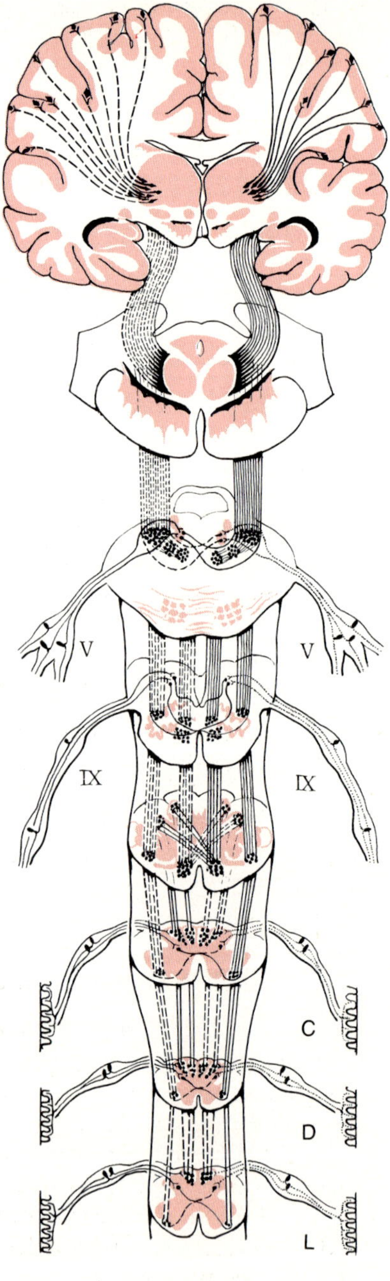
V
V
IX
IX
C
D
L

Abb. 13. Schematische Darstellung einiger RM-Bahnen und ihrer Beziehungen zum Großhirn: lks: die Pyramidenbahn, re: die Hinterstrangbahn und der tractus spinothalamicus

◄

- Bewegungen ohne willkürliche Beeinflussung und ohne funktionellen Effekt (Hyperkinesen bei extrapyramidalen Erkrankungen; s. S. 123),
- Störungen der Koordination des Muskelzusammenspiels bei Bewegungen (vor allem bei Erkrankungen des Kleinhirnsystems).

6.1 Die Willkürmotorik

Kurz zur Anatomie und Physiologie: Aus klinisch bewährten und didaktischen Gründen sei hier – wie bei anderen nervalen Funktionen – an der wissenschaftlich umstrittenen Neuronentheorie festgehalten. Ein Neuron bildet ihr zufolge eine anatomische und funktionelle Einheit. Es reicht von der Nervenzelle über deren Fasern und Synapsen bis zur folgenden Nervenzelle, dem Beginn des folgenden Neurons.

Der Willkürmotorik dient eine zweigliedrige Neuronenkette.

- Das 1. = *zentrale* Neuron: Sein Faserbündel, die **Pyramidenbahn,** wurde in der Annahme, es habe seinen Ursprung in den BETZ-Pyramidenbahnzellen, so benannt. Aus diesen, wie überhaupt denen des gyrus praecentralis, entstammt aber weniger als die Hälfte dieses Bündels, der größere Anteil aus anderen, z.T. extrapyramidalen Regionen. (Zum Verlauf im RM s. Abb. 13.)
- Das 2. = *periphere* Neuron beginnt mit der Vorderhornzelle des RM, besteht ferner in der vorderen Wurzel und den motorischen Fasern peripherer Nerven und endet an der motorischen Endplatte der Muskulatur.

Merke: – Läsionen des 1. motorischen Neurons führen zu einer pathologischen Veränderung (pathologischer Funktionswandel) der Motorik (z.B. Entdifferenzierung, Kollektivbewegungen, Mitbewegungen – aber auch Lähmungen);
- durch Störungen des 2. motorischen Neurons entstehen *nur* Ausfallserscheinungen (mehr oder minder ausgeprägte Lähmungen, Reflexausfälle, Minderung des Ruhetonus).

Beachte: Zahlreiche Symptome einer Störung des Systems der Willkürmotorik sind nicht nur ätiologisch, sondern auch lokalisatorisch vieldeutig – so vor allem

- Trophik
- Kraftentfaltung
- Geschicklichkeit (Differenziertheit der Bewegungen)
- „Handlungsfreiheit" (= uneingeschränkte Verfügbarkeit über motorische Aktionen)
- Tonus.

Vorweg werden hier zwangsläufig auch einzelne Symptome anderer, der Motorik dienender Systeme mitbesprochen (z. B. des Kleinhirn- und des extrapyramidalen Systems).

6.1.1 Die Trophik der Muskulatur

Pathologisch ist
- eine Minderung (*Hypotrophie* oder *Atrophie*) oder
- eine Volumenvermehrung *(Hypertrophie)*.

Hypotrophien zeigen sich
— generell nach Inaktivität
— bei Myopathien
— bei Störungen des 2. motorischen Neurons

Hypertrophien der Muskulatur sieht man als pathologisches Zeichen
- generalisiert bei der Thomson-Myotonie („herkulischer Typus" oder "mister-world-Figur"),
- vereinzelt und umschrieben bei einzelnen Myopathien, vor allem bei der Dmp (s. d. S. 284).

6.1.2 Die Kraftentfaltung

Wir unterscheiden zwischen
- Paresen (= abgestufter Minderung der Kontraktionsfähigkeit) und
- Paralysen (= völliger Aufhebung jeglicher Kraftentfaltung).

Merke:
- **Prüfe** die Kraftleistung möglichst aller einzelner Muskeln des Körpers. Wie wichtig dies sein kann, mag allein das Beispiel der Läsion der motorischen Wurzel L_5 belegen, bei der lediglich der m. extensor hallucis longus (Dorsalextension der Großzehe) paretisch ist.

– **Prüfe** die Kontraktionsfähigkeit einzelner Muskeln oder Muskelgruppen **nur** auf folgende Weise: Der **Patient** soll innervieren, der Untersucher hingegen versuchen, die Kraftentfaltung zu überwinden.

Beispiele

a) Man läßt ein Bein im Knie strecken und versucht, die Streckung zu überwinden. Selbst bei „schwächlichen" Patienten ist eine „gewaltsame" Beugung unmöglich.

b) Die Funktion des m. serratus ant. prüft man auf doppelte Weise: Man läßt einen Patienten den horizontal ausgestreckten Arm gegen einen Widerstand drücken: Die scapula **muß** dann an den thorax fixiert werden; oder man versucht einen horizontal vorgehaltenen Arm nach unten zu pressen: Bei normaler Kraftentfaltung des m. serratus ant. wird die scapula an den thorax fixiert – bei Lähmung des o.g. Muskels spreizt sich das Schulterblatt ab (= Flügelstellung oder scapula alata – s. vor allem Dmp) (s. Abb. 14).

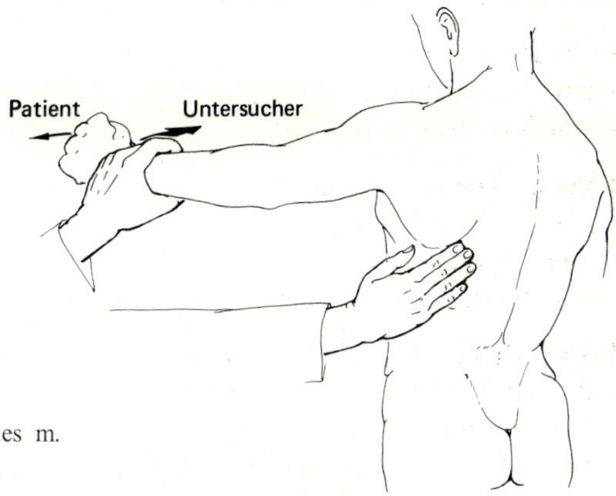

Abb. 14. Funktionsprüfung des m. serratus anf. (s. scapula alata)

Beachte: *Psychogene* (hysterische oder simulierte) Lähmungen lassen sich auf mancherlei Weise als solche entlarven:

Beispiele

a) Ein Patient gibt vor, ein Bein überhaupt nicht bewegen zu können, ist dann aber dennoch in der Lage zu gehen;

b) beim kraftvollen Heben eines gestreckten Beines wird unbewußt das kontralaterale ebenso kraftvoll gestreckt; wird anschließend bei der gezielten Überprüfung der Streckung des kontralateralen Beines eine Parese geboten, so ist diese sicher *psychogen* (DEJERINE);

c) fordert man einen Patienten zum kräftigen Händedruck auf, führt er diesen aber lasch aus, innerviert jedoch extrem und „sichtbar" bemüht Oberarm- und Gesichtsmuskeln, so liegt zumindest der Verdacht einer psychogenen Mit- oder Fehlinnervation nahe.

6.1.3 Der Ruhetonus

Den Ruhetonus der Extremitätenmuskulatur überprüft man am besten durch Bewegen der Extremitäten.

Pathologische Veränderungen (s. Abb. 15)

Benennung	Art	Lokalisation der Erkrankungen
Hypotonus	Tonusminderung	2. mot. Neuron, Hinterstrangbahn, Kleinhirnsystem, einzelne Areale des extrapyramidalen Systems (z. B. bei der Chorea)
Rigor	Zähe, gleichmäßige wächserne Vermehrung des Widerstands – wie beim Zug gegen ein kräftiges Gummiband	Extrapyramidales System (vor allem beim Parkinsonismus)
Spastischer Hypertonus – Spastik	Anfangs erheblicher, nach mehreren Bewegungen sich lockernder vermehrter, federnder Widerstand	1. motorisches Neuron

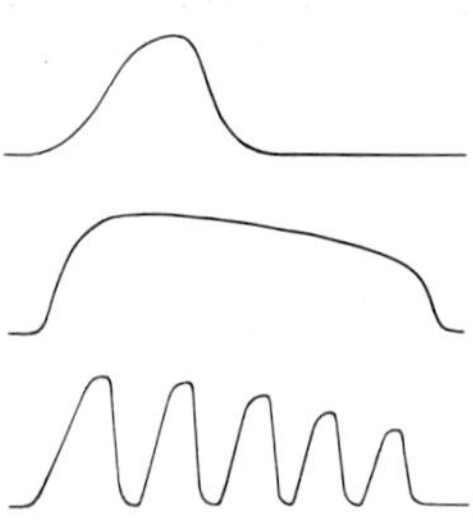

Abb. 15. Schematische Darstellung des Dehnungswiderstandes oder Ruhetonus der Muskulatur bei Funktionsstörungen des pyramidalen und des extrapyramidalen Systems (aus Mumenthaler: Neurologie. Stuttgart: Thieme 1967)

Kann das gestreckte Bein eines liegenden Patienten auf Grund eines Hypotonus weit mehr als 90° in der Hüfte passiv gebeugt werden, spricht man vom *Taschenmesserphänomen.*
Treten beim *Rigor* ruckartige, bremsende Impulse auf, entsteht ein staccatoartiger Widerstand *(Zahnradphänomen).*

6.2 *Reflexe*

Grundsätzlich ist zwischen

- *Eigenreflexen* der Muskulatur (ER) (fälschlicherweise z.T. Sehnen- oder Periostreflexe genannt) und
- *Fremdreflexen* (FR) zu unterscheiden (P. HOFFMANN).

6.2.1 Eigenreflexe (ER)

Definition

a) Reiz- und Erregungsorgan sind identisch. D.h., daß das Substrat eines ER aus nur zwei Neuronen mit einer Synapse besteht **(monosynaptischer Reflex)** (s. Reflexbogen, Abb. 16).

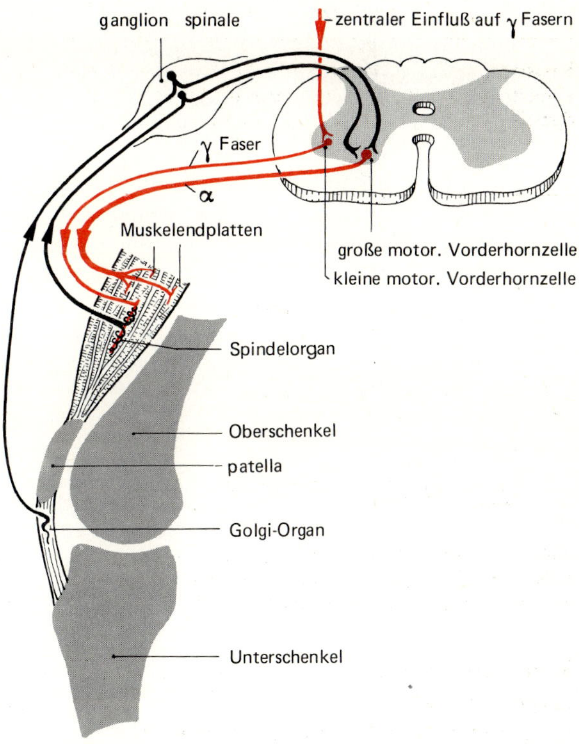

Abb. 16. Schematische Darstellung des Eigenreflexbogens (ER) (nach SCHALTENBRAND: Allgemeine Neurologie. Stuttgart: Thieme 1968)

b) In der Regel erfolgt eine einmalige synchrone Entladung, sichtbar als einmalige Muskelkontraktion. Dieser folgt eine klinisch irrelevante, kurze Refraktärzeit (silent period). (Zur Bewertung klonischer Nachzuckungen s. u. Klonus).

Beispiel. Durch einen Schlag auf die Patellarsehne wird der m. quadriceps femoris gedehnt, von den Muskelspindeln wird der Impuls über die α-Fasern (Leitungsgeschwindigkeit 120 m/sec) und über die hinteren Wurzeln ins RM, von dort zu den Vorderhornzellen geleitet, von denen eine Innervation desselben Muskels ausgelöst wird, so daß sich dieser kontrahiert.

Eigenreflexe können durch Anregung der γ-Fasern lebhafter ablaufen (s. Abb. 16). Eine derartige **Bahnung** der ER läßt sich erreichen durch

- geringe Mitinnervation des Muskels, in dem der Reflex abläuft (z.B. leichtes Treten des gebeugten Beines bei der Prüfung des PSR gegen die an die Fußsohle gehaltene Hand des Untersuchers, durch
- Innervation anderer Muskeln, z.B. beim
  - JENDRASSIK-Handgriff, bei dem der Patient kräftig die ineinandergehakelten Hände auseinanderzieht, oder durch
  - festen Faustschluß beider Hände.

Die ER laufen individuell unterschiedlich ab. Ihre Lebhaftigkeit kann noch physiologisch sein. Nur wenn weitere Symptome oder Merkmale einen lebhaften Ablauf als pathologisch ausweisen, spricht man von *gesteigerten* ER. **Der gesteigerte ER ist pathologisch.**

Pathologisch ist ein Reflexbefund ferner, wenn
- die ER seitendifferent ablaufen;
  - es bleibt dann zu entscheiden, ob der lebhaftere ein *gesteigerter* – oder der weniger lebhafte ein *abgeschwächter ER* ist.

Die regelhafte Zuordnung der ER zu bestimmten Segmenten ist ein Grund, neben weiteren, für eine sorgfältige neurologische Untersuchung, eine umfängliche Überprüfung der ER-Tätigkeit zu fordern. Oft gelingt allein dadurch bereits eine präzise Lokalisierung.

Beispiele

a) Eine durchgehende halbseitige Reflexsteigerung verweist auf eine cerebrale,

b) gesteigerte ER nur an den Beinen auf eine thoracale, medulläre,

c) erloschene Arm-ER und gleichzeitig gesteigerte ER der Beine auf eine cervicale medulläre Lokalisation (etwa bei einer Syringomyelie s. d. S. 251),

d) das Fehlen des BSR und gesteigerte ER vom TSR abwärts, erlauben eine topische Zuordnung der Krankheitsursache zur Segmenthöhe C_5–C_6.

Beachte: Im klinischen Sprachgebrauch haben sich trotz der gesicherten Erkenntnis, daß es sich bei den ER um sog. Muskelreflexe handelt, Bezeichnungen wie Sehnenreflexe oder Periostreflexe nicht ausrotten lassen. Nur aus diesem Grunde werden die konventionellen Bezeichnungen, die WARTENBERG vergebens zu korrigieren versuchte, beibehalten.

Tabelle 6. Synopsis der üblicherweise zu überprüfenden Eigenreflexe

Benennung	Abkürzung (Jargon)	Auslösung (= A) und Effekt (= E)	Segmentale Zuordnung (peripherer Nerv)
Masseterreflex oder Masseter-Temporalisreflex		A: Bei leicht geöffnetem Mund und entspanntem Unterkiefer wird der Zeigefinger des Untersuchers quer unterhalb der Lippen auf den Unterkiefer gelegt, Schlag auf den Zeigefinger, (d.h. indirekt auf den Unterkiefer). E: Mundschluß.	n. V, 3
Orbicularis-oris-Reflex oder Schnauzenreflex oder Lippenreflex		A: Beklopfen des m. orbicularis oris. E: Schnauzen- oder Schnutenbildung.	n. VII
Bizepssehnenreflex	BSR	A: Bei leicht adduziertem Oberarm und angewinkeltem Unterarm schlägt man auf die Sehne des m. biceps brachii (s. Abb. 17). E: Beugung im Ellenbogengelenk.	C_5/C_6 n. musculocutaneus

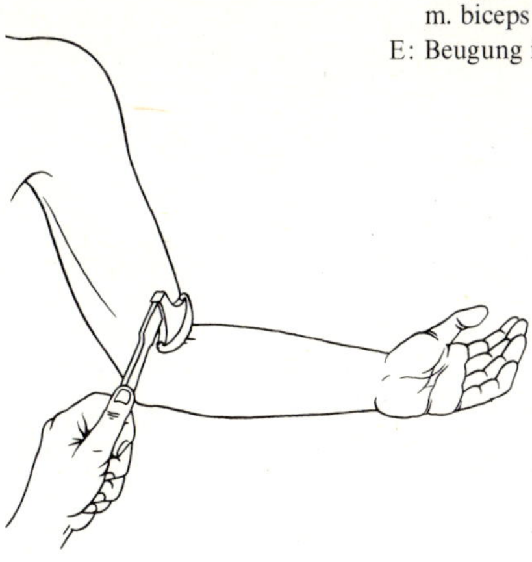

Abb. 17. Auslösen des Bicepssehenreflexes (BSR)

Tabelle 6. *(Fortsetzung)*

Benennung	Abkürzung (Jargon)	Auslösung (= A) und Effekt (= E)	Segmentale Zuordnung (peripherer Nerv)
Radiusperiostreflex gemeinsamer ER der Ellenbeuger (mm. biceps brachii, brachialis, brachioradialis).	RPR	A: Bei Haltung eines Armes wie bei der Prüfung des BSR Schlag auf die radiale Kante des Radiusköpfchens (s. Abb. 18). E: Beugung im Ellenbogengelenk.	C_5/C_6

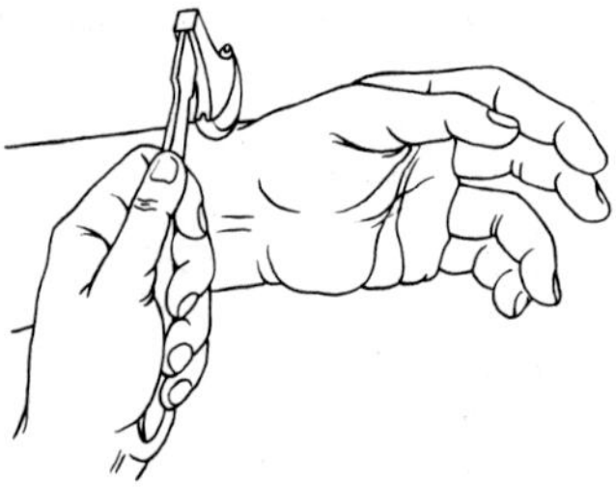

Abb. 18. Auslösen des Radio-periost-Reflexes (RPR)

Benennung	Abkürzung (Jargon)	Auslösung (= A) und Effekt (= E)	Segmentale Zuordnung (peripherer Nerv)
Tricepssehnenreflex	TSR	A: Schlag auf die Sehne des m. triceps brachii oberhalb des Olecranon bei angewinkeltem Unter- und abgewinkeltem Oberarm. E: Streckung des Unterarms.	C_6/C_7 n. radialis
Pronatorenreflex (Pronationsreflex)		A: Schlag auf die Beugeseite des Radiusköpfchens bei angewinkeltem Unterarm. E: Pronation der Hand und des Unterarms.	$C_6/C_7/C_8$ n. medianus
Fingerbeugereflex Trömner-Zeichen Knips-Reflex = Hoffmann-Zeichen (letzteres in der amer. Terminologie).		A: 1. Die zuverlässigste ist die von Wartenberg empfohlene Auslösungsart: Auf die locker und leicht angebeugten Finger wird der Zeigefinger des Untersuchers gelegt; auf diesen erfolgt der Schlag mit dem Reflexhammer. 2. Bei Dorsalflexion der Hand schlagen die Finger des Untersuchers schnell und kräftig auf die Fingerbeeren des Patienten (Trömner-Variante) (s. Abb. 19).	C_7/C_8 nn. medianus und ulnaris

Tabelle 6. *(Fortsetzung)*

Benennung	Abkürzung (Jargon)	Auslösung (= A) und Effekt (= E)	Segmentale Zuordnung (peripherer Nerv)
		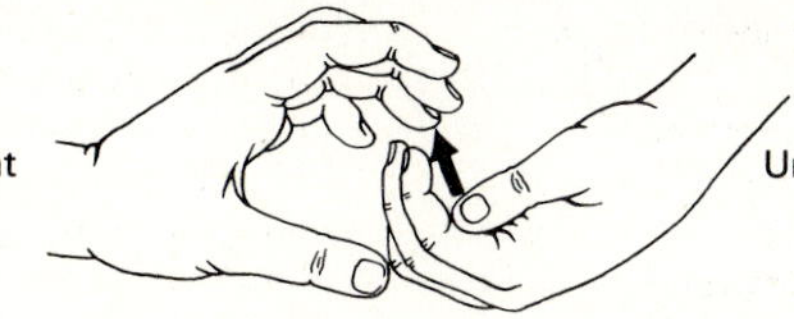 Abb. 19. Auslösen des Fingerbeugereflexes nach TRÖMNER (TRÖMNER-Zeichen) (Die untere Hand ist die des Untersuchers) 3. Bei Dorsalflexion der Hand wird das Endglied des Mittel- oder Zeigefingers des Patienten von unten fixiert, die Nägel der genannten Finger werden vom Daumen des Untersuchers nach volar durch eine schnellende Bewegung „geknipst" (HOFFMANN-Reflex). E: Beugung der Finger. **Beachte:** Entgegen älteren Darlegungen handelt es sich beim TRÖMNER- und HOFFMANN-Zeichen bzw. beim Knipsreflex nicht um ein sicheres spastisches Symptom – analog den Zeichen der BABINSKI-Gruppe –, sondern um einen schwellennahen ER der Fingerbeuger.	
Patellarsehnenreflex – Quadricepsreflex – (knee jerk = amer.)	PSR	A: Schlag auf die Sehne des m. quadriceps femoris unterhalb der patella (s. Abb. 20). E: Streckung im Kniegelenk.	L_2/L_4 n. femoralis
Adduktorenreflex		A: Schlag auf die mediale Fläche des Kniegelenkes. E: Adduktion der Beine.	L_3/L_4 n. obturatorius

Tabelle 6. *(Fortsetzung)*

Benennung	Abkürzung (Jargon)	Auslösung (= A) und Effekt (= E)	Segmentale Zuordnung (peripherer Nerv)

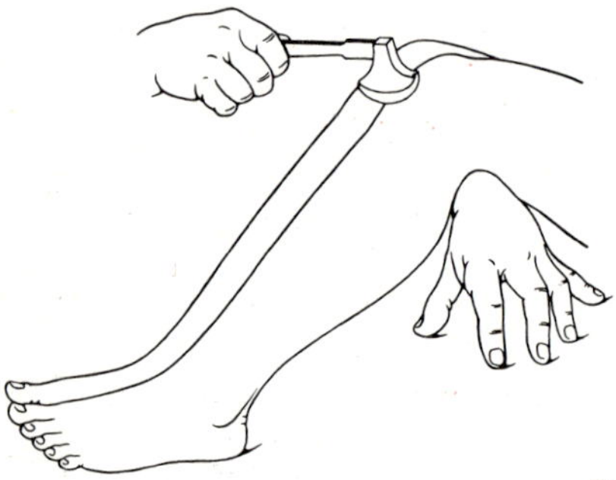

Abb. 20. Auslösen des Patellarsehnenreflexes (PSR)

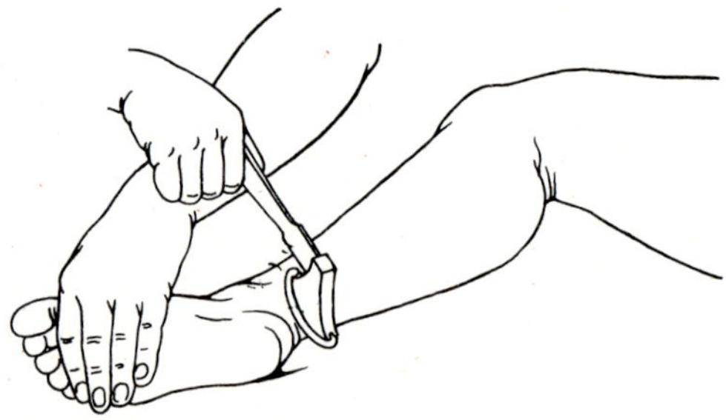

Abb. 21. Auslösen des Achillessehnenreflexes (ASR)

Achillessehnenreflex Triceps-surae-Reflex	ASR	A: Schlag auf die Achillessehne bei abgewinkeltem Bein (s. Abb. 21). E: Plantarflexion des Fußes. **Beachte:** Im Zweifelsfall Überprüfung nach der von BABINSKI angegebenen Methode (s. Abb. 22), die den besten Seitenvergleich erlaubt.	S_1/S_3 n. tibialis
Tibialis-posterior-Reflex		A: Schlag unter den malleolus medialis. E: Supination des Fußes. **Beachte:** Schwellennah, deshalb nicht immer auslösbar; relevant für Bandscheibenschäden.	L_4/L_5 n. tibialis

Tabelle 6. *(Fortsetzung)*

Abb. 22. Auslösen der ASR nach der Methode von BABINSKI (Nicht mit dem BABINSKI-Zeichen – s. Abb. 27 und S. 55 zu verwechseln!)

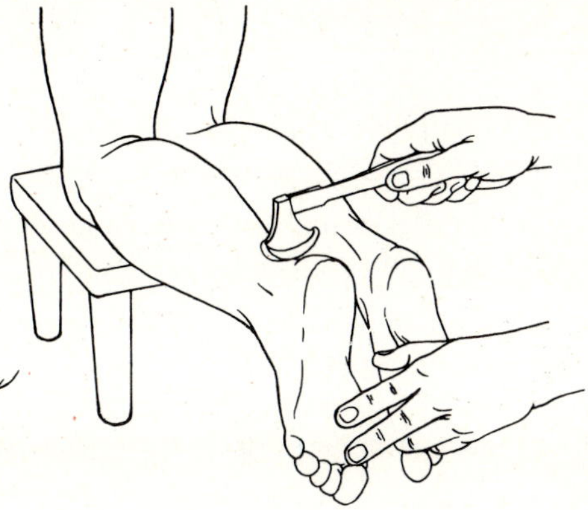

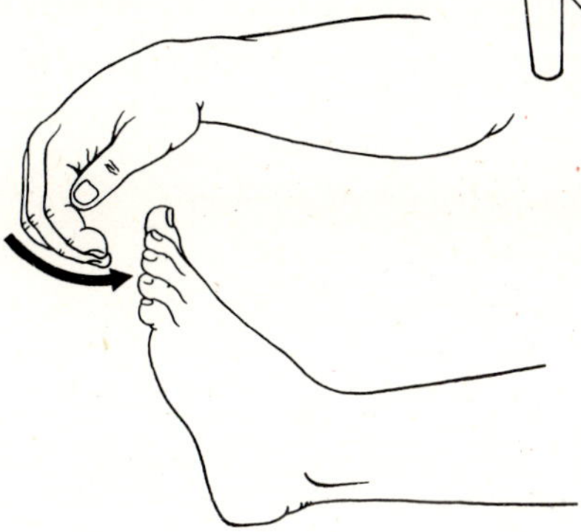

Abb. 23. Auslösung des Zehenbeugereflexes nach ROSSOLIMO (ROSSOLIMO-Zeichen)

Benennung	Abkürzung (Jargon)	Auslösung (= A) und Effekt (= E)	Segmentale Zuordnung (peripherer Nerv)
Zehenbeugereflex ROSSOLIMO-Zeichen		A: Der Untersucher schlägt mit seinen Fingern schnell und abrupt auf die Zehenbeeren (s. Abb. 23). E: Beugung der Zehen.	S_1/S_2 n. tibialis

Beachte: Für das sog. ROSSOLIMO-Zeichen gilt das gleiche wie für das TRÖMNER-Zeichen (s. o.).

Üblicherweise kommt es bei der Auslösung eines ER zu einer einmaligen Muskelkontraktion. Gelegentlich erfolgen auf einen Reiz mehrere Kontraktionen, die durch kurze refraktäre Phasen unterbrochen sind und verebben = **klonische Nachzuckung.**

Beachte: Zeigt sich ein klonisches Nachzucken beiderseits und seitengleich, so verweist es zunächst nur auf eine lebhafte Eigenreflextätigkeit; diese kann physiologisch, aber auch pathologisch sein; ausschließlich durch Beachtung weiterer Symptome ist diese Frage abzuklären.
- Ein lediglich einseitiges klonisches Nachzucken bedeutet *sicher* eine path. ER-Steigerung.

Durch bestimmt Manöver wird das Phänomen des klonischen Nachzuckens zu einem u. U. aussagekräftigen Symptom: dem **Klonus.**

Definition: Bei fortdauernder Reizung eines Muskels oder einer Muskelgruppe kommt es entweder zu einer

- versiegenden, langsam verebbenden Abfolge von Eigenreflexen (= **erschöpflicher Klonus**) oder
- zu einer Wiederholung von Eigenreflexen, die ununterbrochen so lange fortdauert, wie der Reiz anhält (= **unerschöpflicher Klonus**).

Beachte: Der unerschöpfliche Klonus schlägt rhythmisch!

Die beiden wichtigsten Formen eines Klonus sind
- der Patellarklonus (s. Abb. 24),
- der Fußklonus (s. Abb. 25).

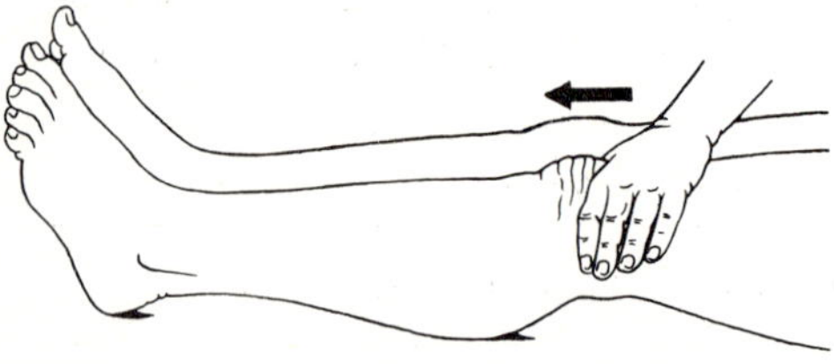

Abb. 24. Auslösung des Patellarklonus (durch konstanten Zug der patellar in Richtung der Zehen = Reizung des m. quadriceps femoris)

Merke:
- Ein *unerschöpflicher Klonus* ist stets ein Symptom der Schädigung des 1. mot. Neurons (= spastisches Zeichen (s. Tab. 8, S. 55)).
- Ein *beidseitiger erschöpflicher Klonus* kann Ausdruck einer noch physiologischen lebhaften Eigenreflextätigkeit sein.

– Ein *einseitiger erschöpflicher Klonus* ist ein sicheres Zeichen einer path. Eigenreflexsteigerung.

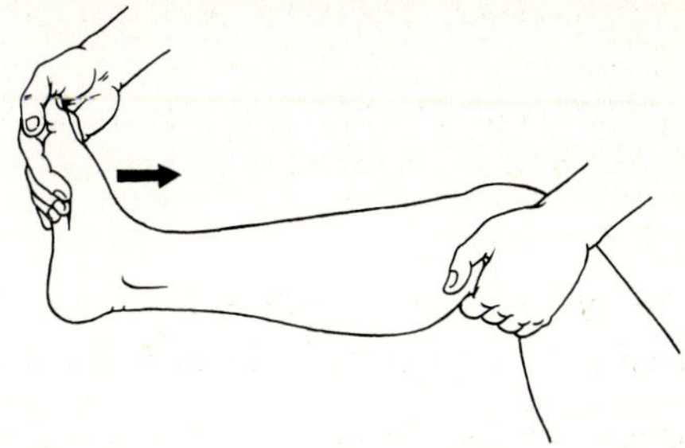

Abb. 25. Auslösung des Fußklonus (durch kräftige, u. U. ruckartige Dorsalflexion des Fußes = Dehnung der Wadenmuskulatur)

6.2.2 Fremdreflexe (FR)

Fremd- oder **suprasegmentäre** Reflexe (SCHALTENBRAND) kommen durch ein kompliziertes Zusammenspiel jeweils verschiedenartigster Segmente und Bahnsysteme zustande. Ihre Benennung geht auf den sie definierenden Tatbestand zurück, daß Reizort und Erfolgsort – im Gegensatz zum ER – nicht identisch sind. Durch Reizung taktiler Receptoren der Haut oder der Schleimhäute werden funktionell zugehörige Muskeln erregt. Der Innervationsweg ist nicht mono-, sondern multisynaptisch.

Beachte: Bei einer Störung des Pyramidenbahnsystems sind FR – im Gegensatz zur Steigerung der ER – abgeschwächt oder erloschen.

Tabelle 7. Synopsis der klinisch wichtigsten Fremdreflexe

Benennung	Abkürzung	Auslösung (= A) und Effekt (= E).	Segmentale Zuordnung
Cornealreflex	CR	A: Betupfen der cornea durch die stumpfe Seite einer Untersuchungsnadel von lateral am Rand der Iris. E: Zukneifen der Augenlider.	n. V, 1 **(der Reflex fehlt auch bei einer Lähmung des n. VII!)**
Würgreflex		A: Berühren des weichen Gaumens mit der Spatelspitze. E: Würgen, Vorstufe des Erbrechens.	n. IX, n. X

Tabelle 7. *(Fortsetzung)*

Benennung	Abkürzung	Auslösung (= A) und Effekt (= E).	Segmentale Zuordnung
Bauchhautreflex (Bauchdeckenreflex) (**Beachte:** Nicht mit den ER der Bauchmuskulatur zu verwechseln)	BHR BDR	A: Von der Lende her geführter Strich mit einer Nadel in 3 Etagen des Leibes. E: Kontraktion der darunterliegenden Muskulatur mit Verziehen des Nabels zur Reizseite.	Th 8/Th 12
Cremasterreflex	CrR	A: Bestreichen der Innenseite der Oberschenkel. E: Kontraktion des m. cremaster (Hochziehen des Hodens).	L_1/L_2
Plantarreflex (Fußsohlenreflex) (Fußsohlenhautreflex)		A: Bestreichen der Mittellinie der Fußsohle. E: „Greifbewegung" der Zehen und des Fußes.	L_5/S_2
Analreflex		A: perianale Reizung durch eine Nadelspitze. E: Kontraktion des m. sphincter ani.	S_4/S_5

6.2.3 Die sog. spastischen Zeichen

Definition: Eine Funktionsbeeinträchtigung des 1. mot. Neurons (darunter u.a. der *Pyramidenbahn*) bedingt nicht nur Ausfallssymptome, sondern auch (oder eher) eine qualitative Funktionsänderung (= Funktionswandel im Sinne V. v. WEIZSÄCKERS). So entstehen Symptome oder Zeichen, die eine Schädigung des pyramidalen Systems (oder des 1. mot. Neurons) schlüssig belegen.

Das pathognomonische Kernsyndrom der *spastischen Lähmung* ist die Entdifferenzierung motorischer Leistungen. *Umgekehrt formuliert:* Daß ein Pianist schnelle Etüden spielen kann, setzt u.a. die ungestörte Funktion der Pyramidenbahn voraus. *Andererseits* restituiert sich eine spastische Halbseitenlähmung (Hemiplegie) unvollständig auf einem funktionell *niederen level* (JACKSON) derart, daß kollektivierte Massenbewegungen möglich werden (WERNICKE-MANN-**Prädilektionstypus**). Dabei überwiegen am Bein die Streck-, am Arm die Beugesynergien (s. Abb. 26).

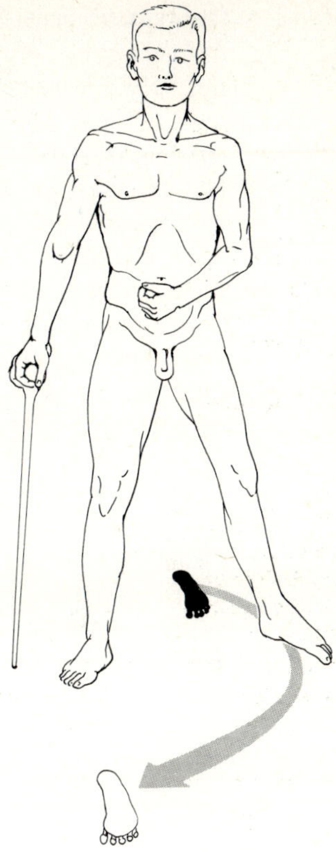

Abb. 26. WERNICKE-MANNSCHER Prädilektionstyp (s. S. 169) (zugleich spastische Beinführung)

a) **Synergien** als Zeichen einer

- *Unausdifferenziertheit der Motorik*, d.h. einer angeborenen oder einer erworbenen Schädigung:

  — Differenzierte Bewegungen (etwa Fußkreisen, Zehenbeugen und -strecken, Fingerbewegungen wie beim Klavierspielen) laufen ungeschickt ab oder werden unmöglich.

  — Auftreten von *Mitbewegungen:*

Beispiele

a) beim Gähnen werden eine oder beide Hände geöffnet;

b) beim Schluß der re. Hand zur Faust kommt es auch links zum Faustschluß;

c) eine Beugebewegung der Zehen löst eine unwillkürliche Mitbewegung aller Beuger desselben Beines aus (= *Kollektiv-* oder *Massenbewegung*).

- Zu den *Mitbewegungen* zählen einige, für die Festellung einer Schädigung des 1. mot. Neurons recht zuverlässige (wenngleich *nicht obligate*) Symptome:

– Das WARTENBERG-Zeichen: Der Untersucher zieht kräftig gegen die gebeugten Finger des Patienten; daraufhin erfolgt auch normalerweise eine Mitbeugung des Daumens. Pathologisch ist die kräftigere Mitbewegung *eines* Daumens, d.h. die *Seitendifferenz* (s. Tab. 8, S. 55).
– Der MAYER-Grundgelenkreflex: Der Mittelfinger einer Hand wird passiv von dorsal im Grundgelenk durch Daumendruck des Untersuchers gebeugt; daraufhin erfolgt eine extreme Adduktion des gestreckten Daumens im Grundgelenk; auch hier ist die Differenz das path. Zeichen (s. Tab. 8, S. 55).
– Das LÉRI-Zeichen: Auf passive Beugung der Finger der supiniert gehaltenen Hand des Patienten erfolgt eine unwillkürliche Beugung im Ellenbogengelenk (s. Tab. 8, S. 55).
– Das STRÜMPELL-Phänomen: Gegen den Handdruck des Untersuchers beugt der Patient das Kniegelenk – es kommt zu einer Dorsalflexion und Supination des Fußes (s. Tab. 8, S. 55).
– Das MARIE-FOIX-Zeichen: Eine echte pathologische Mitbewegung: Bei passiver Beugung der Zehen erfolgt selbst bei einer völligen Paralyse eine Mitbewegung aller Beuger derselben Extremität, d.h. das Bein *schnellt* unwillkürlich gebeugt hoch (s. Tab. 8, S. 55).

b) Die Zeichen der sog. **Babinski-Gruppe:**
– Das BABINSKI-Zeichen:

Merke: Es handelt sich nicht um einen path. Reflex. Die Pathophysiologie ist umstritten, so wie die der nachfolgend aufgeführten Varianten.

Durch Bestreichen der lateralen Fußsohle kommt es zu
— einer konstanten Dorsalflexion der Großzehe,
— einer Plantarflexion der Kleinzehen,
— u. U. (d.h. nicht obligat) zu einer Spreizung der Kleinzehen.

Varianten, durch die das gleiche Phänomen der Zehenbewegung ausgelöst werden kann:

– Kneten der Wadenmuskulatur (= GORDON-Zeichen),
– kräftiges Bestreichen der Tibiakante (= OPPENHEIM-Zeichen)
– Bestreichen des lateralen Fußrückens (= CHADDOK-Zeichen)

Tabelle 8. Syndrome der Störungen des Systems der Willkürmotorik

	1. motorisches Neuron = „spastische Lähmung“	**2. motorisches Neuron = „schlaffe“ Lähmung**
Kraftentfaltung	Parese oder Paralyse (aber auch gute Kraftentfaltung)	Parese oder Paralyse
Tonus der Muskulatur	*„spastisch“* vermehrt	vermindert *(„schlaff“)*
Eigenreflexe	gesteigert	erloschen (zumindest abgeschwächt)
Fremdreflexe	gemindert, erloschen oder leicht erschöpflich	—
Trophik der Muskulatur	normal	Atrophie
Direkte elektrische Erregbarkeit	normal	qualitative Änderung (partielle oder komplette Entartungsreaktion (EAR) (s. S. 81)
Kollektivierung der Bewegungen (Synergien)	**Synergien:** z.B. Mitbewegungen (s.d.), Obere Extremitäten: – lebhafteres WARTENBERG-Zeichen – lebhafterer MAYER-Grundgelenkreflex – pos. LÉRI-Zeichen Untere Extremitäten: – STRÜMPELL-Phänomen – MARIE-FOIX-Zeichen	keine
Spezifische Symptome	Unerschöpfliche Kloni (s. S. 50 und Abb. 24 und 25) Zeichen der BABINSKI-Gruppe (s. S. 54), – BABINSKI-Zeichen (s. Abb. 27). – CHADDOK-Zeichen – GORDON-Zeichen – OPPENHEIM-Zeichen	

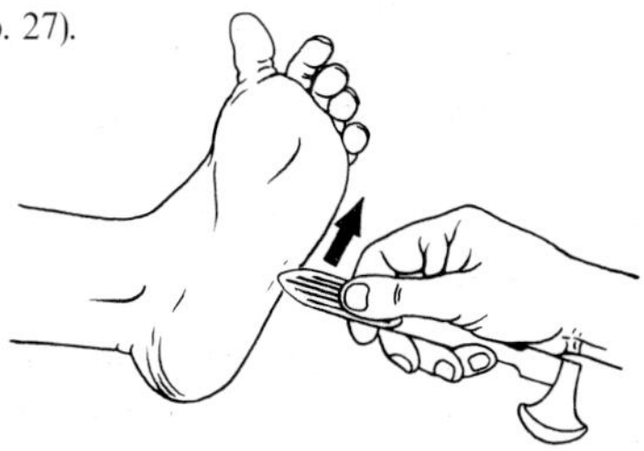

Abb. 27. Prüfung des BABINSKI-Zeichens durch kräftiges Bestreichen des lateralen Fußsohlenrandes von der Ferse bis zum Ansatz der Kleinzehe

6.2.4 Haltungsreflexe

Haltungsreflexe, *Stellreflexe* und andere Vorgänge vermögen dreierlei diagnostische Auskünfte zu geben:

- über den motorischen (normalen oder pathologischen) Entwicklungsstand vor allem eines Kindes;
- über cerebrale Veränderungen bei Bewußtseinsgetrübten (Kinder und Erwachsene);
- über cerebrale Läsionen im allgemeinen.

Zu unterscheiden sind
- *physiologische Zeichen*, die in der Kindheit verschwinden, deren Überdauern aber auf eine Hirnschädigung verweisen; genannt sei nur eine kleine Auswahl:

Name und Auslösung	physiologisches Verschwinden
a) das *Puppenkopf- oder Puppenaugenphänomen* = Kopfdrehen bei wachem Kind, Augen gehen nicht mit.	nach 10. Lebenstag,
b) der *Saugreflex* = Saugbewegung bei Berühren der Lippen mit einem Spatel (s. Abb. 28),	bis spätestens 6. Lebensmonat,

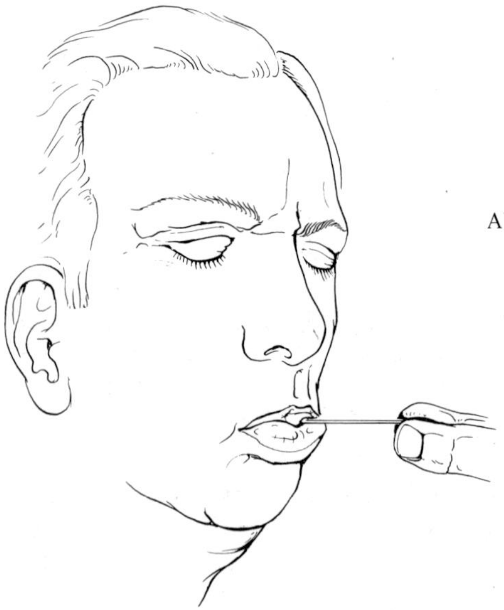

Abb. 28. Auslösen des „Saugreflexes“

Name und Auslösung	physiologisches Verschwinden
c) das beidseitige *Nachgreifen* (s. Abb. 29a)	nach dem 2. Lebensmonat,

Beachte: Bei einer auch später eintretenden cerebralen Läsion oder bei einer Geburtsschädigung kann auch ein einseitiges Nachgreifen persistieren oder wiederauftreten (s. Abb. 29b);

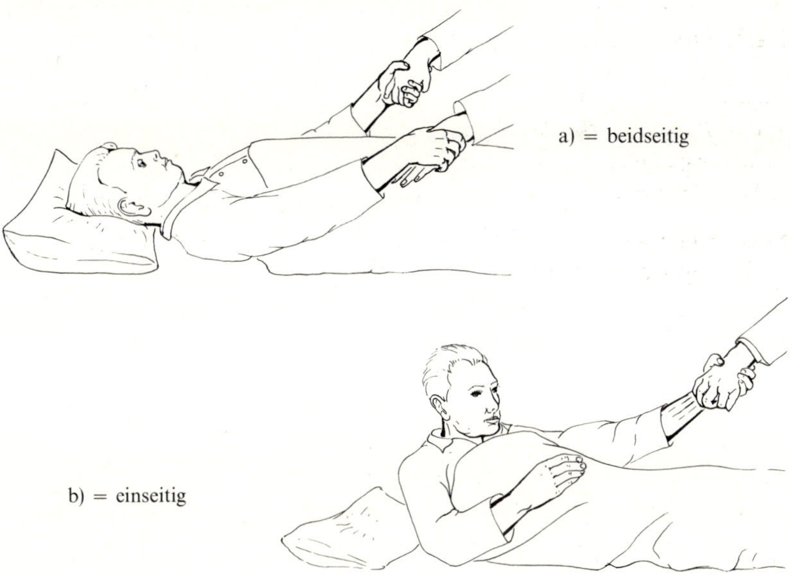

Abb. 29. „Nachgreifen" und unmotiviertes Festhalten (auch „Zwangsgreifen" oder „grasping and groping" (= engl. wörtlich: „Fassen" und „tasten") vor allem bei Stirnhirnprozessen als Enthemmungsphänomen – auch bei Bewußtseinstrübung aufgrund cerebraler Prozesse anderer Lokalisation. (Kein sicheres Lokalzeichen!)

d) der LANDAU-*Reflex* = beim frei hochgehaltenen Kind folgt der Hebung des Kopfes eine Beugung der Beine,	tritt frühestens im 3. Lebensmonat auf, verschwindet spätestens im 12.,

Name und Auslösung	physiologisches Verschwinden
e) der MORO-*Reflex* (= „Schreckreaktion“) = bei abruptem Rückwärtsneigen eines Kindes aus der Senkrechten erfolgen ein Zusammenkrümmen, Ausspreizen, dann Anwinkeln der Arme wie zu einer Umklammerungsbewegung,	im 3.–4. Monat
Beachte: Es sind verschiedene andere Auslösungsversionen beschrieben.	
f) *Stell-* oder *Haltungsreflexe:* Diese aus verschiedenen Sinnesleistungen (z. B. optischen, vestibulären) oder Funktionen des extrapyramidalen Systems (s. S. 67) resultierenden Reflexe oder unwillkürlichen Bewegungen sind unter verschiedensten Variationen zu sehen (z. B. als Stützreaktion, Nackenreflexe, Stellreflexe).	
Beispiel. (S. Abb. 30 b und c): Bei Drehung des Kopfes werden die Extremitäten der homolateralen Seite gestreckt (der Arm extrem supiniert), die Gliedmaßen der kontralateralen Seite gebeugt (der Arm extrem, das Bein nur angedeutet).	im 6. Lebensmonat, danach sicher pathologisch,
g) **Beachte:**	
– das BABINSKI-Zeichen (s. S. 54) ist in den ersten 2 Lebensjahren physiologisch,	im 1.–2. Lebensjahr,
– das STRÜMPELL-Zeichen (s. S. 54) ist lange Zeit physiologisch.	sicher pathologisch erst nach dem 6. Lebensjahr.

Sichere pathologische Zeichen:

a) Die Pyramidenbahnzeichen,
b) Mitbewegungen (s. S. 53),
c) Athetosen (s. S. 124),
d) persistierende Stütz-, Haltungs-, Saug- und Greifreflexe,
e) Streckkrämpfe (s. Abb. 30 a) (z. B. bei Einklemmung (S. 139), Enthirnungsstarre, Blutung in das Ventrikelsystem).

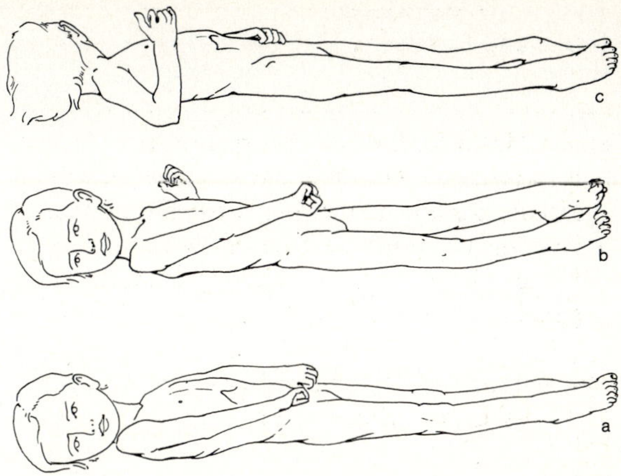

Abb. 30. Stell- oder Haltungsreflex (s. S. 56 und S. 58) a) Beispiel eines Streckkrampfes bei Enthirnungsstarre (s. S. 139) (meist ist dabei noch eine opisthotone Kopfhaltung zu sehen). Beachte die Innenrotation der Arme, die als Rudimentärsymptom auftreten kann) b) und c) Haltungsreflex, s. S. 58

(**Merke:** Ein signum mali ominis).

Tabelle 9. a) Segmentale und periphere Innervation der wichtigsten Muskeln des menschlichen Körpers

Muskel	Segmente								Periphere Innervation
	C2	C3	C4	C5	C6	C7	C8	Th1	
m. trapezius	—	—	—						n. occipitalis minor und n. accessorius
m. longus colli	—	—	—	—	—	—			
diaphragma		—	—	—					n. phrenicus
m. levator scapulae		—	—	—					n. dorsalis scapulae
mm. rhomboidei			—	—					n. dorsalis scapulae
m. supraspinam			—	—					n. suprascapularis
m. infraspinam			—	—	—				n. suprascapularis (manchmal auch n. axillaris)
m. deltoides			—	—	—				n. axillaris
m. teres minor			—	—	—				n. axillaris
m. biceps brachii				—	—				n. musculocutaneus (manchmal auch n. medianus)
m. brachialis				—	—				n. musculocutaneus

Tabelle 9. a) *(Fortsetzung)*

Muskel	C2	C3	C4	C5	C6	C7	C8	Th1	Periphere Innervation
m. brachioradialis				x	x				n. radialis
m. supinator				x	x				n. radialis
m. extensor carpi radialis longus				x	x	x			n. radialis
m. serratus anterior				x	x	x			n. thoracius longus
m. pectoralis major				x	x	x	x		nn. thoracici (manchmal auch n. axillaris)
m. teres major					x	x			n. subscapularis
m. coracobrachialis					x	x			n. musculocutaneus
m. pronator teres					x	x			n. medianus
m. extensor carpi radialis brevis					x	x			n. radialis
m. pectoralis minor					x	x	x		nn. thoracici
m. latissimus dorsi					x	x	x		n. thoracodorsalis
m. triceps brachii					x	x	x		n. radialis
m. extensor digitorum					x	x	x		n. radialis
m. flexor carpi radialis					x	x	x		n. medianus
m. opponens pollicis					x	x	x		n. medianus
m. flexor pollicis brevis					x	x	x		n. medianus
m. abductor pollicis longus					x	x	x		n. radialis
m. extensor pollicis brevis					x	x	x		n. radialis
m. extensor digiti minimi						x	x		n. radialis
m. extensor indicis						x	x		n. radialis
m. extensor pollicis longus						x	x		n. radialis
m. extensor carpi ulnaris						x	x		n. radialis
m. abductor pollicis brevis						x	x		n. medianus
m. flexor carpi ulnaris						x	x	x	n. ulnaris
m. flexor digitorum superficialis						x	x	x	n. medianus
m. palmaris longus						x	x	x	n. medianus
m. flexor pollicis longus						x	x	x	n. medianus
m. pronator quadratus						x	x	x	n. medianus
m. flexor digitorum profundus						x	x	x	n. medianus und n. ulnaris
mm. lumbricales							x	x	n. medianus
mm. interossei							x	x	n. ulnaris
m. adductor pollicis							x	x	n. ulnaris
m. abductor digiti minimi							x	x	n. ulnaris
m. flexor digiti minimi brevis							x	x	n. ulnaris
m. opponens digiti minimi							x	x	n. ulnaris

Tabelle 9. b) Segmentale und periphere Innervation der wichtigsten Muskeln des menschlichen Körpers

Muskel	Segmente Th1	2	3	4	5	6	7	8	9	10	11	12	L1	L2	L3	Periphere Innervation
mm. intercostales externi et interni	—	—	—	—	—	—	—	—	—	—	—	—				ramus ventralis nn. thoracicorum et nn. intercostales
m. obliquus externus abdominis					—	—	—	—	—	—	—	—				ramus ventralis nn. thoracicorum
m. rectus abdominis					—	—	—	—	—	—	—	—				ramus ventralis nn. thoracicorum
m. transversus abdominis						—	—	—	—	—	—	—	—			ramus ventralis nn. thoracicorum (n. iliohypogastricus und n. ilioinguinalis)
m. obliquus internus abdominis								—	—	—	—	—	—			ramus ventralis nn. thoracicorum

Tabelle 9. c) Segmentale und periphere Innervation der wichtigsten Muskeln des menschlichen Körpers

Muskel	Segmente Th12	L1	L2	L3	L4	L5	S1	S2	S3	S4	Periphere Innervation
m. iliopsoas	x	x	x	x							n. femoralis
m. sartorius			x	x							n. femoralis
m. gracilis			x	x	x						n. obturatorius
m. adductor longus			x	x	x						n. obturatorius und n. femoralis
m. quadriceps femoris			x	x	x						n. femoralis
m. adductor magnus			x	x	x	x					n. obturatorius und n. tibialis
m. tibialis anterior					x	x					n. peronaeus prof.
m. tensor fasciae latae					x	x					n. glutaeus superior
m. tibialis posterior					x	x	x				n. tibialis
m. popliteus					x	x	x				n. tibialis
m. glutaeus minimus					x	x	x				n. glutaeus superior
m. glutaeus medius					x	x	x				n. glutaeus superior
m. extensor hallucis longus						x	x				n. peronaeus prof.
m. extensor digitorum longus						x	x				n. peronaeus prof.
m. peronaeus longus						x	x				n. peronaeus superficialis
m. peronaeus brevis						x	x				n. peronaeus superficialis
m. extensor digitorum brevis						x	x				n. peronaeus profundus
m. extensor hallucis brevis						x	x				n. peronaeus profundus
m. glutaeus maximus						x	x	x			n. glutaeus inferior
m. semimembranosus						x	x	x			n. tibialis
m. semitendinosus						x	x	x			n. tibialis
m. biceps femoris						x	x	x			n. ischiadicus
m. plantaris							x	x			n. tibialis
m. abductor hallucis							x	x			n. plantaris medialis
m. adductor hallucis							x	x			n. plantaris medialis
m. triceps surae							x	x			n. tibialis
m. flexor digitorum longus							x	x			n. tibialis
m. flexor digitorum brevis							x	x			n. plantaris medialis

Tabelle 9. c) *(Fortsetzung)*

Muskel	Segmente Th12	L1	L2	L3	L4	L5	S1	S2	S3	S4	Periphere Innervation
m. flexor hallucis longus							—	—			n. tibialis
m. flexor hallucis brevis							—	—			n. plantaris medialis lateralis
mm. lumbricales							—	—			n. plantaris medialis
m. quadratus plantae							—	—			n. plantaris lateralis
m. flexor digiti minimi brevis							—	—			n. plantaris lateralis
m. abductor digiti minimi							—	—			n. plantaris lateralis
mm. interossei							—	—			n. plantaris lateralis
m. sphincter vesicae									—	—	n. pudendus
m. sphincter ani externus									—	—	n. rectales inferiores
m. levator ani									—	—	n. pudendus

6.3 Das Kleinhirnsystem

Kurz zur Anatomie dieses auch entwicklungsgeschichtlich und physiologisch äußerst komplizierten Systems sei sehr vereinfachend angeführt: Wir unterscheiden zwischen dem unpaarigen Wurm (vermis cerebelli = Anteil des phylogenetisch älteren palaeocerebellum (gr. palaios = alt), den paarigen Kleinhirnhemisphären und den vielfältigen cerebellofugalen und -petalen Verbindungen u.a. zum optischen, vestibulären und willkürmotorischen System (s. einschlägige Lehrbücher).

Kurz zur Physiologie ergibt sich hieraus

a) die Folgerung, daß das Kleinhirn selber in den Ablauf verschiedenster Funktionen und Leistungen eingeschaltet ist.

Merke: Seine Rolle ist dabei stets regulierend.

b) Überzeugende und abschließende Klarheit über die Funktionen des Kleinhirns ließ sich auf positivem (z.B. experimentellem) Wege kaum gewinnen. Jedoch lassen sich aus den Funktions- und Leistungsstörungen (– negativ –) Rückschlüsse ziehen. – Demnach ist die Intaktheit des Kleinhirnsystems Voraussetzung für die Ausführung geordneter, ziel- und zweckgerechter, zeitlich und in ihrem innervatorischen Aufwand rationeller Bewegungen.

Dies wird garantiert durch 3 Funktionen oder Leistungen des Kleinhirns.

Physiolog. Funktion oder Leistung	Symptom bei Störung
Regulation des Ruhetonus der Muskulatur	Hypotonus, evtl. dadurch bedingte Asthenie = Pseudoparese
Koordination des Zusammenspiels agonistischer und antagonistischer Muskeln	Ataxie
Rationelle Dosierung der Innervation	Hypermetrie

Beachte: Damit sind die für die Praxis wesentlichen cerebellaren Grundsymptome zusammengefaßt.

Beispiel. Ein Modell einer passageren Kleinhirnstörung ist der Alkoholrausch: Der Trunkene geht schwankend, torkelnd und redet „lallend" (= **Ataxie**); sein Schritt ist schwer, sein Griff nicht nur unsicher, sondern auch ausfahrend, seine Stimme oft überlaut **(Hypermetrie);** bei der Untersuchung findet man einen **Hypotonus** der Muskulatur.

6.3.1 Der Tonus

Die Tonusminderung der Muskulatur kann im Extremfall so erheblich sein, daß eine Innervation gleichsam „nicht effektiv" wird und damit eine Schwäche vortäuscht *(Pseudoparese, Asthenie).*

Beachte: Vor allem bei halbseitigen cerebellaren Störungen kann dies zu Fehldiagnosen führen.

Daß für eine koordinierte Leistung der Muskeltonus belangvoll („physiologisch zweckmäßig") ist, erhellt folgendes

Beispiel. Beim Bergsteigen (auf variierend unebenem Boden) wird das Schreiten im Gleichmaß nicht nur durch die Koordination, sondern die der jeweiligen Situation angemessene Tonisierung von Agonisten und Antagonisten garantiert.

6.3.2 Die Koordinationsstörungen

Sie manifestieren sich auf vielerlei Weise:

- lokomotorisch (schwankender Gang oder Stand, Schwanken beim Sitzen) (insbesondere bei Lokalisation im *Wurm*),

- bei differenzierten Bewegungen:
  — Ungeschicklichkeit bei differenzierten Bewegungen, **z. B.** Störung bei der Ausführung schneller alternierender Bewegungen einer Hand – etwa Faustschluß – Faustöffnen, Drehbewegungen wie beim Einschrauben einer Glühbirne (= *Dysdiadochokinese*, ein aufschlußreiches Symptom), Ungeschicklichkeit bei Feinfingerbewegungen oder bei kreisförmigen Bewegungen eines Fußes.
  — Unsicherheit bei Zielbewegungen (Führen der Spitze eines Zeigefingers auf die Nasenspitze bei geschlossenen Augen *(Finger-Nasen-Versuch = FNV)*, Aufsetzen der Ferse auf die gegenseitige Kniescheibe (*Knie-Hacken-Versuch* = KHV). Beim FNV und KHV ist dreierlei zu beachten und zu bewerten:

    a) Die Zielsicherheit der Bewegung (z. B. kann die Bewegung "überschießen" (= Hypermetrie – s. u.);
    b) die zielgerade Ausführung auf kürzester Strecke (rationelle Bewegung);
    c) die ruhige Ausführung, bzw. pathologisch ein Tremor vor dem Erreichen des Ziels (= Intentionstremor) insbesondere beim FNV – aber auch bei Richtung des Blicks in extreme Auswärtswendung (s. Blickrichtungsnystagmus S. 16).

    Unterscheide: Den differentialdiagnostisch bedeutsamen **Intentionstremor** vom situativ entgegengesetzten **Ruhetremor** beim Parkinsonismus (s. S. 123).

6.3.3 Die Hypermetrie

Dieses weitgehend unbekannte Symptom bedeutet eine oft entscheidende diagnostische Hilfe. Es beruht auf der quantitativen und zeitlichen Störung der Regulation oder Koordination einer komponierten Bewegung.
Kurzum zeigt es sich in einem *Überschießen*, d.h. quantitativen *Zuviel* an Innervation.

Beispiele
- Den Gang eines Alkoholtrunkenen „sieht" man nicht nur an der Ataxie (= Torkeligkeit, Schwanken) – man „hört" ihn auch am übermäßig „stampfenden" Gang (= Hypermetrie).
- Bei den Zeigeversuchen (FNV und KHV – insbesondere beim letzteren) fallen über das Ziel hinausschießende Bewegungen auf.
- Beim Aufrichten aus dem Liegen ohne Hilfe der Arme schnellen die Beine extrem hoch.
- *Rebound- – oder Rückstoß-Phänomen* (Stewart-Holmes-Test) ist das Resultat cerebellarer Hypermetrie: Man läßt den Patienten beide Arme waagerecht ausstrecken und fordert

ihn auf, dem Druck des Zeige- und Mittelfingers des Untersuchers auf den Unterarm nach unten kraftvoll zu begegnen. Auf das plötzliche Nachlassen des Gegendruckes des Untersuchers erfolgt ein natürliches Hochschnellen des freigelassenen Armes des Untersuchten, das auf der Seite einer cerebellaren Störung erheblicher ist als auf der ungestörten.

6.3.4 Der Pronationstest

Die Arme werden – mit den Handinnenflächen nach unten – waagerecht gehalten; die betroffene Seite proniert auf Aufforderung stärker als die andere.

6.3.5 Der Arm-Abduktionstest

Er ist eine aufschlußreiche Untersuchung; bei Ab- bzw. Adduktion und Streckung wirken das cerebellare und extrapyramidale System antagonistisch. Verlangt man von einem Patienten eine mehr oder weniger abrupte wiederholte Auf- und Abwärtsbewegung eines ausgestreckten Armes (u. U. auf den ausgestreckten Zeigefinger des Untersuchers), so kann sich eine *Lateralisation* zur Seite der Kleinhirnläsion (homolateral) zeigen – ein nicht seltenes, diskretes, aber zuverlässiges Symptom.

6.3.6 Die Schrift

Ataxie und Hypermetrie kennzeichnen die Schrift eines Kleinhirngestörten, die unregelmäßig = ataktisch und zugleich überschießend groß, bzw. immer größer wird (s. Schrift eines Parkinsonkranken S. 122).

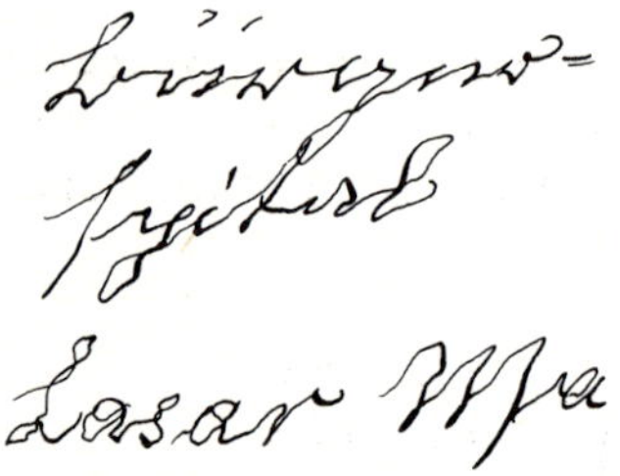

Abb. 31. Schrift eines Kleinhirngeschädigten

6.3.7 Die Sprache

Zwei Formen einer Dysarthrie sind zu unterscheiden. Ataxie und Hypermetrie beeinflussen sowohl die artikulierenden wie auch die phonierenden (stimm- oder luftgebenden) Muskeln.

- Bei der cerebellaren *Dysarthrie* ist einmal eine
  - sakkadierende, abgehackte, *skandierende* Sprache (bezeichnend z.B. für die MS), – oder eine
  - kloßige, ataktische, stoßweise exartikulierte, nahezu „bellende" Sprache (bezeichnend für Wurmstörungen, s. z.B. NONNE-MARIE-Erkrankung) möglich.

Merke: Im letzteren Fall spricht der Betroffene, wie wenn er einen zu heißen Knödel im Mund habe.

6.4. Das extrapyramidale System

Kurz zur Anatomie und Physiologie: Bereits das Attribut „extra"-pyramidal unterstellt einen weiteren Funktionsbereich neben dem pyramidalen (unausgesprochen auch neben dem cerebellaren). Wenn das cerebellare System die Motorik *regulierend* beeinflußt, so bedeutet das extrapyramidale im Vergleich zum pyramidalen ein phylogenetisch älteres, vor allem der Myostatik dienendes motorisches Substrat. In einem hierarchisch geordneten Funktionssystem nimmt es eine Stellung auf einem Niveau, einem „level" (JACKSON), unter dem differenzierten und differenzierenderen des höheren „level", der Pyramidenbahn ein.

Beispielhaft ist dies u.a. aus der Entwicklung und Entfaltung der Funktion beim Kind abzuleiten. Demnach ist die Motorik eines Neugeborenen zunächst eine extrapyramidal gesteuerte. Innerhalb des extrapyramidalen Systems „reifen" die einzelnen Anteile in unterschiedlichen Entwicklungsphasen. Nach O. FOERSTER ist ein Säugling in seiner Motorik ein „Thalamus-Pallidum-Wesen".

Zur Anatomie: Zwei Bereiche sind zu nennen und zu trennen:
- corticale extrapyramidale Areale; ihre Funktion ist noch umstritten; offenbar beeinflussen sie vor allem den Muskeltonus; gesichert ist, daß die
- **Stammganglien** oder **Basalganglien** (= subcorticale, einzig motorischer Funktion dienliche Kerngebiete) das Substrat dieses Systems bilden. Sie entwickeln sich aus den Grundplattenwülsten. Zu ihnen zählen der
  - nucl. dentatus (im mesencephalon), der
  - nucl. ruber und die substantia nigra (im mesencephalon),
  - das corpus LUYSii und das pallidum (im diencephalon),
  - das neostriatum (= putamen und caudatum im telencephalon).

Zur Physiologie: Von entscheidenderem Gewicht bei der extrapyramidalen Motorik ist das striatum, dem eine übergeordnete Hemmungsfunktion zuzukommen scheint. Zum Verständnis der synergistischen und deshalb komplizierten Semiologie isolierter Läsionen muß auf einschlägige Lehr- und Handbücher verwiesen werden.
Als diagnostisch praktische Faustregel ist festzuhalten, daß Störungen des extrapyramidalen Systems den
- Ruhetonus der Muskulatur – und die
- Motorik (= das Handlungsvermögen) beeinflussen.

Beides – um es knapp in einem Schlagwort zu formulieren – äußert sich in einem „Zuviel“ oder/und in einem „Zuwenig“.
Daraus ergibt sich für die Semiologie extrapyramidaler Störungen und Erkrankungen dreierlei:

Tonus der Muskulatur	Hypertonus oder Hypotonus
Bewegungsvermögen	eingeschränkt = Hypo- oder Akinese
unwillkürliche Bewegungen	choreatisch, ballistisch, athetotisch, dystonisch, myoklonisch, Tremor

Hieraus komponieren sich – nach ihren Ursachen – unterschiedliche Krankheitsbilder (s. extrapyramidale Erkrankungen S. 120 und S. 241).

Zur Akinese oder zur Hyperkinese s. S. 121 und 123.

Veränderung des Tonus: Der Ruhetonus der Muskulatur ist in typischer Weise vermindert oder vermehrt: Im letzteren Falle fühlen sich Beugung und Streckung des Armes oder Beines an, wie wenn man gegen einen kräftigen Gummizug zieht: Der Zug ist zäh und *wächsern* (= *Rigor* – im Gegensatz zum Spasmus s. S. 42).
Bei der Prüfung des Tonus auf solche Weise können unwillkürliche Innervationen auftreten, die kurz einschießen, sistieren und wiederkehren: Dann fühlt man bei der alternierenden Beugung und Streckung einer Gliedmaße nicht nur den wächsernen, zähen Widerstand, sondern ein Sakkadieren, einen Widerstand mit kurz und schnell aufeinanderfolgendem Wechsel, wie eine Bewegung über ein Zahnrad *(Zahnradphänomen)*.

7. Sensibilität

Kurz zur Anatomie und Physiologie: H. Head (engl. Neurologe) schloß aus den Beobachtungen eines Selbstversuches auf zwei Systeme:
- das **epikretische** (Lokalisation von Reizen, Wahrnehmung leichter Berührungen u.a.m.) und
- das **protopathische** (vor allem Wahrnehmung von Temperatur und Schmerz).

Head hatte an sich selber Hautfasern durchtrennt und festgestellt, daß bei deren Restitution die *protopathischen* Wahrnehmungen vor den *epikritischen* wiederkehrten; das anatomisch und physiologisch – aber auch schon definitorisch – verwirrend komplizierte sog. **sensible System** wird dadurch keineswegs verständlicher.

Sensibilität ist stets eng mit den motorischen Systemen verknüpft. Beachte hierzu das Modell des anatomischen Substrats der Eigenreflexe (s. Abb. 16, S. 43). Anatomisch und physiologisch sind vergleichbare Kommunikationen bis in die höchsten zentralen Substrate des NS nachgewiesen. So empfängt die hintere Zentralwindung nicht nur sensible Reize, von ihr gehen auch motorische Impulse (efferente Fasern) aus. Auf die Verschränkung von *Motorik* und *Sensibilität* verweist eindrücklichst die Analyse der Leistung des Tastens von V. v. WEIZSAECKER: Um die Form eines Gegenstandes tastend zu erkennen (Stereognosie, s.u.), bedarf es nicht nur einer intakten *Sensibilität*, sondern auch des gleichzeitigen *Abtastens*, des Bewegungsspiels der Finger, der Motorik. Erkennbar wird der abgetastete Gegenstand nur, wenn die Aufmerksamkeit der Versuchsperson auf das *Erkennen* (d.h. die Sensibilität) gerichtet ist; achtet sie auf ihre Fingerbewegungen, wird das Erkennen unmöglich (*Drehtürprinzip* V. v. WEIZSAECKERS, d.h. beim Betreten eines Raumes mittels einer Drehtür richtet sich die Aufmerksamkeit in *eine* Richtung, während die *andere unbeachtet* bleibt). Diese physiologische Erhellung des alltäglichen Vorganges des *Fühlens* oder *Ertastens*, an das physiologische Experiment der SCHRÖDER-Treppe erinnernd, macht nicht nur die enge Verschränkung von Wahrnehmung und Bewegung, sondern auch von Sensibilität und Motorik verständlich.

Die folgende Darlegung der Untersuchung der **Sensibilität** beschränkt sich bewußt auf unkompliziertere, für die Praxis aber hinreichende, grob vereinfachende Fakten. Diese bedeuten physiologisch in der Regel sog. Einzelleistungen, in Wirklichkeit aber eine *künstliche* Isolierung von Funktionen einer Gesamtleistung. Dies ist einer der Gründe, die die „Prüfung der Sensibilität“ zu den schwierigsten und langwierigsten macht, die vom Untersuchenden und Untersuchten Geduld, Erfahrung und ein hohes Maß an Mitarbeit, bzw. Aufmerksamkeit verlangt. Auch der Patient muß oft erst *lernen*, Reize, Wahrnehmungen, Empfindungen zu registrieren, abzuwägen und zu vergleichen. D.h., es wird u.U. erforderlich sein, eine Sensibilitätsprüfung mehrfach zu wiederholen.

Beachte: Die Festlegung einer Hypaesthesie ist meist schwieriger als der Nachweis einer Parese. Denn:
- leichte oder mittlere Sensibilitätsstörungen werden vom Patienten oft nicht bemerkt,
- ihre Überprüfung setzt die aufmerksame Mitarbeit des zu Untersuchenden und
- Sorgfalt (um nicht zu sagen Pedanterie) des Untersuchers voraus.

Merke:

a) Jede Sensibilitätsuntersuchung ist das Ergebnis eines Patient-Arzt-Verhältnisses in dieser bestimmten Situation;

b) Ergebnisse von Sensibilitätsprüfungen können deshalb von subjektiven Momenten beeinflußt werden,
   α) von der Undifferenziertheit, Indolenz oder der bewußten Verfälschung des Patienten – oder
   β) von der Suggestion des Arztes.

Daraus leiten sich drei *Grundregeln* ab (s. z. T. WARTENBERG):

a) Rede nie einem Patienten ein, was sich in das eigene diagnostische Vorurteil einpassen könnte.

b) Mache Dir nichts vor, was Deinen diagnostischen Verdacht bestätigen könnte.

c) Überprüfe die sog. Sensibilität im Zweifelsfall nicht nur ein- sondern mehrmals.

7.1 Störungen des tractus spinothalamicus (Vorderseitenstrang)

Kurz zur Anatomie: Die durch die jeweiligen Hinterwurzeln eintretenden Fasern kreuzen bereits im selben Segment auf die Gegenseite (– im Gegensatz zu den Fasern der Hinterstrangbahn, die zunächst homolateral verlaufen und als Gesamtbündel im oberen Halsmark oder im verlängerten Mark kreuzen). So erklären sich differente, **dissoziierte** Sensibilitätssyndrome (s. S. 76, 251, s. auch Abb. 13, S. 38 und Abb. 52, S. 135).

Methodik der Prüfung

– **Schmerzempfinden:** Der Patient ist vorweg darüber aufzuklären, daß in der deutschen Sprache „spitz" einerseits eine räumliche, d. h. enge, die Berührungsempfindung betreffende Bezeichnung bedeutet – andererseits aber auch Analogon für „Schmerz". Letzteres ist hier gemeint und wird untersucht.

Beachte: Diese Aufklärung vereinfacht häufig die Untersuchung.

Eine Leitungsunterbrechung der Fasern des tractus spinothalamicus führt entweder zu

— einer Minderung der Schmerzempfindung **(Hypalgesie)** oder zu
— einer Aufhebung der Schmerzempfindung **(Analgesie).**
— Die Irritation des tractus spinothalamicus kann zu einer Reizung Anlaß geben, die *segmental* Schmerzen unterschiedlichen Charakters bedingt (brennend, reißend, bohrend).

Die Schmerzempfindung wird mit einer Nadel geprüft.

– Das **Temperaturempfinden** kontrolliert man mit 2 Reagensgläsern, von denen eines mit heißem Wasser, das andere möglichst mit Eisbröckchen gefüllt ist. Pathologisch sind

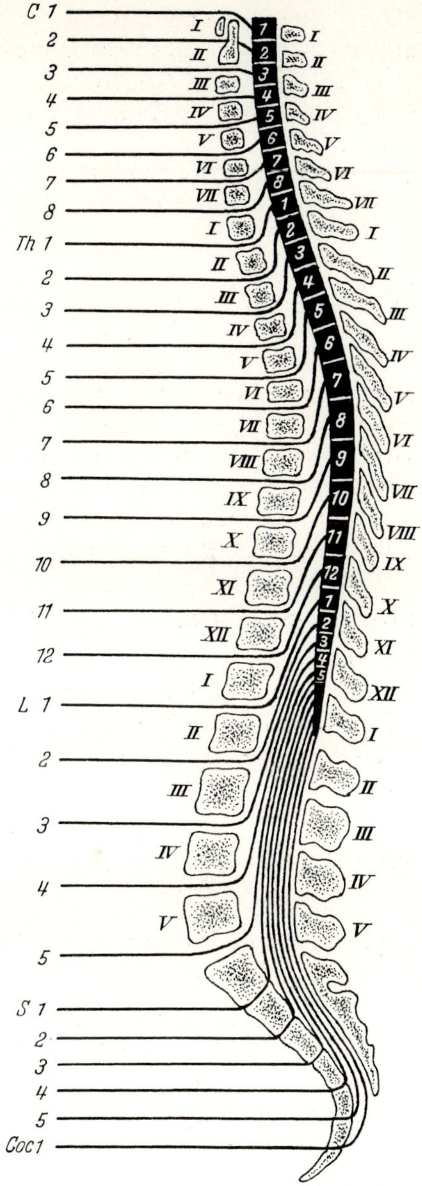

Abb. 32.
Topographische Beziehungen der RM-Segmente und -Wurzeln zur Wirbelsäule (aus POECK, K.: Einführung in die klinische Neurologie. S. 103. Berlin–Heidelberg–New York: Springer 1966)

— eine Minderung **(Thermhypaesthesie),**
— Aufhebung **(Thermanaesthesie)** oder
— Mißempfinden (**Dysaesthesie; Beispiel:** Schmerz- statt Temperaturempfinden.

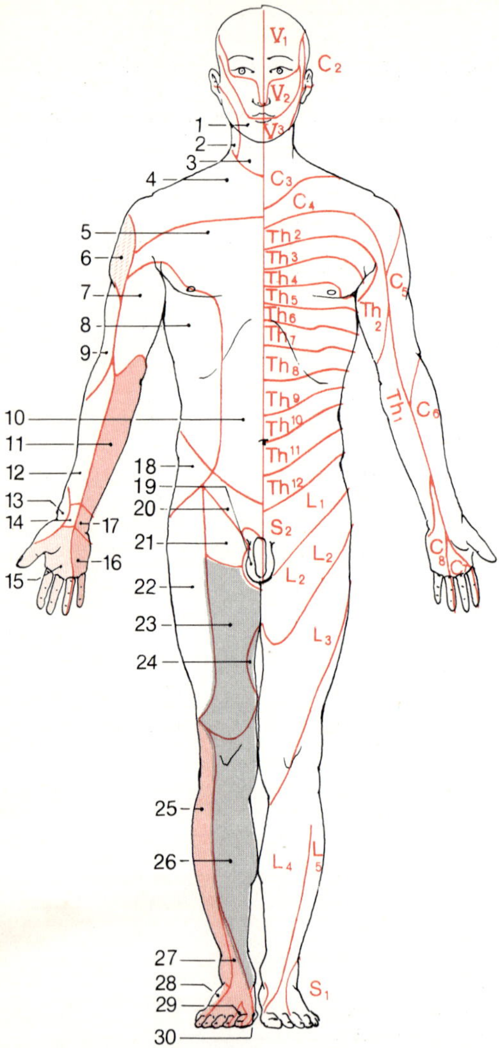

Abb. 33. a) Areale der sensiblen Innervation auf der vorderen Körperhälfte (re. = segmental, lks. = peripher)*). Die rechtsseitig aufgezeichneten Segmente sind – üblicher neurologischer Terminologie folgend – numeriert.

Zur peripheren Innervation**):

Ad 1 = n. trigeminus (n. V)
2 = n. auricularis magnus
3 = n. cut. colli (vor allem aus C_2, z. T. C_3)

---

*) re. und lks. vom Betrachter aus gesehen.

Abb. 33. a) *(Fortsetzung)*

Ad 4 = nn. supraclaviculares (aus C_3, weniger auch C_4; sie sprießen in viele, die ventrale Brusthaut versorgende Äste aus

5 = rami ventrales nn. intercostal. (in verschiedene Segmente einfließend, so daß eine Höhendiagnose möglich wird)

6 = n. cut. brachii lat. (n. axillaris)

Beachte: Oft die einzige Sensibilitätsstörung bei oberen Plexuslähmungen (= ERB-Lähmung); deshalb diagnostisch belangvoll!

7 = n. cutaneus brachii ulnaris
8 = rami lat. nn. intercostalorum
9 = n. cutaneus antebrachii dors. (n. radialis)
10 = rami ventr. nn. intercostalorum
11 = n. cut. antebrachii ulnaris
12 = n. cut. antebrachii radialis (n. musculocutaneus)
13 = ramus superficialis (n. radialis)
14 = ramus palmaris (n. medianus)
15 = nn. digitales volares (n. medianus)
16 = nn. digitales volares (n. ulnaris)
17 = ramus palmaris (n. ulnaris)
18 = ramus cut. lat. (n. iliohypogastricus)
19 = rami scrotales (n. iliohypogastricus)
20 = ramus ventr. (n. iliohypogastricus)
21 = ramus femoralis (n. genitofemoralis)
22 = n. cut. femoris lat.
23 = rami cut. ventr. (n. femoralis)
24 = ramus cut. (n. obturatorius)
25 = n. cutan. surae lat. (n. fibularis)
26 = n. saphenus (n. femoralis)
27 = n. peronaeus superficialis (n. fibularis)
28 = n. suralis
29 = n. peronaeus profundus (n. fibularis)
30 = rami calcaneares (n. tibialis)

Im wesentlichen nach MUMENTHALER u. SCHLIACK: Läsionen peripherer Nerven. Stuttgart: Thieme 1965.

**) Farbe	Arm	Bein
rosa	n. medinans	n. tibialis
hellrot	n. ulnaris	n. fibularis
hellrot schraffiert	n. axillaris	
dunkelrot		n. femoralis

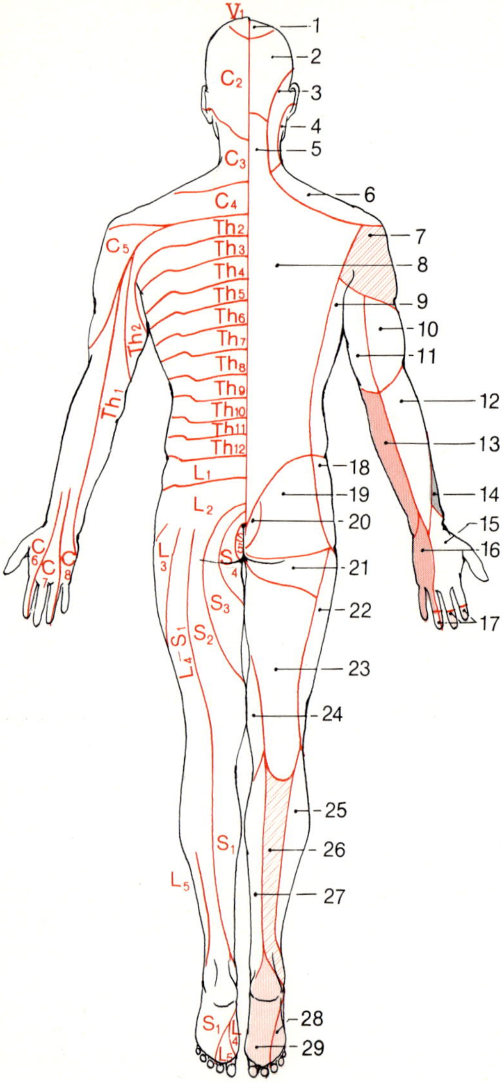

Abb. 33. b) Areale der sensiblen Innervation auf der hinteren Körperhälfte. (lks. = segmental, re. = peripher). (Nach MUMENTHALER u. SCHLIACK, s. Abb. 33. a) (Zur Färbung, s. Abb. 33. a)

Ad 1 = ramus 1 (n. trigeminus = n. V_1)
2 = n. occipitalis major
3 = n. occipitalis minor
4 = n. auricularis magnus

Abb. 33. b) *(Fortsetzung)*

Ad 5 = rami dors. nervorum spin. cerv.
6 = nn. supraclaviculares
7 = n. cut. brachii rad. (n. acillaris – s. Abb. 37 a!)
8 = rami dors. nn. spin. cervic. thorac. lumb.
9 = rami lat. nn. intercost.
10 = n. cut. brachii dorsalis (n. radialis)
11 = n. cut. brachii ulnaris
12 = n. cut. antebrachii dors. (n. radialis)
13 = n. cut. antebrachii uln.
14 = n. cut. antebrachii rad. (n. musculocutaneus)
15 = nn. digital. dors. (n. radialis)
16 = nn. digital. dors. (n. ulnaris)
17 = nn. digital. volares (n. medianus)
18 = ramus cut. lat. (n. iliohypogastricus)
19 = n. clunium cranialis
20 = n. clunium med.
21 = n. clunium caudalis
22 = n. cutaneus femoris lat.
23 = n. cutaneus femoris dors.
24 = ramus cut. nervi obturatorii
25 = n. cutaneus surae lat. (n. fibularis)
26 = n. suralis
27 = n. saphenus (n. femoralis)
28 = n. plantaris lat. (n. tibialis)
29 = n. plantaris med. (n. tibialis)

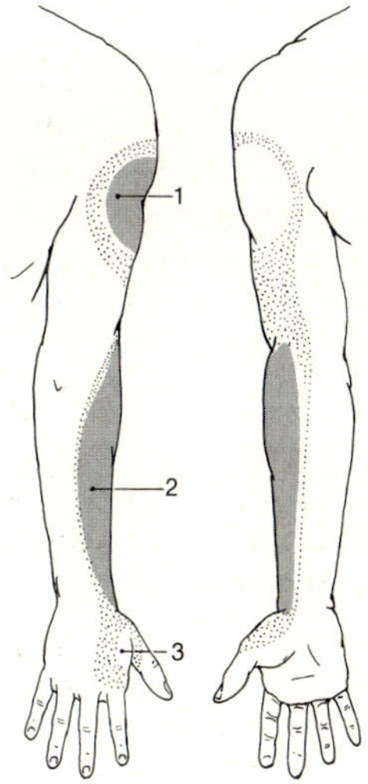

Abb. 33. c) Sensible Versorgung am Arm (Ausschnitt – nach MUMENTHALER u. SCHLIACK, s. Abb. 33. a)

1 = n. axillaris,
2 = n. cutaneus antebrachii lat. (ex n. musculocutaneus),
3 = ramus superficialis nervi radialis.

Merke: Ein isolierter Ausfall des tractus spinothalamicus hat eine isolierte Störung des Schmerz- und Temperaturempfindens zur Folge. Wir sprechen dann von einer **dissoziierten Sensibilitätsstörung.** – Störungen zeigen sich in Arealen des segmentalen Schemas (s. S. 72 bis 75, Abb. 33a, b und c).

Das Untersuchungsergebnis trägt man mit verschiedenen Farben in entsprechende Vordrucke ein. Dies gilt auch für die Prüfung des Berührungsempfindens.

7.2 Störungen des fasciculus gracilis (GOLL) *und des fasciculus cuneatus* (BURDACH) = *Hinterstrangbahn*

Kurz zur Anatomie und Physiologie: Nach dem KAHLER-Gesetz sind die Fasern so geordnet, daß die des jeweils höheren Segments lateral den der niederen anliegen. Die Fasern S_5–D_6 bilden das mediale GOLL-, die cranialeren das laterale BURDACH-Bündel. Beide enden in gleichnamigen Kernen der medulla oblongata.

Beachte: Im Gegensatz zum tractus spinothalamicus kreuzen die Fasern der Hinterstrangbahnen gebündelt im obersten Halsmark und im verlängerten Mark.

Geleitet werden das Berührungsempfinden (das zum weit geringeren Teil allerdings auch über den tractus spinothalamicus verläuft), die Differenzierung sukzessiver Reize, die sog. Diskrimination, das Erkennen von Formen und Gegenständen, das Lage- und Tiefempfinden (sog. Tiefensensibilität) und das Vibrationsempfinden.

Beachte: Es handelt sich bei diesen Wahrnehmungen nicht um spezifische Empfindungen einzelner spezifischer Sinne (wie etwa eines „Kraftsinns", eines „Drucksinns" oder gar eines „Vibrationssinns"). Ohne Diskussion der Berechtigung oder der Irrtümer der sog. klassischen Sinnesphysiologie seien hier nur die in der Praxis bewährten Untersuchungsmethoden und deren Bedeutung dargelegt.

7.2.1 Das Berührungsempfinden

Das Berührungsempfinden wird durch zartes Betupfen mit der Fingerkuppe oder einem Wattebausch – oder durch leichtes Berühren (wie Streicheln) geprüft. Ist der Patient sich beim Vergleich zweier Stellen nicht einig über Identität oder Unterschied der Wahrnehmung, so berühre man beide Stellen mehrfach gleichzeitig. Sorgfältig muß so die Berührungssensibilität „von Kopf bis Fuß" überprüft werden. Störungen:

- Minderungen **(Hypaesthesien),**
- Aufhebung **(Anaesthesie),**
- Fehl- oder Mißempfindungen (**Dysaesthesien,** z.B. Prickeln, Elektrisieren, Schmerzen) müssen exakt abgegrenzt werden (s. peripheres oder segmentales Verteilungsmuster).

Merke: Als hysterisches Symptom werden besonders oft Störungen der Oberflächensensibilität demonstriert. (Dies gilt gleichfalls für das Temperatur- und Schmerzempfinden). Eine differentialdiagnostische Entscheidung ist in diesem Fall meist einfach, wenn alleine folgende Kriterien beachtet werden:

- hysterische Sensibilitätsstörungen entsprechen lokalisatorisch nicht organischen Verteilungsmustern (peripher oder segmental, s. Abb. 33a und 33b),

a) vielmehr in der Regel nachgerade typischen topischen Begrenzungen und Hautabschnitten: Die charakteristischsten: Zirkulär scharf abgesetzte Areale wie eine Hand, ein Unterarm (Begrenzung kreisrund in der Ellenbeuge), ein ganzer Arm (Begrenzung scharf wie die Naht eines eingesetzten Rockärmels – deshalb *Schneidermuster* genannt). Das gleiche gilt für die unteren Extremitäten.

b) Hysterische Sensibilitätsstörungen wechseln bei wiederholter Prüfung die Höhe der Begrenzung.
Sagittal sind sie fast immer scharf median begrenzt (organische hingegen leicht versetzt). Beim Mann wird diese Grenze regelmäßig in der Mitte des physiologisch beidseitig innervierten membrum angegeben.
Bei einer organischen sensiblen Denervierung einer Extremität ist zugleich auch die Tiefensensibilität betroffen. Dem Laien sind solche Zusammenhänge unbekannt. Wird eine Hypaesthesie aller Oberflächenqualitäten angegeben und ist die Tiefensensibilität ungestört, muß man eine hysterische Symptombildung annehmen.

Daß bestimmte Fehlleistungen bei der Prüfung des sensiblen Funktionswandels besonders geeignet sind, eine Hysterie – oder gar Simulation – zu entlarven, wird bei der Besprechung dieses Kapitels noch betont herausgestellt werden.

7.2.2 Die Tiefensensibilität

Kurz zur Definition: „Tiefensensibilität" ist ein pragmatischer Arbeitstitel, der Sinnesleistungen verschiedenster Art zusammenfaßt, der aber zugleich auch das Eingeständnis verbirgt, daß verschiedenartigste Funktionen und Leistungen, die praktisch standardisiert überprüft werden, physiologisch noch nicht zureichend aufgeklärt sind.

Tiefensensibilität umfaßt vielerlei. Hier soll darunter – unter bewußter Beschränkung – ausschließlich das Lageempfinden gemeint sein. Dabei soll der Hinweis nicht unterschlagen werden, daß eine Minderung des sog. „Lage-, Muskel- oder Tiefensinnes" auch zur Abschwächung der ER führt (s. ER S. 54 und Hinterstrangsyndrom, S. 76).

Den sog. *Lagesinn* oder die Tiefensensibilität prüfen wir

a) durch *geführte Bewegungen;* der Patient wird aufgefordert, bei Augenschluß anzugeben, ob die große Zehe oder der Daumen nach oben oder unten geführt werden;
b) durch den *Imitationsversuch* (der auch anderen Funktionsüberprüfungen dient): Die exzentrisch gestellte Hand einer Seite soll von der anderen imitiert werden.

Beachte: Eine Tiefensensibilitätsstörung kann so erheblich sein (s. Alkoholpolyneuritis, S. 275), daß selbst feine Bewegungen der Fuß- und Kniegelenke nicht erkannt werden.

7.2.3 Der pathologische sensible Funktionswandel

Kurz zur Definition und Physiologie: Die klassische Sinnesphysiologie ging von der Fiktion der Konstanz des sinnesphysiologischen Reizorgans, des Rezeptors, aus. Die Untersuchungen der Schule V. v. WEIZSAECKERS bewiesen hingegen, daß sensible Rezeptoren unter fortdauernder Belastung ihre Aufnahmeschwelle erhöhen – also nicht konstant sind. Dies gilt vor allem unter pathologischen Verhältnissen, unter denen sich die *Schwellenerhöhung* extrem schnell zeigt. Der sensible Funktionswandel ist ein physiologisches Faktum, sein rasches Auftreten ein Symptom.

Beispiel. Ein Gesunder wird etwa 20–30 auf die Haut geschriebene Zahlen richtig erkennen, bevor er unsicher wird; bei einer Hinterstrangläsion werden nur 2–5 Zahlen richtig, weitere falsch und schließlich gar nicht mehr erkannt.

Die Überprüfung des sensiblen Funktionswandels wird leider oft vernachlässigt; sie erfordert viel Zeit und ein hohes Maß an Geduld, vermag aber oft schon frühzeitig subtile Funktionsstörungen oberhalb des 1. sensiblen Neurons aufzudecken.

Untersuchungsmethoden des sensiblen Funktionswandels

- **Zahlenschreiben auf die Haut** (s. dazu das oben angeführte Beispiel). Zweierlei ist hierzu noch anzumerken. Die Zahlen werden mit dem stumpfen Kopf der „Polsternadel" geschrieben; einige sind leicht (z.B. die „4"), andere schwerer (z.B. die „0" von der „6") zu differenzieren. – Die Untersuchungsmethode eignet sich besonders gut zur Entlarvung einer hysterischen Sensibilitätsstörung: *Man beachte:* Bei organischen Störungen nimmt das Erkennungsvermögen gleichsam schrittweise ab (so daß es sukzessive zum Verkennen kommt – s. auch die folgenden Abschnitte); ein Hysteriker oder Simulant bietet aber erfahrungsgemäß *systematische Fehlleistungen* an: Z.B. wird eine Zahl benannt, die um eine Nummer höher oder tiefer liegt als die geschriebene – oder es wird nur jede zweite Zahl angegeben, die dazwischen angebotene nicht.
- **Figurenerkennen:** Wiederholt wird auf die Haut ein Kreuz gezeichnet. Normalerweise wird dieses lange Zeit als solches wahrgenommen. Unter pathologischen Verhältnissen wird es jedoch bald so „verkannt", daß von einem echten Gestaltzerfall gesprochen werden kann: So wird das Kreuz nach zwei- bis dreimaligem Aufmalen als „Kringel", dann als „T", schließlich als zwei senkrechte Striche („II") und letztlich nur noch als ein gestaltloses „Wischen" empfunden.
- Gleiches ergibt sich beim Aufzeichnen differenzierter anderer Formen oder *Gestalten*, etwa eines Dreiecks, das beim pathologischen sensiblen Funktionswandel sehr schnell als Kreisfigur verkannt wird.
- **Sukzessivreize** – rhythmisch mit der stumpfen Seite der Polsternadel gesetzt – werden bei Funktionsstörungen des 2. und 3. sensiblen Neurons sehr schnell verschmolzen, d.h. als ein gleichmäßiger Dauerdruck empfunden.
- Zwei topisch eng angenäherte Druckreize werden als Berührung *einer* Hautstelle angegeben – unter normalen Bedingungen als 2 Reize erkannt **(Diskrimination).**

Beachte: Ein sensibler Funktionswandel beim „Fühlen oder Tasten" und beim „Sehen" (Bay und Cibis) ist experimentell nachgewiesen. Bei den sog. niederen Sinnen (Jackson) wie Schmecken und Riechen noch nicht sicher erwiesen.

7.2.4 Die Stereognosie

Die Stereognosie (das Erkennen durch Ertasten) ist eine komplexe Leistung, die bei Funktionsstörungen des 2. und 3. sensiblen Neurons eintritt. Eine **Astereognosie** kann ein Symptom einer cerebralen Störung wie auch einer cervicalen Hinterstrangläsion sein.

Prüfungstechnik. Dem Patienten werden verschiedenartige Gegenstände in eine Hand gegeben, die er bei geschlossenen Augen allein durch Ertasten erkennen soll: Z.B. Münzen, Stoffe (Pelze oder Seide), Schlüssel u.a.m.
Normalerweise werden derartige Gegenstände beim ersten Zugriff erkannt.

Merke: Die Prüfung der Stereognosie ist eine unerläßliche Untersuchungsmethode, die pathophysiologisch (und auch lokalisatorisch) ebenso unterschiedliche wie auch präzise Informationen vermittelt. Nur zusätzliche Symptome vermögen aufzuklären, ob es sich um eine cerebrale (d.h. hirnpathologische oder neuropsychologische) oder um eine cervicale Leistungsstörung (z.B. bei einer MS) handelt.

7.2.5 Das Vibrationsempfinden (Pallaesthesie)

Kurz zur Anatomie und Physiologie: Es handelt sich nicht um einen eigenen *Sinn*, sondern um eine an das Substrat bestimmter Fasern peripherer Nerven und des Hinterstrangsystems gebundene Wahrnehmungsleistung. Im Grunde werden die rasch aufeinanderfolgenden Sukzessivreize einer vibrierenden Stimmgabel erkannt (= physiologisch) oder verschmolzen, d.h. als Vibrieren nicht mehr erkannt (= pathologisch).

Prüfungstechnik. Der Patient soll das Vibrieren einer angeschlagenen Stimmgabel, die auf Fußrücken, Knöchel, Schienbein, Patella, Rand der Beckenschaufel, Hand und Ellenbogen aufgesetzt wird, erkennen.

Beispiel. Das Vibrieren wird auf dem Fußrücken sehr bald nicht mehr, auf der Patella aber noch deutlich wahrgenommen. Dies bedeutet eine pathologische Minderung der Vibrationsempfindung (= einer Störung der Tiefensensibilität) am Fuß. (Belangvoll bei Hinterstrangerkrankungen, bestimmten Polyneuritiden – z.B. der alkoholischen und diabetischen).

8. Neurophysiologische Untersuchungsmethoden
(B. NEUNDÖRFER)

Die klinische Neurophysiologie bedient sich der Erkenntnis dieser Grundlagenwissenschaft und ihrer Untersuchungsmethoden.

Vornehmlich werden dabei
a) die Erregungsmöglichkeiten des NS durch den elektrischen Strom und
b) elektrisch registrierbare Funktions- und Erregungsabläufe des NS zur Diagnose benutzt.

8.1 Die klassische elektrische Reizdiagnostik

In der klassischen elektrischen Untersuchung (nach ERB) wird die mechanische Antwort eines Muskels auf einen elektrischen Reiz geprüft. Man benützt dazu entweder einen Gleichstromstoß von mindestens 100 msec Dauer *(galvanischer Strom)* oder Einzelstromstöße von 0,3 bis höchstens 1 msec Dauer in Abständen von wenigstens 10 msec *(faradischer Strom)*. Üblicherweise werden eine kleinflächige negative Reizelektrode *(Kathode)* und eine großflächige positive Elektrode *(Anode)* als indifferenter Bezugspunkt verwendet.

Beachte: Wird die Reizelektrode am Nerven aufgesetzt, spricht man von **indirekter,** wird sie am Muskel angebracht, von **direkter Reizung.**

Die physiologische Grundlage ist die PFLÜGERsche Zuckungsformel: KSZ > ASZ > AÖZ > KÖZ = (Kathodenschließungszuckung > Anodenschließungszuckung > Anodenöffnungszuckung > Kathodenöffnungszuckung).

Zu unterscheiden sind zweierlei Veränderungen:
a) *quantitative* (Erhöhung oder Erniedrigung der Reizschwelle – z.B. bei muskulären Erkrankungen),
b) *qualitative* (Umkehr der PFLÜGERschen Zuckungsformel, trägere Kontraktion des Muskels = *wurmförmige* Zuckung).

Aus verschiedenen Konstellationen quantitativer und qualitativer Veränderungen ergeben sich 2 Syndrome (Entartungsreaktion = EaR), die
- stets auf eine Läsion im 2. motorischen Neuron verweisen,
- jeweils eine prognostische Aussage quoad restitutionem ermöglichen. (s. Tab. 10, S. 83).

Beachte: Eine komplette EaR tritt frühestens 8–12 Tage nach einer Nervendurchtrennung ein!

c) Zusätzliche besondere elektrische Reaktionsformen:
- Die *myotonische* Reaktion mit tetanischer Nachdauer der Kontraktion nach kurzem direktem oder indirektem faradischen Reiz (s. Myotonien, S. 287);
- die *myasthenische* Reaktion mit kontinuierlichem Abfall der Zukkungsgröße bei indirekter Reizung mit Frequenzen, die auf jeden Impuls eine gesonderte Kontraktion ermöglichen (s. Myasthenien, S. 291);
- die *tetanische* Reaktion des Muskels bei abnorm niedrigen Schwellenwerten.

Eine exaktere quantitative Messung bedeutet die **Chronaxiebestimmung.** Unter **Chronaxie** versteht man die minimale Reizzeit, die bei doppelter Rheobase (minimalste Reizstromstärke, um mit galvanischem Strom eben noch eine Zuckung hervorzurufen) eine Kontraktion bewirkt. In den ersten Tagen nach einer Leitungsunterbrechung ist sie nicht selten bis auf die Hälfte verkürzt. In den folgenden Wochen kann sie bis auf das 200–300fache ansteigen.

8.2 Elektromyographie (EMG)

Das EMG erfaßt **Muskelaktionspotentiale** und ermöglicht so die Beurteilung **myogener** und **neurogener** Schädigungen.

Technik

Man benützt entweder Oberflächenelektroden, die auf der Haut über dem zu untersuchenden Muskel aufgesetzt, oder Nadelelektroden, die direkt in den Muskel eingestochen werden. Die Oberflächenelektrodenableitung hat den Nachteil, lediglich die Aktivität des Gesamtmuskels zu erfassen, während sich bei der Nadelableitung die Aktionspotentiale (AP) einzelner motorischer Einheiten differenzieren lassen. Über Verstärker erfolgt die Aufzeichnung auf trägheitsfreie Kathodenstrahloscillographen mit hohen Frequenzeigenschaften und auf Photopapier. Gleichzeitig können die AP akustisch mit einem Lautsprecher registriert werden.

Kurz zur Anatomie und Physiologie: Eine Vorderhornzelle versorgt über ihre sich aufzweigenden Neuriten mehrere Muskelfasern und bildet somit

Tabelle 10. Synopsis der Entartungsreaktion (EaR)

Bezeichnung	Ursachen	Effekt der Reizung		Prognose
		faradisch	galvanisch	
a) **Komplette EaR** mit galvanischer Untererregbarkeit (nach 8–14 Tagen)	– Durchtrennung eines Nerven – völlige Denervierung eines Muskels	– indirekt = unerregbar – direkt = unerregbar	– indirekt = unerregbar – direkt = — wurmförmige Zuckung — Umkehr der Zuckungsformel (ASZ > KSZ)	meist infaust
b) **Partielle EaR**	Teilschädigung eines Nerven	– indirekt = Schwellenerhöhung – direkt = Schwellenerhöhung	– direkt = — Schwellenerhöhung — träge Zuckung	meist günstig

eine Funktionseinheit, die *motorische Einheit*. Die zu einer motorischen Einheit gehörenden Muskelfasern entsprechen nicht der anatomischen Gruppierung in Muskelfasciceln. Je nach Muskel ist die Anzahl der einer motorischen Einheit zugehörigen Muskelfasern verschieden: In den Augenmuskeln z.B. nur 10–12, in den distalen Extremitätenmuskeln um 100, in den proximalen Extremitätenmuskeln z.T. weit über 1000.

Bei der Kontraktion einer Muskelfaser kommt es zum Zusammenbruch der *Ruhespannung* der Muskelmembrane, die sich von −70 mV im Zellinnern bis zu +30 mV umkehrt.
Mit der extracellulären Nadelableitung wird lediglich das Summationspotential der sich in der Umgebung der Nadelspitze ausbreitenden AP einer motorischen Einheit und der damit annähernd synchron entladenden Muskelfasern registriert (s. Abb. 34).

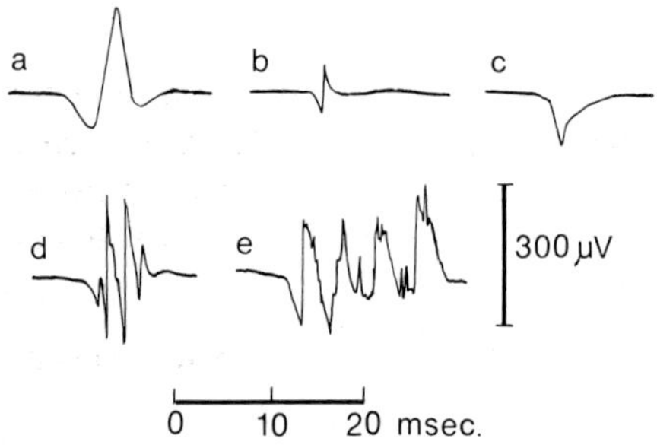

Abb. 34. EMG-Potentiale (negativer Ausschlag nach oben gerichtet):
a) Potential einer motorischen Einheit
b) Fibrillationspotential
c) positive scharfe Welle
d) polyphasisches Potential mit kurz dauernden Spitzenpotentialen (= Sprossungspotential)
e) gruppierte polyphasische Potentiale

Im völlig *entspannten Muskel* herrscht *elektrische Stille*. Beim Einstich der Nadel treten allerdings durch mechanische Reizung einzelner Muskelfasern für Bruchteile von Sekunden rhythmische Entladungen auf **(Einstichaktivität).** Wird der Muskel kontrahiert, entladen sich mit zunehmender Innervationsstärke immer mehr motorische Einheiten, die gleichzeitig auch ihre Entladungsfrequenz steigern. So können bei maximaler Innervation die Aktionspotentiale nicht mehr *selektiv* beobachtet werden: Man spricht dann vom **Interferenzmuster.**
Bei der Routineableitung des EMG wird zum einen darauf geachtet, ob im ruhenden Muskel Aktivität **(Spontanaktivität)** nachzuweisen ist,

die in jedem Fall als pathologisch zu gelten hat. Zum anderen werden die AP im einzelnen und die Gesamtaktivität bei der Willkürinnervation beurteilt.
Es gibt folgende Arten pathologischer Spontanaktivität:

- Fibrillieren (**Fibrillationspotentiale** von 1–3 ms Dauer) (s. Abb. 34)
- **positive scharfe Wellen** (s. Abb. 34).
  Beide gehen auf eine Übererregbarkeit der motorischen Endplatte nach Denervierung zurück.

Beachte: Sie treten erst innerhalb der 2. Woche nach einer Schädigung auf.

- **Fasciculationspotentiale** (von 15–20 ms Dauer). Letztere finden sich vor allem bei Vorderhorn- und Vorderwurzelaffektionen.

Beim einzelnen AP eines willkürlich innervierten Muskels sind in erster Linie Form, Dauer und Amplitude zu beachten: Im Normalfall sind die AP vorwiegend mono- bis triphasisch, haben eine je nach Muskel unterschiedliche mittlere Dauer (z. B. im m. biceps brachii ca. 8 ms) und eine Amplitude von ca. 0,1–1 mV.

Muskelerkrankungen oder eine Läsion des 2. motorischen Neurons bieten unterschiedliche EMG-Muster:

- **Myopathien** (s. S. 284) zeigen schon bei geringem Innervationsaufwand ein Interferenzmuster; die einzelnen AP sind häufig polyphasisch verkürzt (s. Abb. 34) und in ihrer Amplitude erniedrigt. Dies erklärt sich daraus, daß bei Muskelerkrankungen nur einzelne Fasern zugrunde gehen, die Gesamtzahl motorischer Einheiten aber zunächst noch erhalten bleibt.
- **Neurogene Störungen** zeichnen sich hingegen durch den Ausfall ganzer motorischer Einheiten aus, so daß bei maximaler Willkürinnervation, je nach dem Schweregrad der Schädigung, das Aktivitätsmuster mehr oder weniger rarefiziert ist.
- Bei **Schädigungen** eines **peripheren Neuriten** (z. B. Polyneuropathien oder traumatische Nervenläsionen) finden sich im ruhenden Muskel vor allem Fibrillationspotentiale und positive scharfe Wellen; die Potentiale bei Willkürinnervation sind mäßig verlängert.
- Ein Prozeß im **Bereich der Vorderhornzellen** (z. B. eine Poliomyelitis oder eine spinale Muskelatrophie) zeigt in Ruhe Fasciculationspotentiale. Bei Willkürinnervation sind die Potentiale z. T. maximal verlängert und überhöht **(Riesenpotentiale).**

- **Reinnervationsvorgänge** (mit Aussprossung neuer Neuriten) zeichnen sich durch polyphasisch aufgesplitterte Potentiale aus (s. Abb. 34); diese sind vor allem für die prognostische Beurteilung traumatischer Nervenläsionen von Bedeutung.

Typische Muster folgern aus Funktionsstörungen der motorischen Endplatte.

a) Das **myotonische Syndrom** (Myotonia congenita THOMSON, Dystrophia myotonica CURSCHMANN-STEINERT, Paramyotonie, s. S. 287–291, ist dadurch gekennzeichnet, daß nach Beendigung der Willkürinnervation die elektrische Aktivität noch über längere Zeit fortdauert **(after-activity).** Pathognomonisch ist hierbei die erhöhte Erregbarkeit der einzelnen Muskelfasern auf mechanische Reize, wie z.B. hochfrequente Serienentladungen auf den Nadeleinstich, die akustisch von unverwechselbaren Heulgeräuschen (Sturzkampfbombergeräusche) begleitet werden.

b) Beim **myasthenischen Syndrom** (s. S. 291) nimmt zunächst bei gleicher Dichte des Aktivitätsmusters die Amplitude der AP ab, um dann in eine Rarefizierung überzugehen. Repetitive Reize bedingen ein gleiches Decrescendo, wobei schon ein zweiter Reiz eine Amplitudenabnahme zeigt.

Elektroneurographie (NLG-Messung)

Als eine Bereicherung der diagnostischen Aussagemöglichkeit der elektromyographischen Untersuchungstechnik hat sich die Messung der Nervenleitgeschwindigkeit (NLG oder auch Elektroneurographie) erwiesen.
Bei der Bestimmung der **motorischen Erregungsleitung** wird der periphere Nerv an mindestens 2 Stellen gereizt und jeweils das Antwortpotential aus einem dazugehörigen Muskel abgeleitet. Die Leitgeschwindigkeit errechnet sich dann aus der Differenz der Latenzzeiten und der Distanz zwischen proximalem und distalem Reizpunkt (s. Abb. 35).
Die Bestimmung der **sensiblen Erregungsleitung** erfolgt durch Reizung sensibler Nerven und Ableitung mit feinen Nadelelektroden am Nervenstamm an 2 weiter proximal gelegenen Ableitepunkten. Mit dieser Methode ist es zum einen möglich, umschriebene Läsionen des peripheren Nerven zu erfassen (z.B. Kompressionssyndrome wie das Carpaltunnelsyndrom (s. S. 282) oder Ulnarisspätlähmung nach Ellenbogengelenkfrakturen; zum anderen auch Erkrankungen, die den gesamten

Nervenstamm befallen (z. B. bestimmte, durch sensible Ausfälle akzentuierte Polyneuropathien).

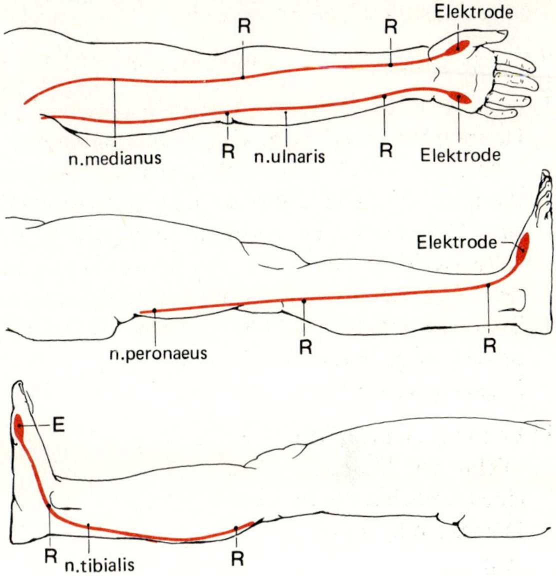

Abb. 35. Methodik der Elektroneurographie oder der Messung der Nervenleitgeschwindigkeit peripherer Nerven. (Elektrode = Ableitestelle; R = Reizpunkt)

8.3 Elektroencephalographie (EEG)

Kurz soll hier nur dargelegt werden,
- worauf diese Untersuchungsmethode beruht,
- welche diagnostischen Möglichkeiten sie bietet und
- welche Aussagen vom EEG **nicht** zu erwarten sind.

Wie das EKG die bioelektrische Aktivität des Herzens, so registriert das EEG Potentialschwankungen des Gehirns. Das EEG ist ein reines **Funktionsdiagramm** (GÄNSHIRT), das eine Auskunft über
- Ausmaß und Dynamik,
- Lokalisation und Ausbreitung,
- aber nur selten (z. B. bei bestimmten Formen epileptischer Anfälle) (s. S. 143) über Art und Ätiologie einer Schädigung oder eines Prozesses gibt.

Kurz zur Methode: Die Hirnpotentiale werden mit Hilfe von auf der Kopfhaut angebrachten Metallelektroden, die durch eine aus Gummibändern bestehende Haube fixiert werden, oder mit in die Kopfhaut eingestochenen kleinen Nadelelektroden abgeleitet. Sie werden über Verstärker durch hochempfindliche, auf Kohlepapier schreibende Stifte oder durch feine, Tinte ausspritzende Düsen fortlaufend aufgezeichnet. Die 15–20 Ableiteelektroden wurden symmetrisch über beide Schädelhälften verteilt angebracht. Die Ableitung erfolgt entweder gegen einen indifferenten Bezugspunkt (z.B. das Ohr – *unipolare Ableitung*), oder es werden die Potentialdifferenzen zwischen benachbarten Elektroden erfaßt *(bipolare Ableitung).* In der Regel hält der Patient die Augen geschlossen und öffnet sie nur bei Aufforderung. Neben der Ruheableitung gehört zu einem Routineprogramm auch die Ableitung unter Hyperventilation. Dadurch können pathologische Veränderungen provoziert werden.
Das EEG besteht nicht – wie das EKG – aus immer wiederkehrenden Potentialformen, sondern aus einer mehr oder weniger kontinuierlichen Aktivität, deren *Frequenz*, *Amplituden*, *Häufigkeit* und *Lokalisation* beurteilt werden müssen. Außerdem sind die vorherrschende *Wellenform* und die *Steilheit der Potentiale* zu beachten, sowie die Wellenbilder homologer Ableitepunkte über beiden Hemisphären zu vergleichen.

Übereinstimmungsgemäß unterscheidet man folgende *Frequenzen:*
α-Wellen **(Alphawellen)** = 8–12 / sec
Zwischen- oder ϑ-Wellen **(Thetawellen)** = 4–7 / sec
δ-Wellen **(Deltawellen)** = $\frac{1}{2}$–3 / sec
β-Wellen **(Betawellen)** = 13–30 / sec

Die Amplituden liegen in der Regel bei 50 μV und können zwischen 10 und 150 μV schwanken.

8.3.1 Das normale EEG

Das *normale* EEG des Erwachsenen zeigt einen α-Rhythmus (s. Abb. 36), der parieto-occipital am besten ausgeprägt ist und nach den vorderen Hirnregionen hin einen Amplitudenabfall aufweist. Beim Augenöffnen wird er blockiert.
Im *Schlaf* flacht die Hirnstromkurve zunächst ab; mit zunehmender Schlaftiefe treten immer langsamere Wellenformationen auf, in die vorübergehend auch kurze β-Wellenzüge *(Schlafspindeln)* eingestreut sind. Im *Traumstadium* wird die EEG-Aktivität schneller und unregelmäßiger.

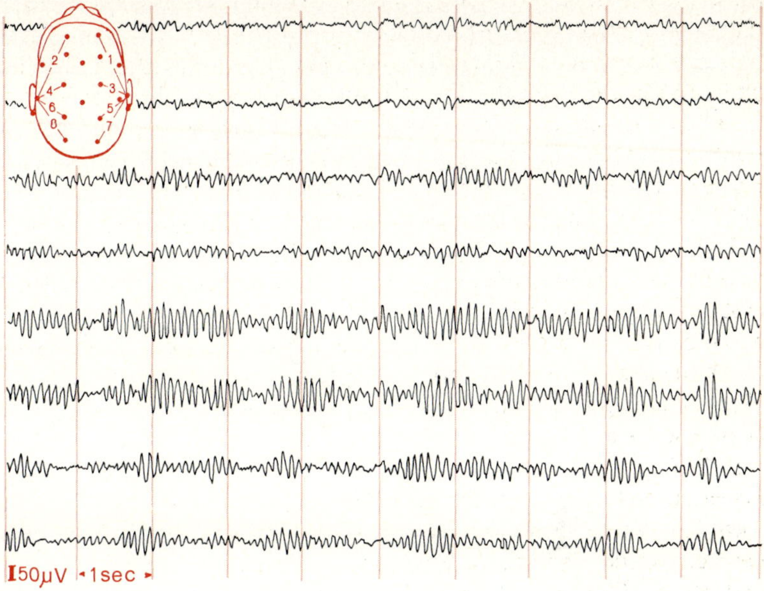

Abb. 36. Normales EEG mit spindelförmigem α-Rhythmus

Hierfür kennzeichnend sind unregelmäßige, rasche Augenbewegungen, die diesem Stadium den Namen *REM-Stadium* (rapid eye movements) gaben.

Das EEG macht vom Neugeborenen bis hin ins Alter von 18 bis 20 Jahren eine *Entwicklung* von extrem langsamem Rhythmus zum α-Wellen-EEG des Erwachsenen durch. Die wichtigste Zäsur liegt hier beim Alter von 6–7 Jahren. Dann stabilisiert sich in der Regel der occipitale α-Rhythmus.

8.3.2 Das pathologische EEG

Pathologische Veränderungen im EEG umfassen im wesentlichen 3 Grundtypen:

- Allgemeinveränderungen und Dysrhythmien
- Herdbefunde
- Krampfpotentiale (kennzeichnend für epileptische Entladungen).

Betrifft die Normabweichung den *Gesamtkurvenablauf*, dann spricht man bei kontinuierlicher Störung von einer *Allgemeinveränderung*, bei unregelmäßigen bis paroxysmalen Störungen von einer *Dysrhythmie*. Beide sind Ausdruck einer diffusen cerebralen Funktionsstörung. Sie treten bei entzündlichen und atrophischen Prozessen, bei Schwellungszuständen mit erhöhtem intracraniellen Druck, ebenso bei endokrinen und metabolischen Störungen auf. Bei Funktionsstörungen bestimmter Hirnabschnitte findet man *Herdbefunde*. Hierbei zeigen sich pathologische EEG-Veränderungen nur an umschriebenen Stellen über einer Großhirnhemisphäre. Ursachen können Gefäßprozesse (Ischaemie und Blutung), Tumoren (s. Abb. 37), contusionelle Schädigungen (s. Abb. 38) und lokale Entzündungsvorgänge sein.

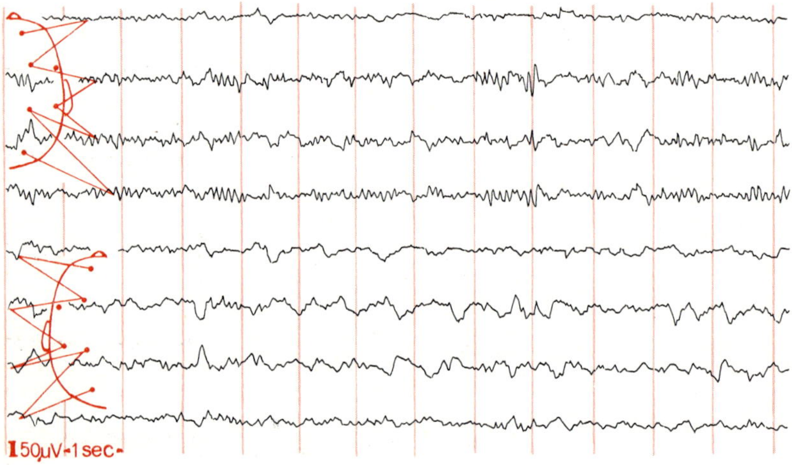

Abb. 37. Herdbefund mit δ-Focus (Delta-Focus) über der linken Hemisphäre (untere Hälfte der Kurve) mit Schwerpunkt temporal lks. und Phasenumkehr zwischen 6. und 7. Kanal (6.–7. Kurve) bei Hirntumor

Besondere Wellenformen, die man unter den Begriff *Krampfpotentiale* zusammenfaßt, sind bei den **Epilepsien** zu sehen.
Dabei lassen sich 2 Grundtypen unterscheiden:

- **Spikes** (hochgespannte, rasche Entladungen von weniger als 80 msec Dauer) und
- **sharp waves** (steil ansteigende, dann aber flach abfallende, meist mehrphasische Potentiale von 80–200 msec Dauer).

Durch ihre Kombination mit langsamen Wellen ergeben sich typische Wellenmuster, die einzelnen altersgebundenen kleinen Anfällen zugeordnet werden können:

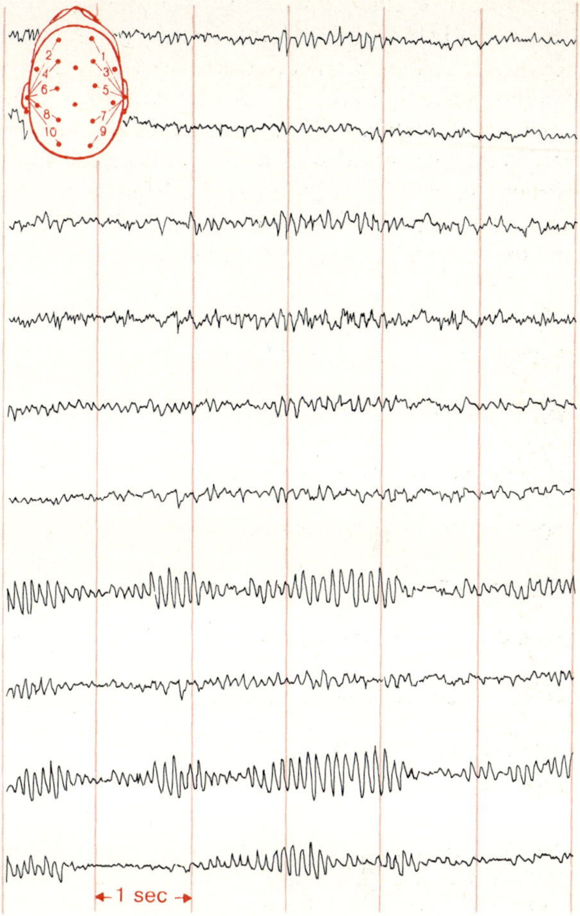

Abb. 38. α-Verminderung occipital lks. nach einer contusio cerebri

- **Hypsarrhythmie** (in unregelmäßige hohe langsame Wellen eingestreute spikes und sharp waves unterschiedlicher Lokalisation) bei den BNS-Krämpfen oder dem propulsiv-petit mal (s. S. 144);
- **slow spikes and waves** und **sharp and slow waves** (eine Kombination von alternierenden spikes bzw. sharp waves mit regelmäßigen langsamen Wellen in einer Frequenz von 2–2,5/sec) beim myoklonisch-astatischen petit mal (s. S. 144);
- **spikes and waves**-Komplexe in einer Frequenz von 3/sec bei pyknoleptischen Absencen (s. Abb. 39);

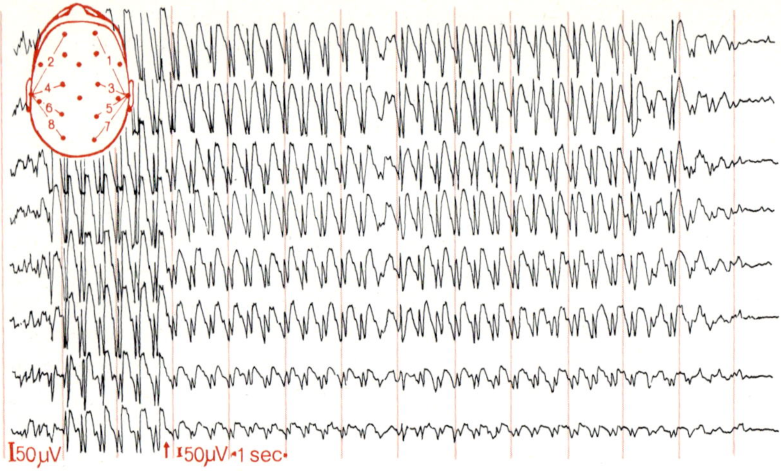

Abb. 39. 3/sec-spikes and waves bei Pyknolepsie (s. Tab. 20, S. 145)

– **polyspikes-waves-**Komplexe (mehrere spikes in Kombination mit einer langsamen Welle) beim impulsiv-petit mal (s. S. 145).

8.4 *Echoencephalographie*

Diese Untersuchungsmethode bedient sich zweier physikalischer Eigenarten des Ultraschalls:

– der auf einer gewissen Strecke – *Nahfeld* genannt – gleichbleibenden Ausbreitungsgeschwindigkeit, die einem Lichtstrahl entspricht. Die Länge des Nahfeldes ist von der Frequenz abhängig;
– der Reflexion des Schallimpulses beim Auftreffen auf die Grenzfläche verschieden dichter Medien.

Diese Reflexion ist um so deutlicher,
— je größer der Unterschied der akustischen Impedanz zweier Medien ist, und
— je mehr sich der Auftreffwinkel dem von 90° nähert.

Die Echoencephalographie macht sich somit die unterschiedliche Leitfähigkeit intracranieller Strukturen zunutze.

Kurz zur Methode: Der Echoencephalograph besteht im wesentlichen aus einem Schall- oder Prüfknopf, einem Kathodenstrahloscillographen und einer Kamera. Der Prüfkopf, gleichzeitig Sender und Empfänger, enthält einen piezo-elektrischen Kristall, der elektrische Wellen in Schallwellen – oder auch umgekehrt – umzuwandeln vermag. Die von dem

Prüfkopf aus dem Schädelinneren aufgefangenen Grenzflächenreflexionen, die sog. Echos, werden auf dem Bildschirm des Oscillographen sichtbar gemacht und photographiert. Die Untersuchung kann am behaarten Kopf erfolgen. Sie ist mit keinerlei Risiko verbunden. Die Prüfköpfe werden beiderseits in der Temporoparietalregion aufgesetzt, wobei die Meßpunkte in der Regel knapp oberhalb der Ohrmuschelspitze liegen.

Das normale Echoencephalogramm setzt sich zusammen aus dem *Initial-*, dem für die diagnostische Beurteilung maßgeblichen *Mittel-* und dem *Endecho* (s. Abb. 40). Das Initialecho entsteht durch die Reflexion der Impulse an den unmittelbar unter dem Prüfkopf liegenden Schädelknochen, das Endecho durch Reflexion an der gegenüberliegenden dura und Schädelcalotte. Das Mittelecho wird von den cerebralen Mittellinienstrukturen (z. B. Seitenwände des 3. Ventrikels, septum pellucidum) erzeugt und deckt sich deshalb bei Beschallung von rechts wie auch von links. Mißt man den Abstand der Fußpunkte des häufig doppelzackigen Mittelechos, so hat man ein Maß für die Weite des 3. Ventrikels.

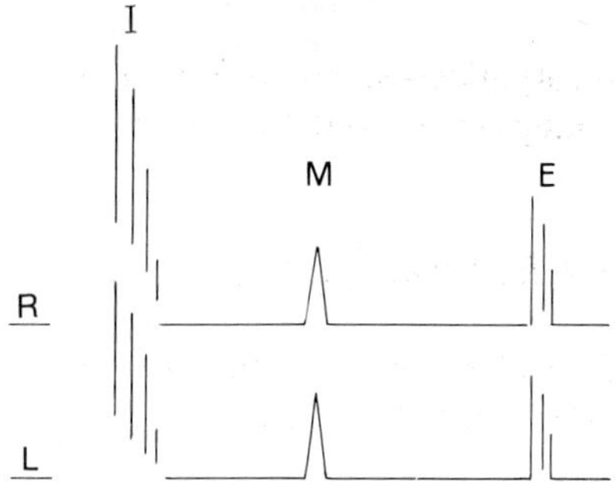

Abb. 40.
Normales Echoencephalogramm.
L = Beschallung von links nach rechts
R = Beschallung von rechts nach links
I = Initialecho
M = Mittelecho
E = Endecho

Bei einseitig raumfordernden intracraniellen Prozessen in der vorderen und mittleren Schädelgrube, die zu einer Verlagerung der Mittellinienstrukturen führen, kommt es zu einer Verschiebung des Mittelechos. Es kann sich dabei um Tumoren, Blutungen, größere Erweichungs- oder Contusionsherde mit Begleitoedem handeln. Besondere Bedeutung kommt der Echoencephalographie in der Diagnostik traumatischer intracranieller Haematome zu. Rasch und ohne großen Aufwand ist so eine relativ sichere Aussage möglich. Nicht selten kommt sogar eine Reflexion des Haematoms selbst, ein sogenanntes *Haematomecho*, zur Darstellung.

8.5 Elektronystagmographie (ENG)

Kurz zur Methode: Das **ENG** (die Registrierung aller Formen eines Nystagmus) (s. S. 16, Abb. 4) beruht im Prinzip darauf, daß die Augen durch die *Negativität* der retina oculi gegenüber der *positiven* cornea oculi einen rotierenden elektrischen Dipol bilden. Setzt man bitemporal an der Stirn Elektroden an, so kommt es bei Hinwendung der Augen zu einem positiven, bei Abwendung zu einem negativen Ausschlag. So wird es möglich, horizontale und vertikale Augenbewegungen zu erfassen. Kompliziertere, z.B. diagonale Augenbewegungen, werden dabei in ihre horizontalen und vertikalen Komponenten zerlegt. Die durch die Elektroden aufgenommenen Potentiale werden über einen Verstärker direkt einem Durchschreiber (vergleichbar einem EEG-Gerät) zugeführt und graphisch registriert.

Die **Routineuntersuchung** der ENG umfaßt:

- Die Aufzeichnung des *horizontalen und vertikalen optokinetischen Nystagmus*,
- die *Drehprüfung*, (s. Nystagmus, S. 15),
- die *calorische Prüfung*, (s. Nystagmus, S. 15).

9. Der Liquor cerebrospinalis

Seine Entstehung, seine Ausbreitung, seine Funktion, seine Veränderungen bei pathologischen Prozessen des NS, die Untersuchungsmethoden seiner Zusammensetzung und seine Veränderungen bei verschiedenen Schädigungen oder Erkrankungen.

Der Liquor „füllt" und „umhüllt" das ZNS.

Seine **physiologische Bedeutung** wurde seit DESCARTES sehr unterschiedlich interpretiert, vor allem spekulativ überbewertet. Gesichert ist bislang lediglich seine statische Funktion. (Das ZNS „schwimmt" im Liquor und gewinnt dadurch bei mechanischer Gewalteinwirkung einen – allerdings begrenzten – Schutz). Der Liquor hat damit zugleich auch Einfluß auf Entfaltung und Form des ZNS, vor allem des Gehirns:

- Bei seiner Entleerung schrumpft das Gehirn zusammen und verformt sich;
- werden die Kommunikationen zwischen äußerem und innerem Liquorsystem blockiert, entsteht der Hydrocephalus internus.
- Bei einer Passagebehinderung des Liquors im Spinalkanal
  - sinkt unterhalb der Blockade der Druck und
  - verändert sich seine Zusammensetzung:

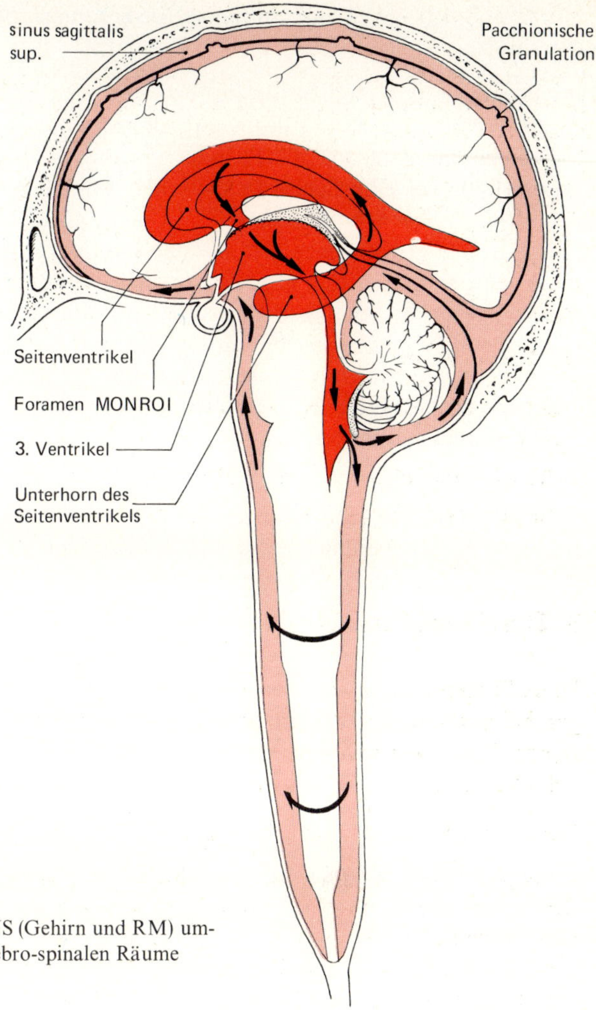

Abb. 41. Die das ZNS (Gehirn und RM) umhüllenden Liquor-cerebro-spinalen Räume

Aufgrund einer Dysorie der Gefäße kommt es in diesem von der normalen Liquorzirkulation ausgeschlossenen Liquor zu einer Transsudation aus dem Serum. Das Ergebnis ist:
eine normale Zellzahl, eine zunehmende gelbliche Verfärbung, eine ständige Erhöhung des Eiweißgehaltes. (NONNE-FROIN-Syndrom oder **Kompressionsliquor**).
Ein Kompressionsliquor ist bei extramedullären Tumoren häufiger nachzuweisen als bei intramedullären. Er findet sich aber auch bei

Kleinhirnbrückenwinkeltumoren (insbesondere beim Acusticusneurinom).

Am Beispiel des Kompressionsliquors wird deutlich, daß es zu Austauschvorgängen zwischen Blut- und Liquorsystem kommt. Die unterschiedliche celluläre, chemische oder sonstige Zusammensetzung des Liquors läßt auf eine Schranke zwischen beiden Systemen schließen: Diese *Blut-Liquor-Schrankenfunktion* ist nicht als einheitliches anatomisches Substrat zu verstehen. Sie ist eine komplexe, physiologisch noch weitgehend unbekannte Funktion an den Liquorgrenzflächen. Unter pathologischen Bedingungen kann die Schranke durchlässiger werden. Dann entstehen pathologische Liquorsyndrome.
Ein direkter Stofftransport vom Liquor ins ZNS (oder umgekehrt) ist hingegen bedeutungslos. Nur das Säure- Basengleichgewicht des Liquors beeinflußt zentral die Atmung.

Beachte: Deshalb sind Medikamentengaben in den Liquor wenig sinnvoll. Effektiver sind i.v.-Applikationen.

Die Entstehung des Liquors (s. Abb. 41)
Die Plexus chorioidei der Ventrikel bilden den Vor- oder Urliquor. Durch Diffusionsvorgänge am Ventrikelependym, z.T. auch an Blutgefäßen der pia, erhält er seine endgültige Zusammensetzung. Er *zirkuliert* langsam in die Subarachnoidalräume (s. Abb. 41). Atmung und Pulsschlag beeinflussen den Liquor-Fluß.
Seine **Resorption** erfolgt an den PACCHIONIschen Granulationen, an den Hirnnerven und über spinale Wurzeltaschen.
Innerhalb von 24 Stunden werden etwa 15 ml Liquor produziert. Diese Produktion kann nach Liquorverlust bis auf 400 ml/die vermehrt sein.
Der **Liquordruck** ist bereits unter physiologischen Bedingungen großen Schwankungen unterworfen (zwischen 50–150 mm H_2O). Atmung, Puls, Körperlage, Verspannung bei Angst sind hierfür als einige Ursachen zu benennen. Luftdruckabfall führt zu Erhöhung des Liquordrucks.

Bestandteile des normalen Liquors
- geformte oder celluläre
- ungeformte (Proteine, Glucose, Elektrolyte, Lipide, s. Tab 11, S. 100ff.).

Bestandteile des pathologisch veränderten Liquors: Durch
- Diffusion bei liquornahen Prozessen (z.B. Tumoren),

- Entzündungen (Encephalitiden, Meningitiden, Polyneuritiden (s. d.),
- Traumata, Gefäßrupturen oder anders bedingte Blutungen,
- Stoffwechselerkrankungen,
- Entmarkungserkrankungen,

kommt es zu spezifischen Veränderungen der Zusammensetzung des Liquors (s. Tab. 11).

Dabei können sich pathognomonische Liquorsyndrome ergeben (s. Tab. 12), die bei differentialdiagnostischen Überlegungen – gelegentlich auch als prognostische Hinweise – nützlich oder entscheidend sein können.

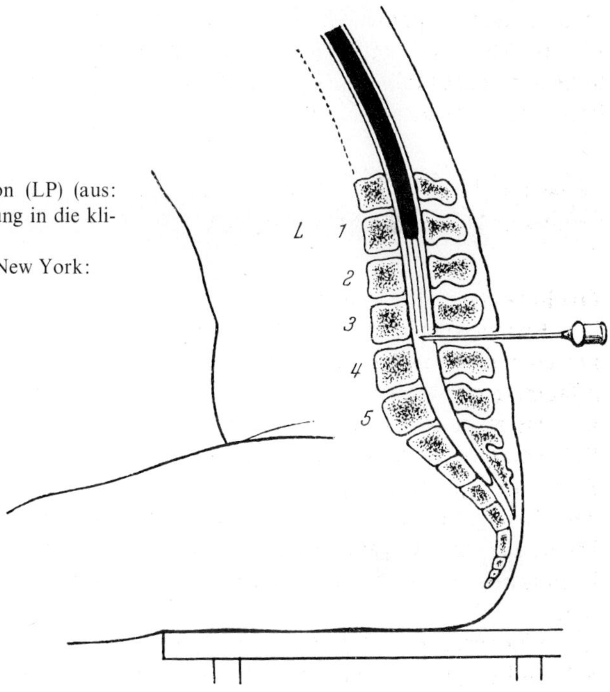

Abb. 42.
Die Lumbalpunktion (LP) (aus: Poeck, K.: Einführung in die klinische Neurologie. Berlin–Heidelberg–New York: Springer 1966)

Die **Liquorentnahme** erfolgt entweder durch die

- **Lumbalpunktion. (LP)** (Im Sitzen oder Liegen wird zwischen dem 3. und 4. oder dem 4. und 5. Lendenwirbelkörper eingestochen). Dabei kann das RM, dessen unterster Anteil, der conus medullaris sacralis, bereits beim 2. LWK endet, nicht verletzt werden (s. Abb. 42); oder durch die
- **Suboccipitalpunktion (SOP);** dabei wird der Liquor aus der cisterna cerebello-medullaris entnommen (s. Abb. 43).

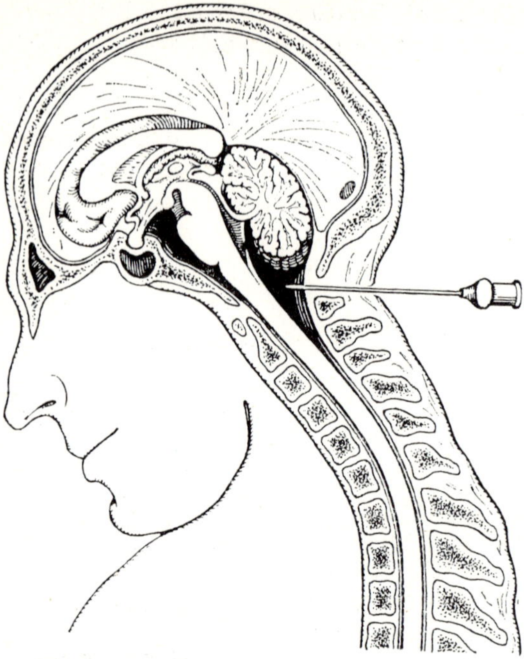

Abb. 43. Die Suboccipitalpunktion (SOP) (aus: POECK, K. s. Abb. 42)

— Dieses Vorgehen ist vorteilhafter, weil es nicht zu einem zusätzlichen Liquorverlust kommt. Die SOP kann ambulant ausgeführt werden. Nach der LP sollte eine 24stündige Bettruhe eingehalten werden.

Beachte: LP und SOP dürfen bei intracranieller Drucksteigerung wegen der Gefahr der Einklemmung nur vom Erfahrenen und nur unter bestimmten Vorsichtsmaßnahmen vorgenommen werden.

9.1 Methoden der Liquoruntersuchung

9.1.1 Cytologie

Die **Zellzahl** wird in der Kammer nach FUCHS-ROSENTHAL ausgezählt. Da diese Kammer etwas mehr als 3 cm^3 Inhalt hat, müßte die ausgezählte Zellzahl durch „3“ geteilt werden, um den auf 1 cm^3 umgerechneten Wert zu erhalten. Der Vereinfachung halber wird auf diese Rechnung verzichtet und die Zahl in *Dritteln* angegeben ($\frac{3}{3}$ = 1 Zelle pro cm^3). (Es ist zu beachten, daß in einigen anderen Ländern Zählkammern mit anderem Rauminhalt benutzt werden!) Vor der Zählung wird Liquor mit 1%igem Eisessig und Gentianaviolett in einer Pipette aufgezogen.

9.1.2 Eiweißuntersuchungen

– **Schnelltests,** die sofort nach der Punktion ausgeführt werden:

	Methodik	normal	pathologisch
PANDY-Reaktion	3–4 Tropfen Liquor in 3 ml Carbolsäure (1%)	klarer Liquor	Trübung (= Protein-, vor allem Globulinvermehrung)
NONNE-APELT-Reaktion	0,5 ml Liquor zu 0,5 ml gesättigter Ammoniumsulfatlösung gießen	klarer Liquor	Trübungsring an der Grenzzone (= Globulinvermehrung)

– Die **quantitative Eiweißbestimmung,** ausgeführt nach verschiedenen Methoden, orientiert sich meist noch nach der Fällungsmethode KAFKAS. In mg% umgerechnet entspricht eine KAFKA-Einheit (KE) 24 mg%. Bei anderen quantitativen Bestimmungsverfahren sollte man sich der oft breit variierenden Normalwerte versichern. Einen Anhaltspunkt und Maßstab dafür, ob ein in mg% angegebener Eiweißwert *noch* normal oder *schon* pathologisch ist, geben die PANDY- oder NONNE-APELT-Reaktionen, denen unter diesem Aspekt größte Bedeutung beizumessen ist.

Beispiele

a) Wird ein Gesamteiweißwert von 72 mg% ermittelt, erweisen sich aber die PANDY- und NONNE-APELT-Reaktionen als normal, so ist keine Eiweißvermehrung des Liquors anzunehmen.

b) Ein Gesamteiweißwert von 48 mg% bei pathologischem Ausfall der PANDY- oder NONNE-APELT-Reaktionen ist als pathologische Eiweißvermehrung anzuerkennen.

— Durch verschiedenartige Methoden, u.a. durch elektrophoretische (s. Tab. 11), lassen sich die einzelnen Eiweißfraktionen bestimmen. (Der Mittelwert des Verhältnisses Globuline/Albumine beträgt normalerweise 0,25 $\pm$ 0,15 – 0,45) (s. Tab. 11).

Tabelle 11. Zusammensetzung des Liquors

	normal	pathologisch	(Blutserum zum Vergleich)
Farbe	klar	trübe, blutig, xanthochrom	
Zellen	$< \frac{12}{3}$ (± 4)	$> \frac{12}{3}$ bis $> \frac{3000}{3}$	
– Differentialzellbild	Lymphocytenähnliche kleine rundkernige (50–65%) – größere, cytoplasmareiche, ovalkernige, reticuläre Zellen (35–50%) – vereinzelt: segmentkernige; Ependym- und Epithelzellen (aus dem plexus chorioideus!)	Segmentkernige Leukocyten, Plasmazellen, Reticulocyten, Makrophagen, Erythrocyten (!)	Erythrocyten Leukocyten: Segmentkernige Lymphocyten Eosinophile Monocyten
Proteine			
– Gesamteiweiß (je nach Methode)	24,0/28,8–51 mg%	> 14,4 mg% (selten!) meist Erhöhung	65–80 mg%
(im 1. Lebensmonat)	100,0 mg%		
– fraktionierte Bestimmung	(Werte bei der Papier- und der Acetatfolienelektrophorese)		
— Albumine	57,4–62,0 (rel. %)		61%
— Globuline	42,6–38,0 (rel. %)		33%
– Globulindifferenzierung im Liquoreiweißpherogramm			
α1-Globuline	5,7–4,8 (rel. %)		1– 5%
α2-Globuline	6,0–5,5 (rel. %)		3– 9%
β-Globuline	18,4–13,8 (rel. %)		6–13%
γ-Globuline	8,1–7,7 (rel. %)		9–20%
Elektrolyte (m val/l) (nach MONTANI und PERRET)			
– Natrium	135–157		138–151
– Calcium	2,0–2,6		4,8–5,6
– Kalium	2,6–3,4		3,4–5,2

Tabelle 11. *(Fortsetzung)*

	normal	pathologisch	(Blutserum zum Vergleich)
Lipide			
(nach TOURTELOTTE)			
– Gesamtlipide	7,6–17,4 mg/l		3,5–8,5 g/l
– Neutralfett	0 – 9,0 mg/l		0,5–2,2 g/l
– Gesamtcholesterin	2,2– 5,7 mg/l		1,0–3,0 g/l
– Phospholipide	2,1– 8,9 mg/l		1,5–3,5 g/l
Glucose	45–70 mg%	< oder > z. B. bei Meningitiden	90–120 mg%
Chloride	410–470 mg%	< 360 mg% bei einzelnen Meningitiden	345–380 mg%

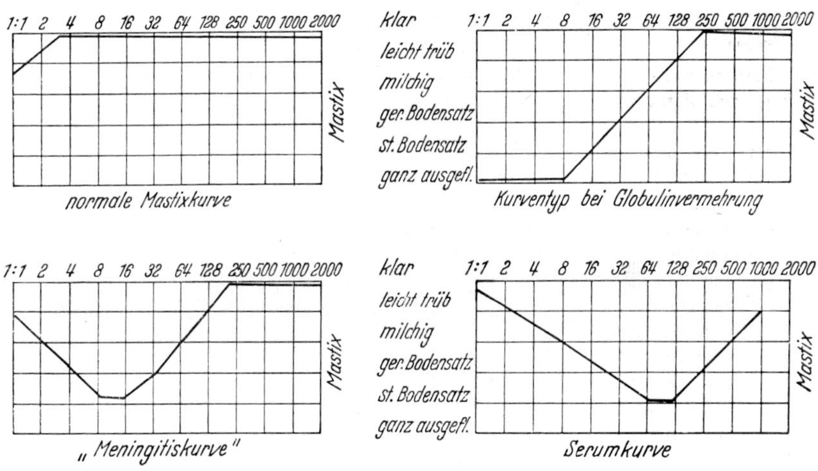

Abb. 44. Die wichtigsten Typen der Kolloidkurven (Normomastix-Harz) (aus: POECK, K.: Einführung in die Klinische Neurologie. S. 32. Berlin–Heidelberg–New York: Springer 1966)

— Die Aufzeichnung der sog. *Kolloidreaktionen* des Liquors (s. Abb. 44) haben durch modernere Methoden ihren zuvor wesentlichen Aussagewert eingebüßt. Diese Untersuchung basiert auf dem

Prinzip der Ausfällung unterschiedlicher kolloidaler Lösungen (Mastix-Harz und Goldsol einerseits und Liquor andererseits) (s. Abb. 44).

— Eine zugleich technisch einfachere als auch informativ relevantere Methode wurde die *elektrophoretische* Differenzierung der einzelnen Eiweißfraktionen (s. Tab. 11). Normalerweise ist im Gegensatz zum Blutserum im Liquor die β-Globulin-Fraktion höher, die γ-Globulin-Fraktion niedriger. Umkehrungen verweisen auf pathologische Prozesse (s. Tab. 12).

— Heute lassen sich durch die *Immunelektrophorese* spezifische Eiweißfraktionen ermitteln, deren Erhöhung zumindest den Verdacht auf Erkrankungen des ZNS lenken müssen (wenn sie nicht wahrscheinlich sogar dafür pathognomonisch sind; s. Tab. 12).

10. Hirnpathologische oder neuropsychologische Symptome

Definition: Es handelt sich um Störungen sog. „höherer Leistungen", die teilweise – und auch keineswegs unberechtigt – Themata der Psychologie sind (z. B. Sprache, Erkennen von Gestalten).

Deshalb: Neuropsychologie.

Zugleich setzen diese Leistungen die ungestörte Funktion des gesamten Gehirns oder einzelner seiner Anteile voraus.

Deshalb: Hirnphysiologie, **deshalb** deren Störungen = Hirnpathologie.

Diese Termini sind somit Synonyma einer und derselben Sache lediglich unter verschiedenem Aspekt.

10.1 Die Sprache (ihre Störungen und deren Untersuchung)

Kurz zur Definition: „Sprechen" und „sprechen" bedeutet trotz der Identität der Vokabel weder dasselbe noch ein Gleiches. Daß hier ein fundamentaler Unterschied besteht, mögen die Substantive: Das „Sprechen" und die „Sprache" einen Unvoreingenommenen bereits ahnen lassen. Engt man – des besseren Verständnisses wegen – den Begriff

Tabelle 12. Beispiele wichtiger Liquorsyndrome

Benennung	Krankheitsbild	Zellzahl	Zellart	Proteine	Besonders vermehrte Proteinfraktionen, liquorfremde Proteine, Immunglobuline oder sonstige Charakteristika
1. NONNE-FROIN-Syndrom (Kompressionsliquor)	Rückenmarkstumor	normal	—	erhöht	
2. GUILLAINE-BARRÉ-Syndrom (cytoalbuminäre Dissoziation)	Polyradiculitis	normal	—	erhöht	
3. —	Poliomyelitis spin. ant.				
	– bis zum paralytischen Stadium	erhöht	Lymphocyten	normal	
	– Reparationsstadium	normalisiert	—	erhöht	
4. —	Tabes dorsalis	erhöht	Lymphocyten	erhöht	Globuline > Albumine (IgG und IgM)
5. —	Progressive Paralyse	erhöht	Lymphocyten	erhöht	Globuline > Albumine (vor allem γ-Globuline) (IgG und IgM)
6. —	Multiple Sklerose	erhöht (?)	u.a. Plasmazellen	erhöht (?)	γ-Globuline IgG und IgM
7. cytoalbuminäre Dissoziation	einige intracranielle Neoplasmen (vor allem beim *Acusticusneurinom*)	normal	—	erhöht	
8. —	Reizmeningitis	erhöht	Lymphocyten		
9. —	Meningitis tuberculosa	bis $\frac{1500}{3}$	Lymphocyten		Liquorzucker 40–20 mg%! Spinnwebsgerinnsel
10. —	Meningitis purulenta	$< \frac{20000}{3}$	Segmentkernige Leukocyten		

„Sprechen“ auf das Vermögen ein, sich einer oder mehrerer Sprachen oder der „Sprache“ schlechthin zu bedienen, verdeutlicht sich der Unterschied.

Sprechen (hier verstanden als „reden“, etwas „aussprechen“, „artikulieren“) setzt zunächst die Intaktheit und willkürliche Verfügbarkeit über Muskeln voraus, die der *Phonation* und der *Artikulation* dienen (Mund-, Zungen-, Schlund-, Kehlkopfmuskeln). Eine Funktionsstörung dieser beim *Sprechen* koordinierten Muskeln nennt man **Dysarthrie.**

Sprache hingegen ist eine komplexe, schwer und unterschiedlich definierte menschliche Leistung. Die These V. v. WEIZSÄCKERS über die „Einheit von Wahrnehmen und Bewegen“ als funktionales Grundprinzip höherer cerebraler Leistungen (im Sinne JACKSONS) ermöglicht auch hier das Verständnis zumindest grundlegender Fragen.

- Sprache subsummiert zunächst die Fähigkeit zum Sprechen. Sprache dient damit der Artikulation von Informationen nach außen, an andere. Solche Mitteilungen mögen die eigene Befindlichkeit, Beobachtungen, Warnungen, Kenntnisse, Erkenntnisse, Gedanken u.a.m. beinhalten.

- Derartige Mitteilungen müssen nicht mittels Rede oder Sprechen erfolgen. Sie können auch durch Schrift oder Gesten übermittelt werden. „Sprache“ beschränkt sich als Ausage nicht auf das „Sprechen“.

  Beispiele. Telegraphisch kann man ebenso wie telephonisch eine Nachricht übermitteln. Bei einem Stau auf der Autobahn „verständigt“ ein Polizist ankommende Fahrer durch „entsprechende“ Handzeichen ebenso gut, wenn nicht besser, als durch Zuruf, das Tempo zu verlangsamen.
  (Unter dem Aspekt der v. WEIZSÄCKERschen Gestaltkreistheorie würden diese expressiven Sprachleistungen oder -funktionen dem „Bewegen“ analog zu setzen sein).

  Sprache als zwischenmenschliches Kommunikationsmittel setzt zugleich aber auch das **Verstehen** und **Verständnis** einer gleichwie gearteten Aussage (verbal, schriftlich, durch Gesten – aber auch durch Geräusche oder Töne, z.B. Sirenen oder Melodien) voraus.
  (In der Hypothese des Gestaltkreises würde diese rezeptive Leistung dem Kreissegment des Wahrnehmens entsprechen).

  Beispiel. Eine Diskussion (eine „Aussprache“) ist nur möglich, wenn ich mein Gegenüber verstehe und antworten kann. (Eine Diskussion vermag man aber auch brieflich, d.h. schriftlich zu führen.)

- Sprache wäre demnach ohne „Hören“ und „Verstehen“ nicht möglich und nicht verstehbar. (Vorweg sei darauf verwiesen, daß das cerebrale „Hörgebiet“, die HESCHLschen Windungen (denen beiderseits Impulse von den cochleae beider Seiten zufließen, wie Untersuchungen mit der objektiven Audiometrie belegen,) den sog. Sprachzentren im Schläfenlappen eng benachbart liegen – wenn sich nicht die Sprachentwicklung überhaupt in diesem cerebralen Hörgebiet vollzieht.)

- Das Phänomen der Sprache ist damit aber nicht zureichend umrissen.
  - Taubstumme lernen – ohne hören zu können – durch das Verständnis von Gesten sich ihrerseits durch Gesten verständlich zu machen.
  - Sprache ist eine Leistung auf unterschiedlichem Niveau (engl. = level im physiologisch begriffenen Sinne JACKSONS).
    Spontan kann sie z.B. nur eine Meldung bedeuten, die entweder etwas absichtslos mitteilt (wie eine Schmerzensäußerung) oder Befehle gibt, die Aktionen auslösen.

— Sprache setzt aber auch oft – im gesellschaftlichen Gespräch, in der wissenschaftlichen Diskussion, in der politischen Auseinandersetzung – eine unbeeinträchtigte Fähigkeit zum Kombinieren, Abstrahieren, kurzum zum „Denken“ voraus (JACKSON).

Beachte:
1. Der Gedankengang kann dabei durch eine Bewußtseinsbeeinträchtigung oder durch echte Störungen des Denkens (etwa bei hirnorganischen Prozessen) beeinträchtigt sein.
2. Störungen des Bewußtseins oder des Gedankenganges (etwa bei Psychosen) führen andererseits nicht zu **Aphasien.**

Diese kurzen, keineswegs Vollständigkeit beanspruchenden Überlegungen sollten lediglich die Schwierigkeiten skizzieren, die der Erfassung des Phänomens der Sprache entgegenstehen, die zugleich aber auch die Vielzahl der oft heftig umstrittenen Formen eines Sprachzerfalls erklären. Der Satz des Philosophen BERGSON, Normales lasse sich (in der Naturwissenschaft und Medizin) eigentlich nur durch Zergliedern (Sektion auch im übertragenen Sinne) erkennen, wird in diesem Falle zumindest relativiert. So bleiben Ausdeutungen eines Sprachzerfalls stets Hypothesen mit allerdings weniger oder mehr Wirklichkeitsnähe.

Merke: Störungen des Vermögens zu „sprechen“ im oben dargelegten eingeengten Sinne nennen wir **Dysarthrien,** einen „Sprachzerfall“ **Aphasien.**

10.1.1 Die Dysarthrien

Kurz zur Pathophysiologie: Nach dem oben Dargelegten handelt es sich um Funktionsstörungen der Muskulatur, die der

- *Artikulation* (von Konsonanten und Vokalen), wie auch der
- *Phonation*, d.h. der Stimmgebung, dienen.

10.1.2 Die Aphasien

Kurz zur Geschichte und Anatomie: Pathologische Anatomie, Physiologie und Geschichte der Lehre von den Aphasien sind eng miteinander verknüpft. Die Lehre von den Agnosien, die der Aphasien, aber auch der Apraxien dürfen als Argumente gegen die Annahme gelten, naturwissenschaftliche Medizin sei vorurteilsfrei. Die umfängliche Literatur zu diesen Themata gibt nicht nur Zeugnis von differierenden Meinungen und daraus abgeleiteten Lehren. Sie legt dar, daß allen diesen Lehren Ausdeutungen zugrunde liegen, denen bereits eine bestimmte Erwartung, ein Vorurteil vorausging.
- Keine solche Lehre oder Theorie ist ohne ein derartiges Vorurteil entstanden – und zu verstehen.
- Selbst im Experiment fließt bereits in den Ansatz und die Anordnung die Erwartung des Untersuchers ein; diese beeinflußt naturgemäß das Ergebnis.

Tabelle 13. Synopsis der wichtigsten Formen einer Dysarthrie

Benennung	Lokalisation	Symptome
bulbäre Dysarthrie	Brücke	näselnd, verwaschen, tonlos
cerebellare Dysarthrie	a) vermis cerebelli b) Kleinhirnhemisphären, Kleinhirnbahnen der Brücke	kloßig, stoßend-bellend, laut-tönend abgehackt (skandierend) monoton
extrapyramidale Dysarthrie	vor allem beim Parkinsonismus (S. 241 ff.)	monoton, leise, verwaschen, nuschelnd
corticale Dysarthrie	motorische Hirnrinde	(s. unter Aphasien S. 109)
bei progressiver Paralyse		z.T. hastig; unsaubere verschmierende Artikulation; Wiederholung(Iteration) von Silben vor allem Endsilben.
hysterische Dysarthrie	—	a) Stottern b) Aphonie(bei erhaltener Innervation des n. recurrens

Merke: Aus diesem Grunde solle man Bewertungen wie „gesichertes" Wissen in der Hirnpathologie oder Neurophysiologie skeptisch aufnehmen.

Die sog. **klassische Aphasielehre.** In den Beginn des 19. Jahrhunderts fällt der erste Ansatz moderner Lokalisationslehren: Den Anstoß gaben die Typologie der Charaktere aus der Physiognomie durch LAVATER, mehr noch die Phrenologie GALLS, basierend auf der Formung des Schädels. GALL legte damit jedenfalls einen Grundstein zur Lokalisationslehre. D.h., er lieferte die Voraussetzungen für die Erkenntnis, daß das Gehirn keineswegs ein in toto funktionell omnipotentes Organ sei (FOURNIER), sondern ein Organismus, die Summe oder das Integral differenzierter und auch lokalisierbarer Leistungen. GALL war – vor dem Hintergrund dieser Überzeugung – auch der erste, der bei Kriegsverletzten eine Schädigung des Frontalhirns für eine Sprachstörung verantwortlich machte. Eine im allerersten Ansatz durch diese Beobachtungen GALLS anklingende Lokalisationslehre bestätigte sich und darf als „gesichert" gelten: **Das Gehirn ist ein Organismus.**

Es bleibt und blieb nur die Frage, *was* ist zu lokalisieren? Nach der Assoziationspsychologie sollten sich Leistungen aus Elementarfunktionen summieren. So lag es nahe, derartige Elementarfunktionen zu lokalisieren. (Das krasseste Beispiel dafür dürfte die mosaikförmig gegliedert angenommene Karte der vorderen Zentralwindung FOERSTERS sein, nach der Leistungen wie etwa ein Faustschluß oder Treppensteigen das Ergebnis

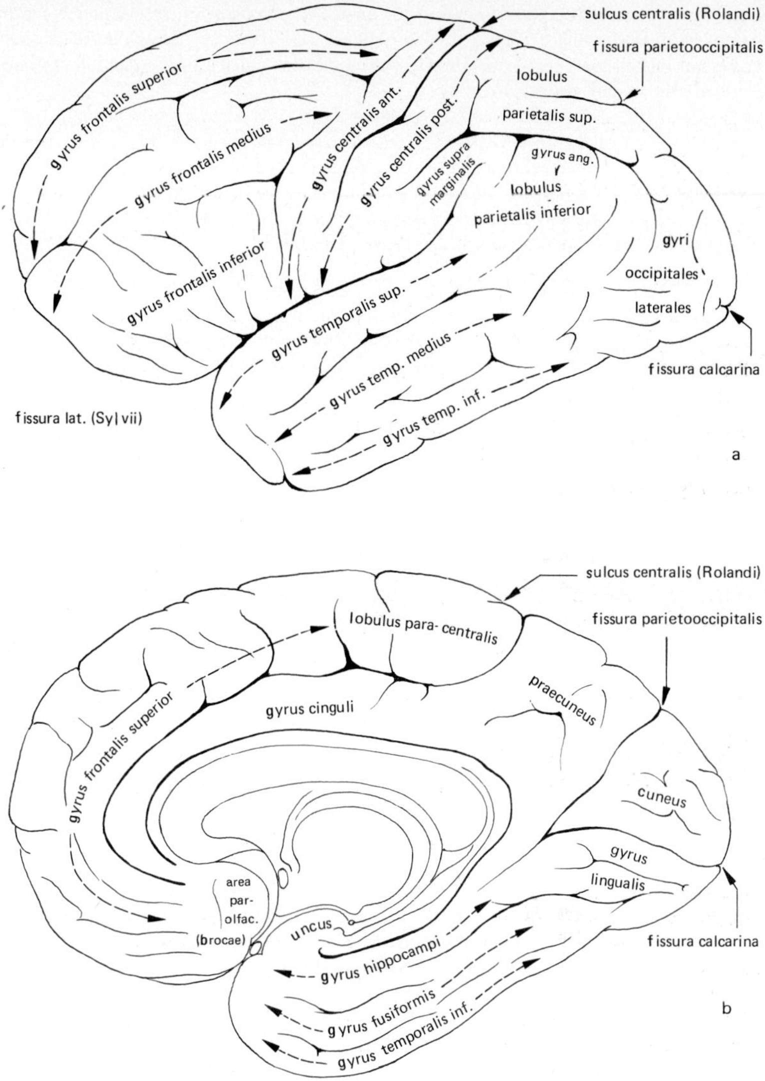

Abb. 45. Anatomie der Hirnrinde. a) äußere Hemisphäre, b) situs im Interhemisphärenspalt

der Assoziation, d.h. Summation der Repräsentationsfelder der dazu benötigten einzelnen Muskeln seien.) Ein Gleiches gilt für die Aphasielehre.
Daß Aphasien nach lokalen Schädigungen des Gehirns aufträten, war längst von wenigen aufmerksamen Untersuchern mitgeteilt worden (z.B. Bouillaud 1825 u.a.). 1864 postu-

lierte BROCA in Paris erstmals eindeutig eine Schädigung am unteren Ende der dritten linken Frontalwindung als Ursache einer Aphasie. Dies war der Beginn der eigentlichen, völlig auf dem Boden der Assoziationspsychologie stehenden Epoche der differenzierten, elementaren Lokalisationslehre.
In Fortsetzung der BROCAschen Erkenntnisse und Ausdeutungen entstand die von WERNICKE, vor allem aber LIEPMANN entwickelte „klassische Aphasielehre". Einzelne Formen einer Aphasie wurden dabei unterschieden. Ein wichtiges Kriterium war die Fähigkeit zum Nachsprechen, ein anderes Sprachentgleisungen (= *Paraphasien*). Bei den Paraphasien ist zwischen *litteralen* (= einzelne Wortbestandteile) oder *verbalen* (= Worte, Satzphrasen, ganze Sätze betreffend) zu unterscheiden.

Die klassische Lehre ging von der Annahme zweier Sprachzentren aus:

a) Das BROCA-Zentrum am Fuß der 3. Frontalwindung (A in Abb. 46);
b) dem WERNICKE-Zentrum in der ersten Schläfenwindung (K in Abb. 46);
c) diesen übergeordnet wird ein Zentrum für erlebnisgeprägte Begriffe angenommen (B in Abb. 46);
d) von den beiden Sprachzentren Beziehungen zu subcorticalen Substraten (C und D in Abb. 46).

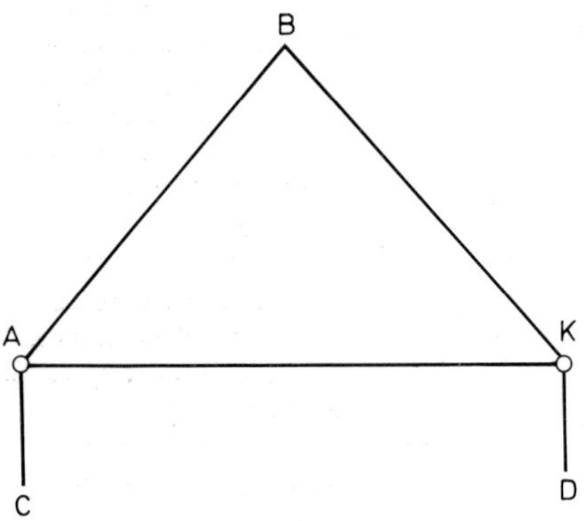

Abb. 46.
Das sog. LICHTHEIM-Dreieck, der Versuch einer graphisch-schematischen Darstellung der Sonderformen der *klassischen* Aphasielehre
(s. S. 109 und Tab. 14)

Aus diesem LICHTHEIM-Dreieck (s. Abb. 46) werden die 7 wesentlichen Formen einer Aphasie der *klassischen Lehre* erklärt. – Diese postulierte, Aphasien lägen weder Denk- noch Bewußtseinsstörungen zugrunde. Bestünden solche dennoch, so seien sie als Begleiterscheinungen oder Folgen des Grundprozesses anzusehen. In der Schematisierung der klassischen Aphasielehre findet jene, bei denen lediglich eine Störung der Wortfindung oder Begriffbildung besteht, verständlicherweise keinen Platz: Die **amnestische Aphasie.**

10.1.3 Zum gegenwärtigen Stand der Aphasieforschung

Die sog. klassische Aphasielehre erwies sich als eine Konstruktion, die der Wirklichkeit nicht entsprach. „Reine" Fälle ihrer einzelnen Formen ließen sich entweder nie beobachten oder enthüllten sich als konstruiert, bzw. unvollständig untersucht. Die Problematik dieser sicher kompliziertesten Leistungsstörung des Menschen wird vielleicht durch einen philologischen Hinweis am besten verdeutlicht:

– Die klassische Lehre unterstellte – a priori – Sprache und Denken seien zu trennen. Diese Fiktion ist längst widerlegt und falsch.

Tabelle 14. Synopsis der 7 wichtigsten Formen der klassischen Aphasielehre (Ziffern und Buchstaben beziehen sich auf die Darstellung des LICHTHEIM-Dreiecks = Abb. 46)

Benennung	Lokalisation	Symptomatologie
1. Corticale motorische Aphasie (BROCA) (A)	Fuß der 3. Frontalwindung	Störung der expressiven Sprache und des Schreibens. Nachsprechen und Abschreiben sind erhalten. Litterale Paraphasien bei erhaltenem Sprachverständnis.
2. Subcorticale motorische Aphasie (Wortstummheit) (AC)	operculum ROLANDII	Unfähigkeit zur Artikulation bei erhaltenem Schreibvermögen.
3. Corticale sensorische Aphasie (WERNICKE) (K)	1. Schläfenwindung	Fehlendes Wortverständnis. Verbale und litterale Paraphasien. Störung des Schreibens = Agraphie, des Schriftverständnisses = Alexie und des Nachsprechens. Rededrang.
4. Subcorticale sensorische Aphasie (reine Worttaubheit) (KD)	1. Schläfenwindung in Nachbarschaft zur HESCHL-Windung	Fehlendes Verständnis für sprachliche und nichtsprachliche Klänge. Spontansprechen soll erhalten sein.
5. Transcorticale sensorische Aphasie (LICHTHEIM)		Entspricht Nr. 3, jedoch bleiben Nachsprechen und Lesen möglich.
6. Transcorticale motorische Aphasie		Störungen des Spontansprechens und -schreibens. Nachsprechen und Lesen bleiben erhalten.
7. Leitungsaphasie	Assoziationsbahnen zwischen beiden Sprachzentren (A u. K)	Starke Beeinträchtigung des Nachsprechens, Paraphasien (und Paragraphien). Sprachverständnis und Spontansprechen sollen wenig gestört sein.

– BROCA überdachte (1864) ernsthaft, ob der von TROUSSEAU (ebenfalls 1864) eingeführte Begriff „Aphasie“ diese Sprachstörung hinlänglich bezeichne. Er war der Meinung, der Ausdruck „Alogie“ sei zutreffender (schied ihn aber aus, da er vergeben sei). Das Wort „logos“ bedeutet im Griechischen sowohl das Denkvermögen als auch „vernünftiges“ Sprechen, d. h. die Sprache (s. die Definition des Menschen nach Aristoteles als „zoon logon echon“!). Genau diese Definition ist der – z. T. unbewußte – Ansatzpunkt der modernen Aphasielehre. Die Bezeichnung „Alogie“ wäre gewiß auch korrekter als die der „Aphasie“.

Beachte: Auf einem Gebiet höchster menschlicher Leistung, dessen Definition und Strukturierung wie kein anderes im Fluß ist, fällt es schwer, klare Syndrombeschreibungen zu geben.
Begriffe wie
- motorische Aphasie,
- sensorische Aphasie oder
- amnestische Aphasie

bedeuten nur vorläufige, grobe Orientierungen ohne verbindliche wissenschaftliche Relevanz.

Für die Praxis heißt dies, daß man zunächst global von **der** Aphasie spricht und diese – wie unten dargelegt – untersucht.
Wenn dabei
- *expressive* (sprich nach anderer Terminologie: motorische) oder
- *receptive* (sensorische) Akzente im Vordergrund stehen, so wird man feststellen können, daß es sich in der Tat nur um Gewichtungen, nicht aber um grundlegende Unterschiede handelt.

Beachte:
- Bei einem Teil sog. motorischer Aphasien handelt es sich um corticale Dysarthrien, d.h. um subtile Bewegungsstörungen der Sprechmuskulatur (s. BAY).
- Die sog. subcorticale sensorische Aphasie (reine Worttaubheit) enthüllt sich bei genauer Untersuchung (z. B. mit der Methode der objektiven Audiometrie) als eine corticale, cerebrale Hörstörung, die der Aphasie nicht zuzuzählen ist.

10.1.4 Die Untersuchung eines Aphatikers

Beachtet und untersucht werden
- die Aussprache schon bei der Anamnesenerhebung (Paraphasien u.a.m.);

- die Fähigkeit, sich überhaupt verständlich zu machen (d.h. sinnvoll zu reden – *Gegenteil:* eine durch Paraphasien völlig entstellte Sprache = *Jargonaphasie* oder *Kauderwelsch*);
- die Fähigkeit, normale Sätze zu bilden (*Gegenteil:* Einbuße des Vermögens zum Konjugieren oder Deklinieren = es werden Infinitive und Nominative benutzt = *agrammatikalische Sprache*);

Beispiel. „Ich gehen Bahnhof".

- die Möglichkeit knappster Ausdrucksform aus der *Sprachnot* (= *Telegrammstil*);
- die Fähigkeit, Begriffe zu bilden, Benennungen zu finden (dazu werden Gegenstände oder Bildtafeln vorgezeigt; der zu Untersuchende soll deren Namen angeben; bei einer **amnestischen Aphasie** kann man beobachten, daß der Patient weiß, wozu der Gegenstand benutzt wird und auch weiß, wie er nicht heißt, aber das zutreffende Wort nicht findet);
- die Einsicht in die Defizienz der Sprache oder deren Fehlen;
- das sprachliche Verhalten (d.h., ob der Patient sich zurückhält (wortstumm ist) oder einen ausgeprägten Rededrang – dann oft mit Paraphasien – bietet);
- das Auftreten von *Perseverationen* (z.B. von Klangperseverationen, bei denen er etwa an einem Vokal eines vorausgegangenen Wortes *festklebt*);

Beispiele

a) Der Aufforderung, die Wochentagsnamen aufzuzählen, kommt der Patient fehlerfrei nach; soll er anschließend die Monatsnamen benennen, beginnt er wieder mit „Montag, Dienstag usw." = *Perseveration.*

b) „Wie nennt man diesen Gegenstand?" Richtige Antwort: „Schlüssel". „Wie heißt dies?" (Kugelschreiber) Antwort: „Küsselschlüsser" = *Paraphasie*).

c) Der Patient kommt von einem Vokal nicht mehr los und verwendet immer nur etwa ein „a", auch wenn andere Vokale zutreffend wären.

- das *Nachsprechen* von Worten (zunächst werden einsilbige, dann immer mehr zusammengesetzte Worte gewählt: Z.B. Mann – Bahnhof – Elektrizitätswerk – Fachzeitschriftenverlag – Karlsruher Bundesverfassungsgerichtshof); *Störungsmöglichkeiten:* Einfache Worte gelingen, komplizierte nicht;
- das *Reihensprechen*, d.h. das Aufzählen der 4 Jahreszeiten, merkwürdigerweise meist eher gestört als das Aufzählen der Monats-, Wochentagsnamen oder der Zahlenreihe 1–20; das Aufsagen solcher „automatisierter Reihen" wird in der Schule gelehrt (wenn nicht „eingepaukt") und gelingt auch einem Aphatiker noch oft; hingegen

ist das Hersagen solcher Reihen von rückwärts her dann meist unmöglich;
- das *Sinnverständnis* von Beispielen, Fabeln oder Allegorien

Beispiel. Es wird die Aesop-Fabel vom Salzesel erzählt: Der Esel sollte 2 Säcke Salz durch eine Furt tragen, glitt mitten in der Furt aus und lernte, daß seine Säcke, durch Schmelzen des Salzes, leichter wurden; daran erinnerte er sich, als er ein weiteres Mal 2 Säcke durch einen Fluß tragen mußte, die diesmal allerdings Schwämme enthielten; absichtlich ließ er sich mitten in der Furt nieder und ertrank, da sich seine Last mit Wasser vollsog.

Beachte: Ob der Patient den beispielhaften Hintersinn dieser Fabel erfaßt und wie er ihn und sie wiedergibt.

- Das *Sinnverständnis* durch Lesen: Man fordert zum Lesen einer kurzen Geschichte auf, die dann nacherzählt werden soll; auch dabei kann festgestellt werden, ob Inhalt und Tiefsinn der Erzählung erfaßt wurden – und ob beim Wiedererzählen Paraphasien und Perseverationen auftreten;
- das laute *Vorlesen*, bei dem sich oft schon die gleichen Störungen des Sprachzerfalls wie beim Sprechen zeigen;
- das *Schreiben:* Aphatikern unterlaufen beim Schreiben oft die gleichen Fehler wie beim Sprechen: So kommt es dabei – analog den Paraphasien – zu Paragraphien; vorgeschriebene Worte können z. T. richtig nachgezeichnet werden, z. T. werden sie *paraphasisch verzeichnet* geschrieben;
- das *Singen:* Z. B. kann die Sprache erheblich gestört sein, aber das Absingen eines in der Jugend erlernten Liedes (etwa: „Hänschen klein, ging allein . . .") erfolgt ohne Schwierigkeiten; gleiches gilt für
- das *Fluchen:* Flüche gehen einem Aphatiker nicht selten – im Gegensatz zu sonstigen sprachlichen Entäußerungen – leicht über die Lippen;
- daß derartige **vorlogische sprachliche** Informationen später oder überhaupt nicht betroffen sind, erweisen weitere Testuntersuchungen, wie beispielsweise
  - die Überprüfung des nichtverbalen Handlungsteils eines Intelligenztests,
  - das Erfassen von Verkehrtheiten auf entsprechenden Bildern, auf denen Alltägliches partiell falsch dargestellt ist,
  - die falsche Ausdeutung akustischer Signale oder Informationen (wie Sirenen, Knirschen von Bremsen u. ä.),
  - letztlich auch das Unvermögen, einfache Gegenstände plastisch zu formen (Bay).

Dies alles ist nur eine summarische, keineswegs vollständige Übersicht über praktikable und für eine erste Information ausreichende Untersuchung einer Aphasie – oder besser **Alogie.**

10.2 Die Apraxien

Definition: Darunter werden Störungen des zweckmäßigen Handelns verstanden, denen weder Paresen noch Sensibilitätsstörungen zugrunde liegen sollen.

3 Formen werden unterschieden:

Tabelle 15. Synopsis der Apraxieformen

Benennung	Symptomatologie	Lokalisation
gliedkinetische Apraxie oder **Dyspraxie**	Differenzierte Bewegungen (etwa Einfädeln einer Nadel, Türöffnen) gelingen überhaupt nicht oder so mangelhaft, daß sie wie „ataktisch" oder ungeschickt wirken.	Angeblich die Umgebung der motorischen Rindenzentren (vor allem leichtere Läsionen).
ideokinetische Apraxie	Betroffen sind Einzelglieder. Differenzierte oder elementare Handlungen (z. B. Zuwinken, Drehen einer Kaffeemühle, Geldzählen) können auf der gesunden Seite sehr wohl, auf der erkrankten nicht ausgeführt werden. Die Handlungen gelingen auch dann nicht, wenn sie dem Patienten vorgemacht werden.	An der rechten Hand bei Rechtshändern Störungen zwischen Parietalhirn und Handzentrum – an der linken Hand bei Balkenprozessen (Unterbrechungen der Commissuren von links nach rechts.)
ideatorische Apraxie	Der Innervationsentwurf, die Ideation, fehlt bei Handlungen aller Körperteile (z. B. Händedruck, Zuknöpfen, Schnüren der Schuhe). Dem Patienten demonstrierte Handlungen können weitgehend imitiert werden.	Läsionen der linken Parietalregion (bei Rechtshändern) werden dafür verantwortlich gemacht.

Für diese „klassische" Lehre der Apraxien gilt das gleiche wie für die der Aphasien:

– die Einzelformen werden selten „rein" beobachtet;
– die Fiktion, elementare Funktionsstörungen wie Paresen oder sensible Ausfälle fehlten, bestätigt eine sorgfältige Untersuchung fast nie.

Untersuchungsmethoden

- Der Patient wird zunächst aufgefordert, einfachere Handlungen auszuführen: Z.B. Faustschließen und -öffnen, Winken, Drohen, militärisches Grüßen (zeitbedingt, auch nur eingeschränkt verwertbar), so zu tun, wie wenn er ein Glas leere;
- es wird die gegenstandslose Ausführung komplizierterer Leistungen verlangt: Z.B. Zuschnüren eines Schuhs, Drehen einer Kaffeemühle (heute nicht mehr sicher verwertbar, da meist elektrische Kaffeemühlen benutzt werden), Einfädeln eines Fadens in eine Öse, Öffnen einer Tür;
- gelingen derartige Bewegungen nicht, sollten sie vorgemacht und vom Patienten imitiert werden.

Beachte: Untersuche **genauestens** die Geschicklichkeit, die Kraftentfaltung, die Intaktheit cerebellarer Funktionen, die Sensibilität, nicht zuletzt die Fähigkeit der Orientierung am eigenen Körper (Körperschemastörungen!).

10.3 Die Agnosien

Definition: Bei normal erhaltenen optischen, akustischen, taktilen Empfindungen, soll das *Erkennen* des Wahrgenommenen nicht möglich sein.

a) Man spricht von
   - optischer Agnosie (Seelenblindheit),
   - akustischer Agnosie (Seelentaubheit) und
   - taktiler Agnosie (Astereognose oder Stereoagnosie).

b) Daneben wurden vielfältige Sonderformen beschrieben:
   - die Fingeragnosie (die Unfähigkeit, einzelne Finger zu benennen),
   - die Rechts-Links-Störung (die Beeinträchtigung, Rechts von Links zu unterscheiden),
   - die Autotopagnosie (das Unvermögen, Hautreize zu lokalisieren)

   Beispiel. Sticht man jemanden am linken äußeren Knöchel, so wird er im extremen Fall nur in der Lage sein anzugeben, er sei am linken Bein, vielleicht sogar lediglich auf der linken Körperseite berührt worden. Besteht zugleich eine Rechts-Links-Störung, wird nicht einmal die Seite benannt werden können.

   - Im erweiterten Sinne des Begriffes wird – nicht zu Unrecht – auch die *Anosognosie* (A-noso-gnosie, gr. = Nicht-erkennen der Krankheit) diesen Störungen zugerechnet.

(Von ANTON zuerst 1899, von BABINSKI unabhängig davon später beschrieben – deshalb auch als **Anton-Babinski-***Anosognosie* bezeichnet).

Beispiel. Ein Landarzt gab selber die klassische Beschreibung: Er beabsichtigte, mit seinem Fahrrad einen Hausbesuch zu machen, kam mit seinem Rad nicht zurecht, stürzte und glaubte, seinen linken Fuß verstaucht zu haben; in Wirklichkeit hatte er eine leichte linksseitige, apoplektisch entstandene Hemiparese nicht wahrgenommen.

Merke: Anosognosien werden in der Regel bei cerebralen Läsionen der nicht-dominanten Hemisphäre beobachtet.

Summarisch wurde hier aufgeführt, was als Agnosie bezeichnet oder nur mit dem Epitheton Agnosie versehen wird. Dabei handelt es sich allerdings – wie die moderne Agnosielehre zeigt – nur scheinbar um differente Störungen. Sie unterscheiden sich grundsätzlich zunächst darin, daß sie unter

a) Verkennungen äußerer Vorgänge – und unter
b) Verkennungen von Empfindungen, Wahrnehmungen und Vorgängen am eigenen Körper

zusammengefaßt wurden.

Ad a) Diese betreffen die eigentlichen Agnosien im klassischen Sinn (obwohl der Begriff Agnosie zur gleichen Zeit auch bereits für etliche unter b) aufgeführte Störungen benutzt wurde).
Generell ist festzuhalten, daß der klassische Agnosie-Begriff (im Falle der optischen Agnosien vor allem durch BAY) erschüttert und widerlegt wurde.

Beispiele

a) Die taktile Agnosie (*reine Tastlähmung* WERNICKES)
Sollte es sich dabei um eine Folge einer Läsion des linken Parietallappens nahe der Zentralregion handeln, bei der trotz erhaltener Sensibilität die Erkennung des Ertasteten bei Ausschluß optischer Kontrolle nicht möglich war, so ist heute folgendes erwiesen:
- Bei der taktilen Agnosie werden Form und Material eines Gegenstandes in der Tat nicht erkannt;
- die taktile Agnosie wird nicht nur bei cerebralen, sondern auch bei spinalen, d.h. cervicalen – und dann stets Hinterstrangläsionen beobachtet;
- bei subtiler Untersuchung finden sich stets Sensibilitätsstörungen, meist der Tiefensensibilität, zumindest ein pathologischer sensibler Funktionswandel.

b) Die optische Agnosie (*Seelenblindheit* LISSAUERS)
Die ideale Fiktion der Trennung von Wahrnehmungsstörung, Auffassung und Erkennen schien hier besonders gegeben. So konnte bei erhaltener Sehfähigkeit (Visus, Gesichtsfelder) Gesehenes nicht mehr richtig oder überhaupt nicht erfaßt werden. Hierzu zählen u.a.:

a) Die Unfähigkeit zur simultanen Erfassung von Gestalten oder Szenen

Beispiel. Jemand vermag detailliert vier Räder, eine Karosse, eine Hupe, Reserverad und Stoßstange zu erkennen und zu benennen, kann diese Einzelteile jedoch nicht zum Gesamtbild oder Oberbegriff „Auto" komponieren.

b) Die sog. **Prosopagnosie**

Beispiel. Daß sein Gegenüber ein Gesicht mit Nase, Mund, Ohren, Haartracht usw. bietet, wird erkannt – daß alle diese Einzelheiten so gestaltet sind, daß sie die Physiognomie seines ihm vertrauten Nachbarn ergeben, wird nicht erfaßt (= Unvermögen, eine Physiognomie wiederzuerkennen).

BAY wies als erster nach, daß auch bei optischen Agnosien Funktionsstörungen des Sehaktes vorliegen. Diese sind bezeichnenderweise diskret ausgebildet, so daß sie sich üblichen gröberen Prüfungen entziehen. Es handelt sich aber stets um funktionell keineswegs unbedeutsame Beeinträchtigungen. Meist liegt ein – schwer, dennoch aber exakt zu überprüfender – optischer Funktionswandel vor, zugleich eine Bewußtseinseinschränkung leichten Grades.

Lokalisation: Läsionen der Sehrinde, auch des Parietallappens, z.T. mit Balkenherden kombiniert, sind am häufigsten anzutreffen. Jedoch ist zu betonen, daß eine verbindliche, eng umschreibbare topische Zuordnung optischer Agnosien generell nicht erwiesen ist.

B. SYNDROME

Vorbemerkung. Der ursprünglichen Absicht, dem neurologischen Diagnosengang folgend, zunächst die Semiologie (Symptome), dann die Syndrome und letztlich die Nosologie (Lehre der Krankheitsbilder) darzustellen, wurde aus didaktischen Gründen nicht streng gefolgt. Es müßte beispielsweise verwirren, würden alle Symptome der beiden Syndrome „schlaffe und spastische Lähmung" einzeln erläutert, die „Symptomenkomposition" dieser Syndrome jedoch nicht zugleich, sondern erst sehr viel später aufgeführt werden. – Oder: Sprachstörungen zählen zweifelsfrei zu den Syndromen. Ihre einzelnen Symptome im Kapitel Semiologie, ihr komplexes Bild hingegen unter den Syndromen abzuhandeln, müßte zu einer Erschwerung des Lernens, vielleicht sogar des Verständnisses dieser sehr verwickelten Zusammenhänge führen. Einzig deshalb wurden im vorausgegangenen Abschnitt auch Syndrome aufgeführt und werden im folgenden bei der Darstellung von Syndromen ebenfalls deren Symptome und ihre Untersuchung beschrieben. **Kurzum:** Deshalb wurde der rationale „Aufbau der Lehre der Neurologie" nicht immer beachtet – didaktische Gründe sollten in einer solchen Basisdarstellung vorrangig sein. Der Leser wird in diesem Kapitel für die Diagnose wichtige Aspekte finden, z.T. aber auch nochmals mit der Untersuchung einzelner Symptome (vor allem bei hirnpathologischen Syndromen) konfrontiert werden.
Im folgenden sollen ausschließlich die **wichtigsten,** d.h. zu allererst häufigsten und auch differentialdiagnostisch bedeutsamsten Syndrome zusammengestellt werden. Von der Darstellung seltener Syndrome wird bewußt abgesehen. Dazu sei auf spezifische Lehr- und Handbücher verwiesen.

1. Syndrome der Störungen der motorischen Funktionen und Leistungen

a) Die für die klinische Praxis entscheidendste Differenzierung der beiden Syndrome der **spastischen und schlaffen Lähmung** wurde auf S. 55 und Tab. 8 abgehandelt. Dazu ist ergänzend anzuführen:

α) **Spastische Lähmungen:** Ihre Verteilungsmuster erlauben es, eine lokalisatorisch hilfreiche, grobe Faustregel aufzustellen:

– eine von „Kopf bis Fuß" durchgehende Halbseitenlähmung (= *Hemiplegie*) sollte zunächst an einen Prozeß
— in der inneren Kapsel oder im Bereich
— der vorderen Hirnschenkel denken lassen;

– eine *Monoplegie* (d.h. die spastische Lähmung **eines** halbseitigen Gliedmaßes) oder die

– *brachio-faciale Monoplegie* (= einseitige isolierte Lähmung von Arm und homolateraler Gesichtshälfte), gemahnen in erster Linie an einen cervicalen, vor allem corticalen Prozeß (Tumoren der unteren Zentralregion oder Versorgungsstörungen im Stromgebiet der a. cer. med.);
– eine untere *Paraplegie* (d.h. spastische Lähmung beider Beine) wird eher eine gleichwie geartete Störung
  — des Dorsalmarkes (Tumoren, Durchblutungsstörungen, sehr selten eines Bandscheibenschadens) sein, oder
  — ein sog. *Mantelkantensyndrom* („Mantelkante" = Umschlag der Hirnrinde zur fissura interhemisphaerica) des Gehirns, (z.B. beim Falxmeningeom) dann werden in der Regel allgemeine Hirndrucksymptome – s. S. 139 – hinzutreten;
– die *Tetraplegie* (= Lähmung aller 4 Extremitäten).
  Als Ursachen sind anzuführen: Traumata des Halsmarks (s. u.a. Contusio spinales, Tumoren, MS.).

Beachte: Verteilungsmuster spastischer Lähmungen dieser Art erlauben lokalisatorische, aber keine ätiologischen Rückschlüsse.

β) **Schlaffe Lähmungen:** Grundsätzlich ist hier zwischen nucleären Läsionen und Schädigungen sowohl der vorderen, austretenden Wurzeln oder der motorischen Fasern peripherer Nerven zu unterscheiden.

Beispiele

a) Isolierte Störungen der Vorderhornzellen bestimmen u.a. die Bilder der Poliomyelitis anterior acuta (s. S. 199) oder der spinalen progressiven Muskelatrophie, letztere als Systemerkrankung der Vorderhornzellen.
b) Jede Leitungsunterbrechung peripherer Nerven (aber auch der vorderen Wurzeln) führen zu schlaffen Lähmungen.

2. Cerebellare Syndrome

Zur Untersuchung s. S. 63 u.f. Die 3 dort ausführlich abgehandelten Grundstörungen des cerebellaren Systems:
– Tonusminderung,
– Koordinationsstörung (= Ataxie),
– Dysmetrie (Hyper- oder Hypometrie)

konstellieren sich zu bestimmten Syndromen, die
– von der Lokalisation des Prozesses abhängen und klinisch meist
– durch die Akzentuierung einzelner Symptome geprägt sind.

Zur äußerst differenzierten – und wissenschaftlich immer noch nicht ausdiskutierten – entwicklungsgeschichtlichen, vor allem aber funktionell-strukturellen Organisation des cerebellum und seiner Bahnen sei hier auf einschlägige Werke verwiesen. Für die Klinik bleibt es bedeutsam, daß wir Syndrome abgrenzen können, denen mehr als nur der Verdacht auf eine lokaldiagnostische Bedeutung zukommt – auch wenn eine solche tägliche praktische Erfahrung die Neurophysiologie des cerebellaren Systems nur wenig befruchtete.

Grundsätzlich ist zwischen dem entwicklungsgeschichtlich älteren und jüngeren Anteil zu trennen.

a) Differenzierter kann ein ältester Kleinhirnanteil von einem älteren und jüngeren unterschieden werden **(archi-cerebellum** = lobus flocculonodularis – und **palaeo-cerebellum);** daneben ist das

b) **neocerebellum,** der Hauptteil der Kleinhirnhemisphären, abzutrennen.

Ad a) Symptomatologie:

- „runc ataxia“ (engl.) oder lokomotorische Ataxie (Torkeln und Schwanken) beim Gehen = *Abasie*, beim Stehen = *Astasie*, Fallneigung nach rückwärts beim ROMBERG-Versuch (s. S. 64), bei schwer Erkrankten Schwanken im Sitzen;
- *Nystagmus;*
- eine Sprachstörung kann – je nach Lokalisation – fehlen; tritt sie auf, so ist diese *cerebellare Dysarthrie* (s. S. 106) durch eine Ataxie und Dysmetrie sowohl der Muskeln, die der Artikulation als auch jener, die der Phonation dienen, bedingt: Die Sprache wird lallend, schwerfällig (wie beim Betrunkenen), z.T. überschießend oder wechselnd laut. Eine schwere Dysarthrie dieser Art führt zur Unverständlichkeit; die Sprache klingt „bellend“ („Seelöwenbrüllen“ z.B. bei der NONNE-MARIE-Erkrankung s. S. 261);
- Schiefhaltung des Kopfes.

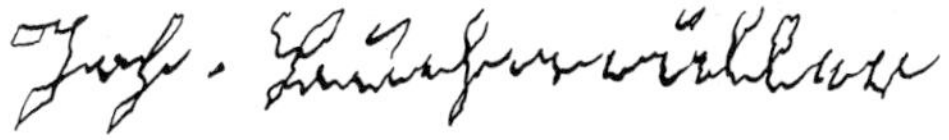

Abb. 47. Schriftprobe bei cerebellärer Ataxie

Ad b) Dieses Syndrom wird bei einer halbseitigen Affektion besonders deutlich (= cerebellares Hemisphärensyndrom); es umfaßt dann homolateral fast alle cerebellaren Symptome (s. S. 63), also vor allem

- Dysdiadochokinese,
- Intentionstremor,
- Rebound-Phänomen,
- Hypotonus der Muskulatur,
- cerebellare Asthenie **(nicht mit einer echten Lähmung zu verwechseln!),**
- Minderung oder Ausfall natürlicher Mitbewegungen,
- Lateralisationsneigung (s. S. 66),
- Pronationsneigung (s. S. 66),
- Verdrehen von Kopf und Schulter (s. S. 66).
- **Die** Dysarthrie im Rahmen dieses Syndroms ist die abgehackte, monotone **skandierende** Sprache (s. S. 106, Tab. 13).

Beachte: Für die MS postulierte CHARCOT eine *Trias* (Nystagmus, skandierende Sprache, Intentionstremor), die somit als neocerebellar zu apostrophieren wäre. Diese Trias ist in der Regel durch weitere Kleinhirnsymptome erweitert (s. S. 213 MS).

3. Extrapyramidale Syndrome

Der Darstellung der extrapyramidalen Semiologie (s. S. 67) ist bereits zu entnehmen, daß sich bei Erkrankungen dieses Systems meist gegensätzliche Symptompaarungen zeigen.
D. h.: Ein *Zuviel* an Bewegungen wird von einem *Zuwenig* an Tonus begleitet – oder umgekehrt. So ergeben sich 2 Syndrome

- das *hypokinetische – hypertone* und
- das *hyperkinetische – hypotone.*

Beispiele für das letztere geben die Athetose, Dystonien, choreatische Krankheitsbilder.

Beachte: Solche, extrapyramidale Syndrome apostrophierende Schlagworte treffen nicht immer. Die häufigsten extrapyramidalen Erkrankungen, die parkinsonistischen, sind in ihrer Symptomatik durch eine derart einfache Formel nicht zu umschreiben.

– Das **Parkinson-Syndrom** ist nämlich
— **hypertonisch** (Rigor, s. S. 68),
— **hypo- oder akinetisch** (s. S. 68),
— **hyperkinetisch** (= Tremor).

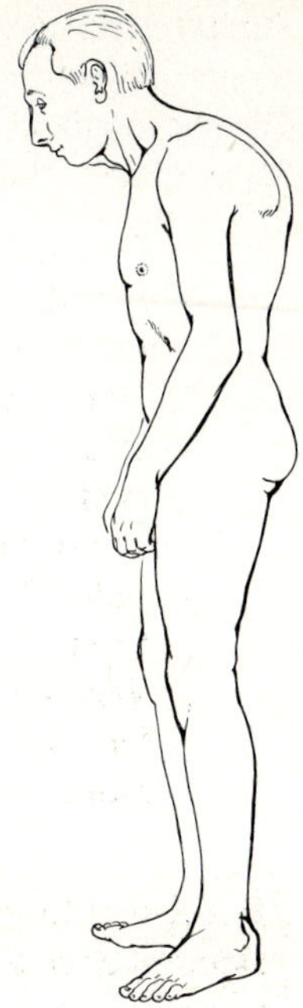

Abb. 48. Haltung eines Parkinson-Kranken

3.1 Hypo- oder Akinese

Alle Bewegungen werden mit minimalstem Aufwand ausgeführt. Die Mimik ist starr („eingefroren"), die Haltung ist gebückt (s. Abb. 48), der Patient geht schlürfend und kleinschrittig (marche à petits pas), die Mitbewegungen der Arme fehlen, oft ist der Betroffene auf ein bestimmtes Schritt- (auch sonstiges Bewegungs-)tempo festgelegt, das willkürlich kaum oder nicht geändert werden kann. (Verlust der Handlungsfreiheit – DERWORT). Häufig mißlingt aus dem Stand der erste Tritt, die Füße „kleben" gleichsam am Boden. Der Lidschlag wird seltener.

Die Mitbewegungen der Gesichtsmuskulatur, die die aktuelle emotionale Gestimmtheit widerspiegeln, „frieren" ein, das Gesicht oder die Mimik werden maskenhaft starr *(Amimie)*.

Der erste Schritt (d.h. der Antritt) ist oft nicht möglich. Die Füße des Patienten „kleben" gleichsam am Boden.

Der Kranke vermag nicht sicher und ruhig zu stehen – vielmehr „zieht" es ihn unwillkürlich zu einer Seite *(Lateropulsion)* oder nach hinten *(Retropulsion)* oder (sehr selten) nach vorn *(Propulsion);* diesen Bewegungszwang vermag er nur durch ein „Trippeln" in die jeweilige Richtung auszugleichen.

Die *Mikrographie:* Ein PARKINSON-Kranker schreibt von links nach rechts immer kleiner (s. Abb. 49). Aufgefordert, mit dem Zeigefinger Zahlen möglichst groß in die Luft zu malen, werden auch diese in der Regel immer kleiner.

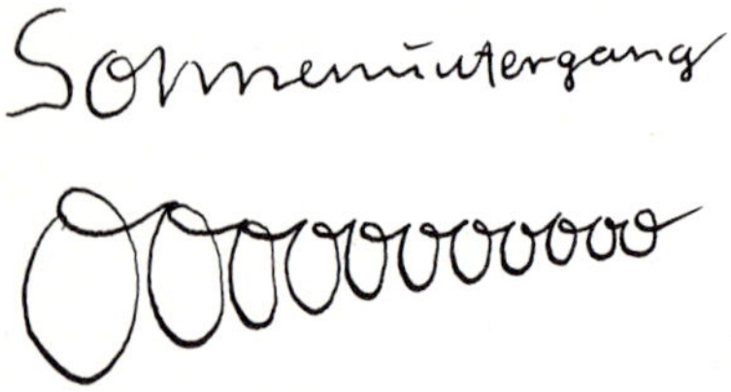

Beachte, daß die Schrift eines Parkinson-kranken **nicht** ataktisch (zittrig) ist.

Abb. 49. Veränderung der Schrift beim Parkinson-Syndrom; typisch die Mikrographie, d.h. die zunehmende Verkleinerung der Buchstaben im Schriftzug

Merke: Die Schrift eines PARKINSON-Kranken ist *nicht* zitterig wie bei einer Ataxie!

Wie zutreffend die DERWORT-Definition dieser extrapyramidalen Bewegungsstörung als „Verlust der Handlungsfreiheit" ist, mögen folgende, auch diagnostisch wertvolle Beobachtungen lehren:

1. Beispiel. Ein gebückt, schlürfend, kleinschrittig gehender Parkinsonkranker kann plötzlich rascher und weiter ausschreitend gehen, wenn Marschmusik ertönt.

2. Beispiel. „Kleben" die Füße am Boden, gelingt also der Antritt nicht, muß man nur einen Kreidestrich vor einen Fuß ziehen oder einen eigenen vor einen Fuß des Patienten setzen und diesen auffordern, Strich oder Fuß zu „überschreiten": Fast immer erfolgt **sofort** der erste Schritt ohne besondere Mühe.

3. Beispiel. Vermag ein Parkinsonkranker normalerweise einen Arm nur bis zur Waagerechten zu heben, so wird man es im allgemeinen beobachten können, daß er dennoch in der Lage ist, aus einem Regal weitaus höher deponierte Gegenstände sicher herunterzuholen.

Daraus ergibt sich die Schlußfolgerung – die durch ähnliche weitere Beispiele belegt werden könnte –, daß die parkinsonistische extrapyramidale Beeinträchtigung der Motorik zumindest teilweise ein Handlungsverlust ist, der durch äußere Anforderungen wenigstens teilweise „gebessert" werden kann.

Diese situationsabhängige Ausprägung der Symptomatologie zeigt sich ebenso deutlich beim Tremor.

3.2 *Tremor*

Der extrapyramidale Tremor tritt nicht nur im Rahmen eines Parkinsonsyndroms, sondern auch bei anderen Erkrankungen, z.B. beim Morbus Wilson auf.

Vor allem aber beim Parkinsonismus ist er durch folgende Kriterien gekennzeichnet:

- Es handelt sich um einen Ruhetremor (im Gegensatz zum cerebellaren Intentionstremor, s. S. 65); d.h.: Mit Beginn einer Handlung sistiert der Tremor;
- der Parkinsontremor zeigt eine bemerkenswert regelmäßige Schlagfolge von 4–6/sec; (s. im Gegensatz den Basedow-Tremor);
- stets handelt es sich um einen Antagonistentremor, d.h. um das im o.g. Rhythmus erfolgende Umschlagen der Innervation von Agonist und Antagonist (so kommen Phänomene wie etwa das *Pillendrehen* der Finger zustande);
- Emotionen vermögen den Tremor zu verstärken. So kann der Verdacht auf einen hysterischen oder simulierten Tremor aufkommen.

Beachte: Der hysterische Tremor schlägt unregelmäßiger; bei Bewegungsbeginn sistiert er nicht, sondern wird deutlicher, d.h. besonders demonstrativ.
Zu den parkinsonistischen Krankheitsbildern s. S. 241.

3.3 *Weitere Hyperkinesen*

Weitere häufige und diagnostisch bedeutsame *Hyperkinesen:*
Der *Spasmus mobilis*, der sehr variiert auftreten kann.

Beachte: Es handelt sich **nicht** um ein **spastisches** Symptom, d.h. um die Folge einer Pyramidenbahnschädigung (s. S. 52); der terminus ist aus älterem Sprachgebrauch überliefert; er entstammt einer Epoche, in der die pathophysiologischen Grundlagen unzureichend aufgeklärt und somit die Benennungen noch nicht präzise gewählt wurden; dennoch hat sich der terminus *spasmus mobilis* gehalten, wenngleich jeder Kundige weiß, daß es sich um ein *extrapyramidales* und nicht um ein *pyramidales* Symptom handelt.

Spielarten des spasmus mobilis

a) Athetosen

Die *Athetose* = langsamere, tentakelförmige Verbildungen von Bewegungen (in der Regel eine Reaktionsform des frühkindlich geschädigten Gehirns, auftretend als athétose double (ohne weitere cerebrale Schädigungen, ohne epileptische Anfälle und vor allem ohne Debilität) oder als Hemiathetose). (*Athetose* = gr. = Unvermögen, Beeinträchtigung, Behinderung.)

b) Torticollis spasticus

Der *Torticollis spasticus:* = Die zwanghafte, z.T. staccatohafte Drehung des Kopfes nach einer Seite.

Merke: Dieses Symptom kann unterschiedlicher Ursache sein; meist handelt es sich (von hysterischer Genese abgesehen) um ein organisch neurologisches Krankheitsbild, das der *Torsionsdystonie* nahesteht.

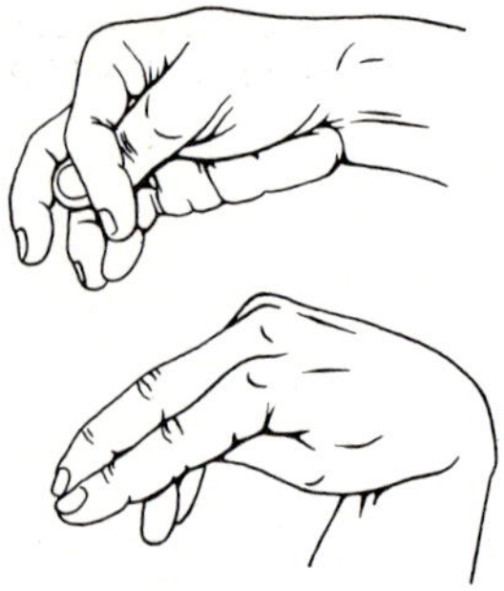

Abb. 50. Athetotische Fingerstellungen

c) Die eigentliche **Torsionsdystonie**

d) Medikamentös bedingte unwillkürliche **Dystonien** wie

- Wälzbewegungen der Zunge und Hyperkinesen der oralen Muskulatur oder/und
- Hyperkinesen der Nackenmuskulatur, die das Bild einer *Meningitis* oder eines anders bedingten *Opisthotonus vortäuschen* können. (Vor allem nach der Einnahme bestimmter Phenothiacine.)

e) Choreatische Hyperkinesen = wahllos über den Körper verteilte unwillkürliche Muskelzuckungen, die entweder blitzartig schnell (wie z.B. bei der Chorea minor SYDENHAM) oder etwas träger (wie z.B. bei der dominant vererbten HUNTINGTON-Chorea) beobachtet werden (s. S. 245).

4. Syndrome peripherer Nerven

Kurz zur Definition des peripheren Nerven: In der Regel faßt ein peripherer Nerv afferente und efferente Fasern in einem Bündel zusammen. Für das antomische System der Sensibilität bedeutet er das 1., für das willkürmotorische das 2. Neuron. Nur selten leitet ein peripherer Nerv ausschließlich sensible oder motorische Fasern. So werden Läsionen peripherer Nerven in der Regel motorische und sensible Ausfälle zur Folge haben. Hirnnerven sind ebenfalls periphere Nerven, ausgenommen den n. II (= fasciculus opticus, s. S. 9).

Bei Funktionsstörungen peripherer Nerven (Entzündungen, toxische, traumatische oder andere mechanische Schädigungen) sind 3 Grundformen (= Typen) zu unterscheiden:

4.1 Die Mononeuritis

Die *Mononeuritis*, bei der ein einzelner Nerv betroffen ist.

(Das Epitheton „-itis" – dies gilt auch für das Folgende – wird aus Tradition benutzt und bedeutet keineswegs, daß es sich immer um eine Entzündung handelt).

Beispiele. Die sog. rheumatische oder idiopathische Facialislähmung (s. S. 277), die Neuritis des n. ischiadicus, das Carpaltunnelsyndrom (s. S. 282), das Tarsaltunnelsyndrom (s. S. 282).

4.2 Die Mononeuritis multiplex

Die *Mononeuritis multiplex* (oder im Klinikjargon = der **Multiplextyp**), eine Addition von Mononeuritiden.

Beispiel. Gleichzeitiger Befall der nn. radialis, ulnaris, femoralis und fibularis ein- oder beidseitig bei der periarteriitis nodosa.

4.3 Die Polyneuritis, Polyneuropathie oder – besser – die Schwerpunktpolyneuropathie

Sie ist zweifach zu definieren:
- **pathologisch-anatomisch** liegt sowohl eine Polyradiculitis (d. h. also eine Affektion der vorderen und hinteren Wurzeln) vor
- **klinisch** zeichnet sich dieses Syndrom durch
  - spiegelbildlich symmetrische Verteilung der Ausfälle und
  - durch die Besonderheit aus, daß die sensiblen Störungen weder den segmentalen noch den peripheren Schemata folgen.

Daneben ergeben sich bei bestimmten Prozeßlokalisationen aber auch andere Syndrome – so an den oberen und unteren Extremitäten.

Kurz zur Anatomie: Die afferenten (z.B. sensiblen) Fasern formieren sich vor ihrem Eintritt in das RM, topisch den efferenten, aus dem RM austretenden motorischen Fasern eng verbunden, gleichsam wie die Gleise eines Verschiebebahnhofs um (s. plexus brachialis = Abb. 51).
So können paravertebral bei Läsionen über oder hinter dem Schlüsselbein (Erb-Punkt) Plexus-brachialis-Lähmungen entstehen.
Eine Leitungsunterbrechung des gesamten plexus brachialis ist äußerst selten. (Ursachen: Schultergelenksluxationen, eher noch ungeschickte Einrenkungsmanöver.)

Symptome:

- totale Lähmung eines Armes,
- Rötung (durch Gefäßdilatation infolge Ausfalls der Vasodilatatoren,
- Horner-Syndrom,
- Schweißsekretionsstörung im sog. oberen Körperviertel,
- Zwerchfellähmung (C_4!),
- sensible Ausfälle mit Ausnahme der sensiblen Areale der nn. supraclaviculares und der rami cut. lat. ex. nn. intercostabilis.

Beachte zur Differentialdiagnose zur häufigen hysterischen Armlähmung: Auch bei dieser kann die Haut gerötet, z.T. livide verfärbt sein; die Zwerchfellähmung fehlt, ebenso das Horner-Syndrom; die Sensibilitätsstörung folgt in der Regel dem sog. „Schneidermuster“, d.h. der Begrenzung des eingesetzten Rock- oder Kleiderärmels.

Zu den Syndromen partieller Schädigungen des plexus brachialis s. Tab. 16.

4.4 Die Fascicel-Lähmung und die Plexus-brachialis-Lähmung

Aus der Abb. 51 ist zu ersehen, daß sich die Fasern distaler Segmente zunächst zu 3 kräftigen Bündeln (= fasciculi) zusammenschließen. Die Leitungsunterbrechung nennt man **Bündellähmung.**

- **Fasciculus radialis:** Komplette Lähmung des n. musculocutaneus, des m. pronator teres (n. medianus), des m. flexor carpi radialis (n. medianus), z.T. auch m. flexor carpi ulnaris (n. ulnaris) (s. Tab. 17).

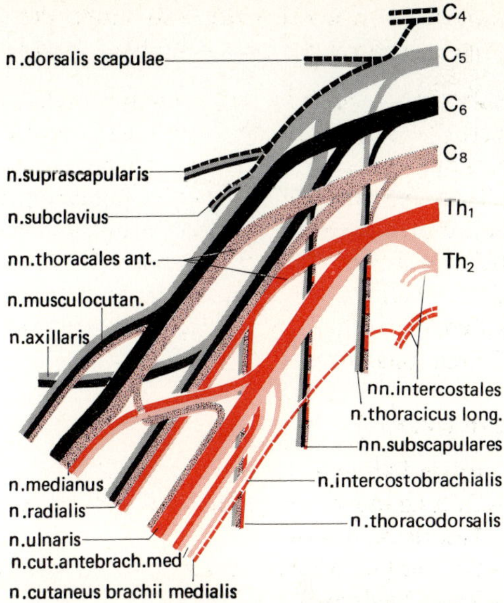

Abb. 51. Formierung der einzelnen Nerven eines Armes aus den RM-Wurzeln über den plexus brachialis

- **Fasciculus dorsalis:** Komplette Lähmung der nn. axillaris, radialis und thoracodorsalis (s. Tab. 17).
- **Fasciculus ulnaris:** Lähmung des n. ulnaris (s. Tab. 17), der mm. palmaris long., flexor digit. prof., flexor pollicis longus, pronator quadratus und der kleinen Daumenballenmuskulatur (n. medianus).

Zu den Lähmungsbildern bei einer Leitungsunterbrechung einzelner Nerven des plexus brachialis s. Tab. 16.

4.5 Der plexus lumbo-sacralis (Th_{12}–S_3)

Beachte: Isolierte Schäden dieses Nervengeflechtes sind äußerst selten. Oft werden sie durch Läsionen der cauda equina imitiert. Differentialdiagnostisch kann dann das Fehlen einer Miktionsstörung entscheidend sein, die bei einer so umfänglichen Schädigung der cauda equina, die einer Läsion dieses plexus entspricht, erwartet werden sollte.

Tabelle 16. Synopsis der Syndrome der oberen, mittleren und unteren Lähmungen des plexus brachialis (C_5–Th_1) (s. Abb. 51 und Tab. 17)

	Segmente	betroffene Muskeln	mot. Funktionsstörung betroffen sind	Sensibilitätsstörung	häufige Ursachen
obere = Erb'	C_5–C_6	mm. *deltoides*, biceps, coracobrachialis, brachialis, brachioradialis	Heben des Armes Beugen des Ellenbogens	meist segmental, vor allem wenn wirbelsäulennahe	Zerrung bei der Geburt (daher auch **Entbindungslähmung**)
		Falls die Wurzel C_4 mitbetroffen auch mm. supraspinatus, infraspinatus, rhomboidei, teres minor, diaphragma	u.a. Außenrotation des Armes. Zwerchfellähmung!	Wenn peripher – n. cut. brachii lat. (ex n. axillaris) und n. cut. antebrachii radial. (ex. n. musculocutaneo)	falsche Lagerung in Narkose
		Falls auch die Wurzel C_3 mitbetroffen ist, m. levator scapulae	Heben der Schulter, Supination des Armes		
		Falls die Wurzeln C_1–C_4 mitbetroffen sind, der m. trapezius	Heben der Schulter		
mittlere	C_5–C_6	Vor allem die vom n. radialis innervierten Strecker	Streckung im Ellengelenk, Heben der Hand und Strecken der Finger	segmental C_5–C_6	Durch Krückendruck. Deshalb auch: **Krückenlähmung.**
untere = Klumpke	(C_7) C_8–Th_1	Die gesamte kleine Handmuskulatur, einige Beuger des Unterarmes, Horner-Symptomenkomplex (s. S. 132)	Insbesondere Lähmung der Fingerbewegungen, Horner-Syndrom	segmental (ulnare Armseite)	Verletzungen Pancoast-Syndrom

Tabelle 17. Synopsis der einzelnen Muskellähmungen bei Läsionen peripherer Nerven des plexus brachialis

Nerv	Muskel
n. dorsalis scapulae	mm. rhomboidei m. levator scapulae
n. subscapularis	m. subscapularis
n. thoracodorsalis	m. teres major m. latissimus dorsi
n. suprascapularis	m. supraspinam m. infraspinam
n. thoracicus longus	m. serratus lateralis
nn. thoracici ventrales	m. pectoralis major m. pectoralis minor
n. axillaris	m. teres minor m. deltoides
n. musculocutaneus	m. biceps m. coracobrachialis m. brachialis
n. radialis	m. triceps m. anconaeus m. brachioradialis m. extensor carpi radialis longus m. extensor carpi radialis brevis m. extensor digitorum m. extensor digiti V m. extensor carpi ulnaris m. supinator m. abductor pollicis longus m. extensor pollicis longus m. extensor pollicis brevis m. extensor indicis
n. medianus	m. pronator teres m. flexor carpi radialis m. palmaris longus m. flexor digitorum superficialis m. flexor pollicis longus m. flexor digitorum profundus II und III

Tabelle 17. *(Fortsetzung)*

Nerv	Muskel
n. medianus	m. pronator quadratus m. abductor pollicis brevis m. flexor pollicis brevis m. opponens pollicis mm. lumbricales I, II (III)
n. ulnaris	m. flexor carpi ulnaris m. flexor digitorum profundus IV und V m. adductor pollicis m. palmaris brevis m. abductor digiti V m. flexor digiti V m. opponens digiti V mm. lumbricales (III), IV mm. interossei

Tabelle 18. Synopsis der wichtigsten, dem plexus lumbosacralis entstammenden peripheren Nerven

Nervus/nervi	Segment	Innervierte Muskulatur	kennzeichnendste Funktionsausfälle
n. femoralis	L_2–L_4	mm. iliopsoas, quadriceps femoris, sartorius	Hüftbeugung, Streckung im Kniegelenk
n. obturatorius	L_2–L_4	mm. obturat. ext., adductores, gracilis, pectineus, obdurator ext.	Adduktion der Oberschenkel, Schenkelaußenrotation
n. pudendus	L_5–S_2	mm. piriformis, quadratus femoris gemelli	Außenrotation des Beines
n. glutaeus inf.	L_5–S_2	m. glutaeus maximus	Streckung im Hüftgelenk (Außenrotation, Abduktion)
n. glutaeus sup.	L_4, L_5 (S_1)	mm. glutaei medii et minimi	Abduktion der Hüfte
		pars. ant. glutaei	Innenrotation und Beugung der Hüfte
		pars post. glutaei	Außenrotation und Abduktion des Beines

Tabelle 18. *(Fortsetzung)*

Nervus/nervi	Segment	Innervierte Muskulatur	kennzeichnendste Funktionsausfälle
n. ischiadicus	L_4–S_3	im oberen Anteil: mm. gemelli, obturat. int., quadratus femoris, semibembranaceus, biceps femoris, z. T. add. magnus	Außenrotation des Beines, Beugung des Unterschenkels, Einknicken im Knie
Die beiden großen Endäste des n. ischiadicus			
a) n. fibularis (sive peronaeus)	L_4–S_2	mm. fibulares long. et brevis, tibialis ant., extensor digitorum et hallucis long. et brev.	Dorsalflexion des Fußes und der Zehen, Hebung des lateralen Fußrandes **Merke:** Die Peronaeuslähmung führt 1. zum Steppergang, d.h. es kommt zum **Fallfuß,** beim Gehen wird die Fußspitze zuerst aufgesetzt, der Fuß rollt, umgekehrt zum normalen Gang, von vorne nach hinten ab. 2. Das durch den **Fallfuß** verlängerte Bein wird in Hüfte und Knie extremer gebeugt, d.h. gehoben = **Hahnentritt**
b) n. tibialis	L_4–S_3	mm. gastrocnemius, plant., soleus, poplit, tibialis post., flexor digitorum et hallucis long. et brev.; die mm. abduct., flex. et oppon. dig. V, den m. add. hallucis und die mm. lumbrical. et interossei	Beugung der Zehen und sog. kleinen Fußmuskulatur (→ **Krallenfuß) Hohlfuß.** Dorsalflexion von Fuß und Zehen: D.h. Unmöglichkeit des Hackengangs. Beim Gehen wird der Fuß unflektiert aufgesetzt (= Bügeleisengang)

Syndrome der **cauda spinalis sive cauda equina**

Bei der cauda equina handelt es sich um eine Bündelung motorischer (aber auch sensibler) Fasern im untersten Anteil des Wirbelkanals. (Das RM selber endet in der Höhe des 1. oder 2. Lendenwirbelkörpers.) Störungen in diesem Bereich (Ependynome – d.h. Tumoren (s. S. 224), Tumorenabsiedlungen beim Medulloblastom (s. S. 222), Metastasen, Entwicklungsstörungen (s. S. 248), **vor allem aber**

- Bandscheibenschäden, für die diese Region eine Prädilektionsstelle bedeutet, bedingen z.T. charakteristische Syndrome.

Beispiele

a) Ein lateraler Bandscheibenvorfall wird folgende Trias bieten
   - Schmerzen und Sensibilitätsstörungen im Segment L_5/S_1 (s. Tab. 18),
   - Parese des m. extensor hallucis longus (s. Tab. 18),
   - Ausfall des Tibialis-posterior-Reflexes (s. Tab. 18).

b) Ein medianer Bandscheibenvorfall gleicher Segmenthöhe muß die medialen Faserbündel der cauda equina (S_3–S_5) treffen. Dann stellen sich Blasenstörungen ein, der Analreflex ist erloschen (!).

Merke: *Versäume* in solchen Fällen nie die Prüfung der Analreflexe.
Unterlasse nie die Prüfung der perianalen Schmerzempfindung (denn bei höher lokalisierten Prozessen kann der tractus spinothalamicus des conus medullae betroffen sein; es könnte dann perianal *ausschließlich* eine dissoziierte Sensibilitätsstörung bestehen, der dann ein höchster lokaldiagnostischer Wert zukäme.)

5. Das HORNERsche Syndrom

Synonyma: HORNERscher Symptomenkomplex, Syndrom von CLAUDE BERNARD.
Dieses für die topische Diagnostik äußerst wertvolle Syndrom ist gekennzeichnet durch die Trias:

Miosis – Enophthalmus – partielle (oder sympathische) Ptosis.

Ursache ist eine Lähmung der vom n. sympathicus versorgten glatten Augenmuskeln des

- m. dilatator pupillae → Miosis
- m. orbitalis → Enophthalmus
- m. tarsalis sup. (MÜLLER-Muskel) → Ptosis.

Beachte: Nur die Lähmung des quergestreiften, vom n. oculomotorius innervierten m. levator palpebrae führt zur kompletten Ptosis.

Lokalisation der Läsion

- 1. Neuron (zwischen Hypothalamus und centrum ciliospinale (zentrales HORNER-Syndrom – z. B. beim WALLENBERG-Syndrom, s. S. 165),
- centrum ciliospinale (im Segment C 8 / Th 1) (z. B. bei der Syringomyelie – s. S. 248),
- 2. Neuron (centrum ciliospinale bis ggl. stellatum oder ggl. cervicale sup.) (z. B. bei der KLUMPKE-Lähmung, s.S. 128) (PANCOAST-Syndrom, s. S. 273) (gelegentlich bei einer Struma!)
- 3. Neuron (zwischen ggl. cerv. sup. und Auge).

Verschiedene Testuntersuchungen ermöglichen die präzise topische Zuordnung (von weiteren neurologischen Ausfällen abgesehen).

	Cocain	Atropin	Adrenalin	Schmerzreize
1. Neuron	+ +	+	○	+ +
2. Neuron und c. ciliospinale	○	+	○	?
3. Neuron	○	+	+ + +	?

+ = Erweiterung der Pupille, ○ = keine Erweiterung, ? = fragwürdiger Befund

6. Syndrome bei Rückenmarkserkrankungen

Kurz sei hier auf die Anatomie, den Verlauf der Bahnen im RM-Weiß oder der Zellverbände im RM-Grau (s. Abb. 52) verwiesen, die gleichsam ein Musterbeispiel für die „Logik" der Symptomkonstellationen geben. Aufgeführt seien die wichtigsten als Beispiele.

6.1 Die totale Querschnittslähmung

Ursachen können entzündliche (Myelitis), traumatische (z. B. HWS-Schleudertraumata), Tumoren (z. B. Sarkome, Haemangiome, Ependymome u. a.), vasculäre Erkrankungen sein (s. hierzu die S. 183).

Das klinische Bild der totalen Querschnittslähmung wird von der Höhenlokalisation bestimmt. Als Faustregel gilt:

Lokalisation	Syndrom
Halsmark	Tetraplegie
Brustmark	Paraplegie der Beine (Die präzise Höhenlokalisation läßt sich oft nur durch die Begrenzung der Sensibilitätsstörung oder durch den Reflexbefund treffen)
Lendenmark	Distal betonte Paraplegie der Beine (Für die Höhenbegrenzung gilt o.g.)
Sacralmark	Beispielhaft sind hier Absiedlungsmetastasen eines Medulloblastoms, ein Ependymom (mit heftigen Schmerzen) oder ein medianer Bandscheibenschaden

Beachte: Letzterer lehrt, daß bei Prozessen in Höhe des 1. und 2. LWK zwar periphere Lähmungen, aber auch eine – spinal bedingte – dissoziierte perianale Sensibilitätsstörung auftreten kann.

6.2 Partielle Querschnittslähmungen

Die anatomischen Besonderheiten des RM, seine
- strukturelle Organisation, seine
- vasculäre (arterielle und venöse Versorgung), seine
- enge Beziehung zu den umgebenden Häuten und zum
- Knochenkanal bedingen vielfältige Störungsmöglichkeiten,

aus denen sich dennoch einige charakteristische Syndrome ableiten lassen.

6.2.1 Das Halbseitensyndrom des RM – das Brown-Séquard-Syndrom

Es erklärt sich aus der *anatomischen* Besonderheit des *tractus spino-thalamicus*, daß die eintretende Faser bereits im selben Segment zur Gegenseite kreuzt, während *Hinterstrang-* und *Pyramidenbahn* geschlossen im oberen Hals und verlängerten Mark zur Gegenseite überwechseln. Desgleichen verlaufen die Fasern der *Vorderhornzellen* der betroffenen Seiten homolateral.

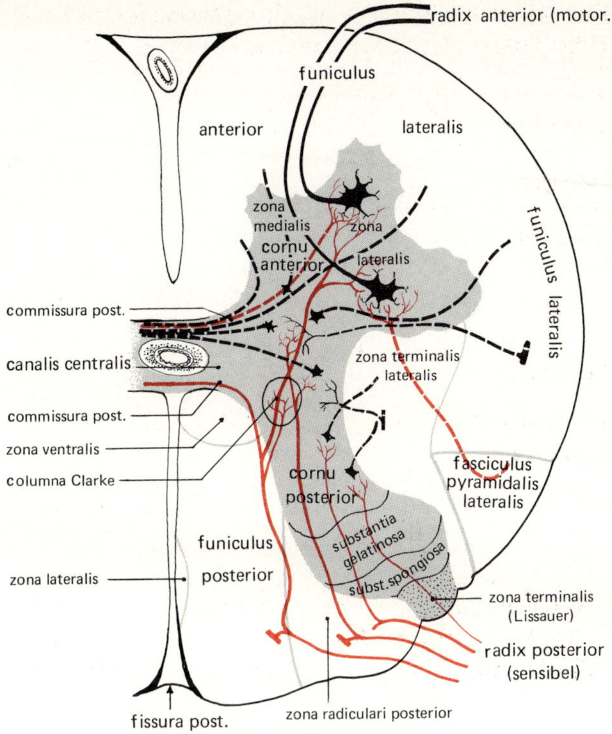

Abb. 52. Halbseitiger RM-Querschnitt (mit Verbindungsbahnen)

Daraus ergibt sich also schematisch folgendes:

Seite des Prozesses	Gegenseite
– an der oberen Begrenzung u. U. schlaffe Lähmung – darunter spastische Lähmung – sensible Hinterstrangsymptomatologie (s. S. 136)	– dissoziierte Sensibilitätsstörung (Temperatur und Schmerz betreffend)

Beispiel. Ein kleines Meningeom hat sich in der Höhe C_8–Th_1 nur rechtsseitig entwickelt und komprimiert halbseitig das RM. Die Konsequenz wäre eine schlaffe Lähmung aller von diesen Segmenten innervierten Hand- und Unterarmmuskeln (s. Abb. 52), (vor allem der kleinen Handmuskulatur re., davon distal eine re. Pyramidenbahnschädigung) und eine re. Hinterstrangsymptomatik, zugleich re. ein HORNER-Syndrom; hingegen bestünde caudal von C_8 an links eine dissoziierte Sensibilitätsstörung.

6.2.2 Das Syndrom der a. spinalis anterior

Da die a. spinalis ant. die vorderen Abschnitte des RM als unpaariges Gefäß versorgt, entsteht etwa bei ihrer Thrombosierung keine dorso-ventrale, sondern querverlaufende Halbierung des RM's.

Kennzeichnend sind:

- schlaffe Lähmungen in Prozeßhöhe (Befall der Vorderhornzellen),
- beidseitige Spastik und eine
- dissoziierte Sensibilitätsstörung unterhalb davon.

Beachte: Meist handelt es sich um Thrombosen, die einen raschen, wenn nicht apoplektischen Beginn haben.

6.2.3 Das Hinterstrangsyndrom

- Störung der sog. „epikritischen" Leistungen der Sensibilität (s. S. 68),
  — Lagesinn, Tiefensensibilität, Vibrationsempfinden, Diskriminationsvermögen, path. sensibler Funktionswandel,
- Hypotonus der Muskulatur,
- Abschwächung oder Ausfall der ER (s. Reflexbogen, Abb. 16, S.43),
- lokomotorische Ataxie (infolge der Störung der Tiefensensibilität bei Augenschluß, nicht aber unter optischer Kontrolle),
- positives ROMBERG-Zeichen,
- Versagen beim Imitationsversuch (d. h.: Der vertrackt gestellte eine Arm kann ohne optische Kontrolle vom anderen nicht nachgeahmt werden,
- Astereognosie (= Nichterkennen von Gegenständen durch Ertasten) bei Läsionen im Halsmark.

Hinterstrangsyndrome finden sich vor allem bei RM-Tumoren, der Tabes dorsalis, der FRIEDREICH-Ataxie und der funikulären kombinierten Strangerkrankung des RM.

7. Das meningeale Syndrom

Seine Erscheinungen erklären sich aus Veränderungen der das ZNS umkleidenden weichen Häute, die

a) zu einem Reizzustand der „Meningen",
b) zu einer Irritation der Wurzeln des RM, die durch den spinalen Subarachnoidalraum ziehen,

führen. Als Ursachen haben – in der Reihenfolge ihrer Häufigkeit – zu gelten:

a) Entzündungen vielfältigster Genese **(Meningitiden),**
b) Blutungen **(Subarachnoidalblutung),**
c) maligne Geschwülste (z. B. Absiedlung und Ausbreitung eines Carcinoms an den Meningen),
d) Fremdstoffreize (z. B. meist leichte und flüchtige Reaktion auf eine Luft- oder Kontrastmittel-Encephalo- oder Myelographie oder intrathecale Injektionen!

7.1 Die Symptomatologie

Art und Ausprägung der Erscheinungen erklären sich aus der durch die Grundkrankheit bedingten leichteren oder schwereren meningealen Reaktion. So kann das meningeale Syndrom voll ausgebildet oder nur facettiert auftreten. Die nachstehende Aufführung der einzelnen Symptome folgt der Häufigkeit, in der diese zu beobachten sind, nicht aber ihrer pathognomonischen Relevanz.

- *Kopfschmerzen*, mal mehr in der Stirn-, Augengegend, mal stärker im Hinterkopf und Nacken. (Der Schmerz kann in Rücken, Arme und Beine ausstrahlen.)

- Beim Versuch, den Kopf nach vorne zu beugen, zeigt sich eine *Nackensteifigkeit*, oft von zusätzlichen Nackenschmerzen begleitet.

- Reflektorische Beugung in den Hüft- und Kniegelenken (selten auch Ellenbogengelenken) beim Versuch, den Kopf vorwärts zu beugen (BRUDZINSKI-*Zeichen*).

- Das KERNIG-*Zeichen* kann durch unterschiedliche Manöver ausgelöst werden:
  - der passiven Streckung der in Hüft- und Kniegelenken gebeugten Beine wird ein reflektorischer Widerstand entgegengesetzt,
  - ein Bein wird in Hüfte und Kniegelenk gestreckt und vorsichtig passiv in der Hüfte gebeugt; dabei treten – wie beim LASÈGUE-*Zeichen* (s. Abb. 53) Schmerzen auf – zugleich wehrt sich der Patient gegen eine weitere Hebung des gestreckten Beines.

- *Typische Körperhaltungen* (zur Schmerzentlastung):

  a) *Opisthotonus*, der Kopf wird rückwärts gebeugt.
  b) Die Lendenwirbelsäule wird gestreckt, statt konvex zeigt sich der Bauch dabei konkav *(Kahnbauch)*.

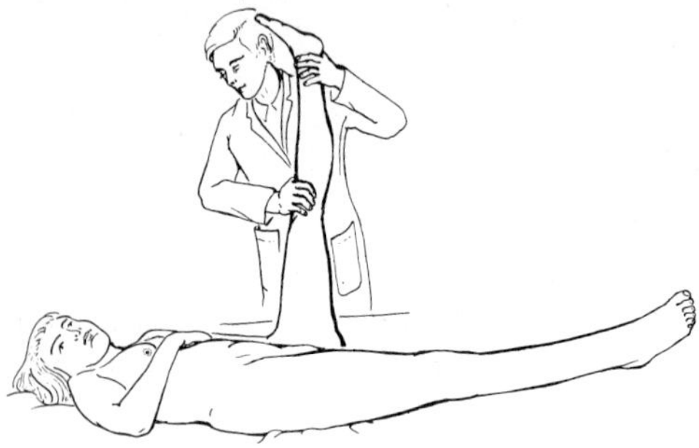

Abb. 53. Prüfung des LASÈGUE-Zeichens. Der Untersucher hebt ein gestrecktes Bein des Patienten und dehnt damit den n. ischiadicus (= mechanischer Reiz durch Zug). **Positiv** ist dieses Zeichen, wenn schon bei geringen Winkelgraden (etwa 30°) Schmerzen auf der Rückseite des Beines (im Verlauf des n. ischiadicus) angegeben werden

c) Die Beine werden angewinkelt, *signe du chien de fusil* (chien de fusil = Abzugshahn eines Jagdgewehrs).
d) *Amoss sign* (engl.), beim Aufsetzen stützt sich der Patient seitlich hinten mit den Armen ab, so daß eine Dreifußfigur entsteht *(Dreifußzeichen)*.
e) *Spine sign* (engl.) oder *Kniekußphänomen* bei Kindern, denen eine Beugung, bei der der Mund ein Knie berührt, unmöglich wurde.
f) *Seitenlage* mit angewinkelten Beinen und Opisthotonus.

– *Vegetative Störungen*

a) *Bradycardie*, die gelegentlich in eine Tachycardie umschlagen kann.
b) *Erbrechen.*

– *Hypersensibilität:* Schon leichte Berührungen der Haut werden, oft eher noch als stärkere, als unangenehm oder schmerzhaft empfunden. Es kann eine Licht- und Geräuschempfindlichkeit bestehen. Nicht nur die NAP und Nervenstränge, auch die Muskulatur ist nicht selten druckempfindlich.

– *Psychische Veränderungen:* Apathie, Bewußtseinstrübungen, psychomotorische Unruhe, Halluzinationen oder ein delirantes Verhalten gehören nicht zum meningealen Syndrom im strengen Sinne, begleiten dieses jedoch gelegentlich. Sie weisen dann auf eine Hirnbeteiligung hin, d.h. auf das Vorliegen einer *Meningo-Encephalitis.*

7.2 Liquorbefunde

Zur weiteren diagnostischen Abklärung eines aus seiner klinischen Symptomatologie festgestellten Syndroms ist eine Untersuchung des Liquor cerebro-spinalis unerläßlich.

- *Zell- und Eiweißvermehrungen* weisen auf eine *infektiöse*,
- *blutige Tinktion*, *Xanthochromie* oder der Nachweis von *Erythrocyten* im Liquor-Sediment auf eine *Subarachnoidalblutung* hin (s. hierzu Liquorsyndrome S. 103, Tab. 12).
- Beim Verdacht auf eine meningeale Carcinomatose sollte eine histologische Ausstrichuntersuchung nie versäumt werden.

7.3 Differentialdiagnose

Die Kombination von Kopfweh, Opisthotonus, Erbrechen und Bradycardie kann zur Verwechslung mit einer hinteren Einklemmung (s. S. 139) verführen. Nur eine sorgfältige Untersuchung (einschließlich des Fundus zum Ausschluß einer Stauungspapille) und die Beachtung des Gesamtbildes **vor** einer Liquorentnahme vermag vor diesem schwerwiegenden diagnostischen Irrtum zu bewahren.

8. Syndrome intracranieller Drucksteigerung

Anatomische und pathologische Voraussetzungen

a) Beim Erwachsenen bildet der Schädelinnenraum eine knöchern fixierte Höhle. Bei einer gleichwie bedingten Volumenzunahme ihres Inhalts bleibt als einzige Ausweichmöglichkeit das foramen occipitale magnum (Syndrom der *unteren Einklemmung*) mit charakteristischen (lebensbedrohlichen) Symptomen (s. u.).

b) Bei Kindern und Jugendlichen vor Fixierung der Calottennähte erlaubt eine Dehiszenz oder Sprengung der Calottennähte eine (z. T. allerdings nur begrenzte) Kompensation der Volumenzunahme des Calotteninhalts.

c) Außer der *unteren Einklemmung* (s. a)) kann es bei bestimmten Lokalisationen einer intracraniellen Raumforderung auch zur *oberen Einklemmung* im Tentoriumschlitz kommen:

- durch Druck aus der hinteren Schädelgrube nach oben (infratentorielle Prozesse),
- durch Druck supratentorieller Substrate nach caudal.

8.1 Ursachen

a) Raumfordernde Prozesse, die

- direkt durch Volumenvermehrung oder
- indirekt durch sekundäre Hirnschwellung, Hirnoedem oder Verlegung der Liquorräume den intracraniellen Druck erhöhen. Hierzu zählen:

  — Epi- oder subdurale Haematome,
  — intracerebrale Haematome,
  — intracranielle, aber extracerebrale Tumoren (Osteome, Sarkome, Meningeome),
  — die eigentlichen Hirntumoren (s.d.) (z.B. Gliome),
  — intracranielle Angioblastome,
  — Tuberculome, luetische Gummata, parasitäre Cysten.

b) Begleitoedeme (örtliche Oedeme)

- vor allem bei gefäßreichen malignen Tumoren,
- bei Hypoxydosen (bedingt durch Tumoren, arteriellen oder venösen Gefäßverschlüssen),
- bei metabolischen Störungen des Gehirns (z.T. originärer Genese, z.T. als Folge innerer Erkrankungen (z.B. Nierenversagen),
- als *pathologische Reaktion* nach Vorschädigung des Gehirns.

c) Hydrocephalus internus occlusus, bedingt vor allem durch

- Tumorkompression,
- entzündliche Erkrankungen,
- connatale Verwachsungen oder Verlegungen.

d) Toxische (endo- oder exotoxische) Ursachen, z.B.

- Alkohol,
- Abscesse,
- Encephalitiden,
- Nierenversagen.

8.2 Die Symptomatologie

Die Symptomatologie der intracraniellen Hirndrucksteigerung ist trotz unterschiedlichster Verursachung so einheitlich, daß sie ein nicht verkennbares, pathognomonisches Syndrom konstelliert.

a) Das Syndrom der allgemeinen intracraniellen Drucksteigerung:
- Kopfweh (zudem Druckempfindlichkeit der NAP des n.V),

- Erbrechen (nahrungsunabhängig, oft morgens) *im Schwall*, d. h. ohne Nausea,
- Stauungspapille (evtl. mit Blutungen) (s. Abb. 8, S. 25),

Beachte: Eine frische Stauungspapille ist nie mit einer Visusverschlechterung kombiniert, eine ältere nur, wenn der blinde Fleck vergrößert ist.

- Singultus (differentialdiagnostisch wichtiges Frühsymptom),
- Liegen mit überkreuzten Beinen,
- Nachgreifen (s. Abb. 9a und b, S. 57), Gegenhalten beim Versuch, einen Arm zu beugen,
- psychische Alterationen: Verlangsamung, Akinese, Bewußtseinsstörungen,
- öfteres Gähnen,
- Schädelveränderungen: „Drucksella", vermehrte impressiones digitatae.

b) Syndrome eines gerichteten Hirndrucks:
  - *Massenverschiebung* zur contralateralen Seite (s. Abb. 54),
  - *obere Einklemmung* (im Tentoriumschlitz),
    — Beteiligung des n. III (vor allem einseitige Pupillenerweiterung **(homolateral bei Blutungen!)**,
    — einseitige n. VI-Lähmung,
    — Quetschung der contralateralen Hirnschenkel mit Folge einer *homolateralen Hemispastik oder Hemiplegie*,
  - *untere Einklemmung* (s. Abb. 54)
    — Opisthotonus

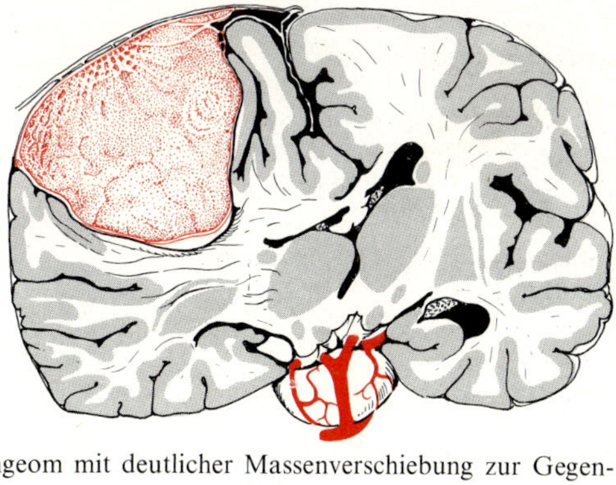

Abb. 54. Ein gefäßreiches Meningeom mit deutlicher Massenverschiebung zur Gegenseite und unterer Einklemmung

Beachte: Nicht mit Meningismus verwechseln!

— Druckpuls (Frequenz unter 60/min),
— Störungen der Atemfrequenz und -periodik (CHEYNE-STOKE-Atmen).

Tabelle 19. Synopsis der intracraniellen Drucksteigerungssymptome in der Schädelnativdiagnostik

Am häufigsten bei intracraniellen Tumoren, entzündlichen Erkrankungen und Mißbildungen. Besonders bei raumfordernden Prozessen kann es sowohl durch expansives Wachstum als auch durch Verlegung der abführenden Liquorwege zur intracraniellen Drucksteigerung kommen. Die wichtigsten radiologischen Symptome: eine Sprengung der Nähte, vermehrte Impressiones digitatae, vermehrte Venenzeichnung, Vergrößerung der fovea granularis sowie Veränderungen der sella turcica und der Schädelbasis.

Nahtsprengung	Nur bei jugendlichen Personen, je jünger um so ausgeprägter. Bevorzugt betroffen sind die Kranz- und Sagittalnaht. Die gesprengte Naht ist erweitert bei unscharf-verwaschenen Rändern.
Vermehrte Impressiones digitatae	Durch chronischen Pulsationsdruck der Hirnwindungen bei intracranieller Drucksteigerung besteht eine generelle Vermehrung der impressiones digitatae.
Vermehrte Venenzeichnung	Aus chronischer intracranieller Drucksteigerung resultiert eine Venenstauung, die sich röntgenologisch als verstärkte Gefäßzeichnung der Diploë und der sinus darstellen kann.
Vergrößerung der foveolae granulares	Diese können bei Hirndruck stärker ausgeprägt und erweitert sein, insbesondere bei jüngeren Patienten.
Druckveränderungen der sella turcica	Bei allgemeinem Hirndruck kommt es zur sog. *Druck-Sella* – Verbreiterung des Sellaeinganges – Vergrößerung des Sellalumens – Usurierung und Porose des dorsum sellae. (Differentialdiagnostisch abzugrenzen von der sog. Ballonsella als lokale Veränderung durch Hypophysentumoren.)

9. Epileptische Anfallsbilder (-syndrome)

Die Epilepsie als eigenständiges Krankheitsbild gibt es nicht. **Epileptisch** bedeutet vielmehr eine klinisch und pathophysiologisch definierbare Charakterisierung anfallsartiger oder episodischer Veränderungen. Diese können unter vielfältigen Formen auftreten. So ist es berechtigt, von „**den** Epilepsien“ zu sprechen. Jeder einzelnen Form eignet – bei einer Klassifikation unter solchem typologischen Aspekt – ein spezifisches Anfallssyndrom.

Die Beschreibung der einzelnen Anfallsbilder gehört somit sinnvollerweise in ein Kapitel der Syndromlehre. Dabei darf allerdings nicht übersehen werden, daß eigenständige **(idiopathische)** epileptische Krankheitsbilder bekannt sind, denen dann bestimmte epileptische Anfälle zuzuordnen sind. Demgegenüber manifestieren sich epileptische Anfallssyndrome bei vielerlei Leiden cerebraler Lokalisation unterschiedlichster Genese (**symptomatische Epilepsie** = *Epilepsie als Symptom*, besser Syndrom).

Kurz zur Pathophysiologie: Die Ursache eines epileptischen Anfalls ist generell in einer Störung des elektrophysiologisch nachweisbaren abgewogenen Gleichgewichts von Reizung und Hemmung der Aktivität des Großhirns und bestimmter Hirnstammanteile zu suchen. Ein Versagen der Hemmung führt zu einer Überaktivität. Generalisiert sich diese, entsteht der sog. **große generalisierte Krampfanfall (Grand mal, GM);** bleibt sie lokal begrenzt, folgt ein kleiner Anfall **(Petit mal, PM), psychomotorischer Anfall, JACKSON-Anfall, andere focale Anfälle).** Die extreme Reizung der nervösen Substanz erschöpft bald deren Erregbarkeit (refraktäre Phase). Daraus erklärt sich der episodische Ablauf epileptischer Anfälle.

Beispielhaft für eine Hemmungsstörung sind die Vorgänge um eine Narbe infolge einer substantiellen cerebralen Läsion. Das potentielle Überwiegen der Aktivität führt zu einem *Herd* oder *Focus*. Exogene oder endogene Einflüsse vermögen durch überschießende Aktivierung einen focalen Anfall *auszulösen*. Der Lokalisation der begrenzt (focal) ablaufenden Erregung entspricht die Symptomatologie des Anfallbildes. Diese bietet die in den betroffenen Hirnabschnitten repräsentierten Leistungen und Funktionen excessiv dar (s. als Beispiel den corticalen JACKSON-**Anfall,** Tab. 20, 5).

Tabelle 20. Synopsis epileptischer Anfallsbilder (-syndrome)

Benennung (S = Synonyma)	Erkrankungsalter (Lbj. = Lebensjahr)	Aura	Motorische Erscheinungen	Ätiologie	Spezielle Therapie
A. Altersgebundene kleine Anfälle (Petit mal = PM)					
1. Propulsiv – PM S: WEST-Syndrom, Blick-Nick-Salaam-(BNS)-Krämpfe, infantile spasms	1.–3. Lbj. – 75% im 1. Lbj.	In der Regel keine. Vielleicht gelegentlich Angst (wenn eingeleitet durch Schrei oder Weinen).	Bewußtlosigkeit mit blitzartigen Bewegungen wie – Zucken des Kopfes (= Nickkrampf), – Rucken der Augen nach oben (Puppenaugenphänomen). – Jähes Zusammenkrümmen und Auseinanderschlagen der Arme (Salaam-Krampf). – Plötzliches Hinstürzen (static seizures, akinetic seizures, akinetisches PM), — bei ebenso unvermitteltem Wiederaufstehen = „Stehaufmännchen-Anfälle“.	fast immer symptomatisch (prae-, peri- und postnatale Schäden).	ACTH (= Nachreifung), Nitrazepam 0,3–1,0 mg/kg p.d.
2. Myoklonisch-astatisches PM S: LENNOX-Syndrom, akinetic seizures, astatic seizures, PM variant epilepsy	1.–5. Lbj. selten später – 66% im 2.–4. Lbj.	keine	Absencen mit – Ruckartigen Stößen von Schultern, Armen, Händen, Kopf. – Sakkadierenden Rumpfbewegungen nach vorne, – blitzartigem Fallen (= Sturzanfälle), – Blinzeln der Lider, – Zucken der Mundwinkel.	z.T. symptomatisch (wie beim WEST-Syndrom, z.T. hereditär, z.T. idiopathisch	Barbiturate Primidon Phenytoin ——— ACTH (weniger wirksam als beim WEST-Syndrom)

3. Pyknolepsie S: pyknoleptisches PM, pure PM, FRIEDMANN-Krankheit, FRIEDMANN-Syndrom	4.–14. Lbj. 75% im 5.–11. Lbj. = Schulalter!	keine	Reine Absencen („seelische Pause“ = kurze Bewußtlosigkeit). Wenn motorische Erscheinungen: – Hochrucken der Augen, — evtl. kombiniert mit Rückbeugen des Kopfes (retropulsives PM) – oder Nesteln, orale Bewegungen, Fortsetzen momentan geübter Tätigkeiten (z. B. Essen, Radfahren (!), Gehen).	Prototyp idiopatischer Epilepsie, hohe Hereditätsrate (bis 20%), latent (im EEG) bis 34%. Erbgang noch ungeklärt.	Oxazolidine Succinimide (Barbiturate) **(Hydantoine wirkungslos!)**
4. Impulsiv-PM (JANZ-CHRISTIAN) S: myoklonische Epilepsie myoclonic epilepsy, jerk epilepsy (LENNOX).	9.–27. Lbj. 85% im 13.–20. Lbj.	keine	Voll erhaltenes Bewußtsein. Jähes, ruckartiges Zucken oder Schleudern der Arme (in Händen Gehaltenes fliegt umher oder fällt hin!) oder der Beine (Einsacken und sofortiges Wiederaufrichten wie beim „Stehaufmännchen“). Die „Impulsion“ erfolgt meist ein-, selten zwei- und mehrmals.	Prototyp idiopathischer Epilepsie, hohe Hereditätsrate (25%–37,1%), latent noch höher (genaue Daten fehlen, nur Einzelbeobachtungen).	Barbiturate – 70%–90% anfallsfrei (Hydantoine von geringem Effekt).

Tabelle 20. *(Fortsetzung)*

Benennung (S = Synonyma)	Erkrankungsalter (Lbj. = Lebensjahr)	Aura	Motorische Erscheinungen	Ätiologie	Spezielle Therapie
B. Altersungebundene epileptische Anfälle					
5. JACKSON-**Anfälle** S: partial convulsions (JACKSON), épilepsie partielle (CHARCOT), local epilepsy (HOLMES), épilepsie hémiplégique (BRAVAIS)	altersungebunden	Bei *voll erhaltenem Bewußtsein* werden in der Regel an einer Hand, einem Fuß, einer Mundhälfte paraesthetische Mißempfindungen, die sich zum Schmerz steigern können, empfunden. Diese breiten sich hemiparaesthetisch aus (march of sensations). Selten (!) greifen sie auf die andere Körperhälfte über. Meist folgen ihnen – motorische Entladungen in gleicher Reihenfolge. – eine Anaesthesie (als Ausdruck der Erregungserschöpfung der nervösen Substanz)	Bei *voll erhaltenem Bewußtsein* beginnt mit oder ohne vorausgegangenen Paraesthesien ein tonischer oder klonischer Krampf am distalen Anteil einer Extremität oder einem Mundwinkel. Dieser breitet sich homolateral aus („march of convulsion"). Selten springt er auf die andere Körperseite über. Postparoxysmal kann für sec oder min eine Lähmung als Ausdruck der Erschöpfung der nervösen Substanz bleiben (refraktäre Phase nach SHERRINGTON). JACKSON-Anfälle münden gelegentlich in einen generalisierten Anfall (GM, s. d) ein.	fast immer symptomatisch: Mißbildungen, Angiome, Tumoren, Narben nach Traumata u.a.m.	Barbiturate Hydantoine, die Kombination beider.

		Isolierte rein-sensible JACKSON-Anfälle sind äußerst selten (!)			
6. Psychomorotische Anfälle S: Dämmerattacken, Oral-PM, Uncinatus-Anfälle, Psychomotorische Äquivalente, psychomotor epilepsy. – **a) oraler Typus** **b) adversiver Typus** **c) dysphasischer Typus**	in jedem Lebensalter	1. Epigastrische Aura = unbestimmbare, vom Magen hochsteigende Empfindungen. 2. Gustatorische oder olfaktorische Halluzinationen (beim Typus a). 3. Optische und räumliche Halluzinationen oder Illusionen – oder Drehschwindel (beim Typus b). 4. Déjà-vue – (Déjà-écue –) Erlebnisse. 5. Illusionäre Verkennungen der Umwelt. 6. Akustische, vor allem optische Halluzinationen (vor allem beim Typus b).	Komponierter Ablauf: A. Aura (s.d.) B. Anfallskern (je nach Typus) C. Nachfolgender Dämmerzustand. ——— B. a) orale Automatismen (Schmatzen, Kauen, Lecken, Abschmeckbewegungen), b) Wende- und Drehbewegungen, c) iterative Entäußerungen von Worten oder Lauten – oder ein „Sprachzerfall“ (= Aphasie) im nachfolgenden Dämmerzustand. C. – Nesteln und „unbeholfenes“ Agieren, – allmähliches Reorientieren, – aktive, persönlichkeitsgebundene Handlungen (z.B. Entkleiden, Exhibitionismus, Schimpfen u.ä.).	bei allen Formen der Epilepsie – insbesondere aber auch „sekundär“, d.h. ictogen oder traumatisch bei anderen Epilepsien (NEIMANIS).	der Ursache entsprechend

Tabelle 20. *(Fortsetzung)*

Benennung (S = Synonyma)	Erkrankungsalter (Lbj. = Lebensjahr)	Aura	Motorische Erscheinungen	Ätiologie	Spezielle Therapie
B. Altersgebundene epileptische Anfälle					
7. Grand mal (GM) (generalisierter epileptischer Anfall)	in jedem Lebensalter	Jede der zuvor erwähnten Auraerscheinungen ist möglich.	*A. tonische Phase:* Tonische Streckung der langen Rücken- und auch der Extremitätenmuskulatur (→ Wirbelbruch), (→ **Sturz wie ein gefällter Baum).** **Augen weit offen,** Pupillen weit und nicht starr, Atmung setzt aus (deshalb Cyanose), Biß in die seitliche Zunge. *B. klonische Phase:* klonische Zuckungen, Augen immer noch offen, forciertes Atmen, Rötung des Gesichts, weiterhin Pupillenstarre, evtl. Urinabgang. Durch die forcierte Atmung wird der Speichel schaumig und „hinausgeblasen“, evtl. blutig durchsetzt infolge des vorausgegangenen Zungenbisses. *Dauer:* insgesamt 2–4 min. Evtl.: Nachschlaf (aus diesem weckbar!).	idiopathisch, symptomatisch, hereditär (s. d.) **Beachte:** Beginn eines Delirium tremens – erstes Symptom eines Hirntumors – bei Kindern einer cerebralen Gefäßmißbildung.	Dem Typus (s. d.) oder der Grundursache entsprechend.

			Nachfolgende Bewußtlosigkeit sollte immer an eine pathologische Reaktion aufgrund einer cerebralen Grunderkrankung denken lassen (oder an eine Hypoglykaemie).		
8. a) Status epilepticus	in jedem Lebensalter	—	Aufeinanderfolge von GM, zwischen diesen Bewußtlosigkeit. Lebensbedrohlich, nicht zuletzt wegen der sich entwickelnden Hirnschwellung.	Tumoren **eines** Frontlappens, Glioblastome, plötzlicher Entzug antiepileptischer Medikamente *(Entzugsstatus)*.	Phenobarbital (0,2 mg i.m. und 0,2 mg i.v.), Diphenylhydantoin i.v., Valium® i.v., Liquorpunktion, Chloralhydratklysma, *Vollnarkose.*
8. b) Status pyknolepticus S: LENNOX'Dämmerzustand	im Schulalter; aber auch bei ungenügend behandelten älteren Pat. mit einer Pyknolepsie	—	Obwohl das EEG wie beim pyknoleptischen Anfall 3/sec spikes-waves-Komplexe zeigt, hier allerdings nicht episodisch, sondern fortlaufend, bietet sich **klinisch** nicht das Bild einer permanenten oder sich staccatohaft wiederholenden Absence, sondern ein mehr oder weniger geordneter Dämmerzustand mit teilweise psychotischen Zügen.	idiopathisch, unzureichende Medikation einer Pyknolepsie.	Oxazolidine, Succinimide, Barbiturate, Valium®

Tabelle 20. *(Fortsetzung)*

Benennung (S = Synonyma)	Erkrankungs-alter (Lbj. = Lebensjahr)	Aura	Motorische Erscheinungen	Ätiologie	Spezielle Therapie
B. Altersgebundene epileptische Anfälle					
8. c) Epilepsia partialis continua S: KOJEWNIKOFF-Epilepsie	in jedem Lebensalter	—	= Status eines JACKSON-Anfalls	symptomatisch	Barbiturate i.v. Valium® i.v.
9. Adversiv-Krämpfe	in jedem Lebensalter	Gelegentlich Engegefühl, bewußtes Miterleben des Anfallbeginns.	Drehung der Augen und des Kopfes vom Herd weg, Beugung der Extremitäten der Herdseite (*Fechterstellung* des Armes), Streckung der Gliedmaßen der kontralateralen Seite.	immer symptomatisch	Beseitigung der Ursache (Tumoren u.a.m.)

C. KRANKHEITSBILDER

Wir sprechen von **der** Tabes dorsalis, **der** spinalen Kinderlähmung, **der** MS, als handele es sich dabei um Personen. In der Tat wurden nicht nur das Kranksein, sondern auch einzelne Krankheiten in mythisch denkenden Kulturen als Besessensein von einem bösen Geist, einem Dämon oder Teufel angesehen. Ist die Medizin, damit verglichen, auch entmythologisiert, so blieb der Nosologie eines mit solchen Anschauungen gemeinsam: Die Krankheitsbilder zeigen eine, nämlich **ihre** Physiognomie; in der Lehre und der praktischen ärztlichen Wirklichkeit blieben sie zu Recht nosologische Entitäten; ein Krankheitsbild erwächst zwar aus der Summe der Einzelerkenntnisse seiner Besonderheiten, wird jedem Kenner jedoch zu einer geschlossenen Gestalt. Wesenszüge eines Krankheitsbildes bedeuten nicht nur dessen Symptome oder Syndrome, sondern auch das Manifestationsalter, die Frage, ob es sich um einen Zustand (status) oder um einen Prozeß handelt, im letzteren Fall das Verlaufstempo und die Prognose. Daß Krankheitsbilder in der Regel nicht nur durch derartige klinische Kriterien, sondern ebensosehr durch spezifische pathologisch-anatomische, pathophysiologische oder pathochemische Befunde charakterisiert werden können, rundet nur die angedeutete Definition.

Grundsätzlich ist das NS als eine funktionelle Einheit anzusehen, das jedoch
- anatomisch und
- physiologisch

eine systematische Gliederung erkennen läßt.
Sehr grob vereinfachend wäre zwischen einem
- peripheren – und einem
- zentralen NS (u.a. RM, verlängertes Mark, cerebellum, Stammganglien, Großhirnmark, Hirnrinde)

zu unterscheiden.

Physiologisch bedeuten diese – entwicklungsgeschichtlich ableitbare – verschiedenartige Differenzierungsstufen der nervalen Funktion (nach JACKSON = „level" (engl)), deren pathologischer Befall nicht immer nur zum *Funktionsausfall*, sondern auch zur Leistungsänderung, zum *Funktions*- oder *Leistungswandel* führt.

Beispiele

a) Der sensible pathologische Funktionswandel,
b) der spastische Gang,
c) die Ataxie.

Zum Verständnis der Eigenart neurologischer Krankheitsbilder ist es belangvoll zu wissen, daß:

a) Erkrankungen auf einem physiologischen „level" vorkommen,
b) daß ihnen anatomische Veränderungen verschiedenster Substrate eignen, mit der Folge komplexer Ausfälle oder pathologischer Abwandlungen der Funktion.

Beispiele

Ad a) Die Mononeuritiden oder – ein physiologisch gegensätzliches Bild –: Die ALZHEIMER-Krankheit (s. S. 259).

Ad b) Entzündliche Erkrankungen, die sowohl das Gehirn (Encephalitis) als auch die Häute, mit (peripheren) Hirnnervenausfällen, befallen – oder Stoffwechselerkrankungen, wie etwa das REFSUM-„Syndrom" (ein eigenständiges Krankheitsbild), gekennzeichnet durch Befall des cerebellum und peripherer Nerven.

Wahllos sind diese Beispiele herausgegriffen, um aufzuzeigen, wie künstlich und erzwungen – trotz des logischen oder mathematischen Aufbaus der neurologischen Nosologie (= Krankheitslehre) – die übliche Einteilung der Krankheitsbilder ist.
So sollen hier zunächst einmal Krankheitsbilder nach ihrem einzigen oder bevorzugten anatomischen Sitz abgehandelt werden. Dann aber doch auch die der Nosologie zuzurechnenden „Syndromata" oder „morbi" angefügt sein.

Kurzum: Jede nosographische Systematik muß ein Schema bleiben, das die Unzulänglichkeiten systematisierender Einteilungen biologischer Vorgänge weder verbergen noch vermeiden kann.

Beachte: Für einen Pathologen stellen sich diese Tatbestände weniger als Probleme dar, da morphologisches „Schauen" gewiß eine Systematik eher ermöglicht als dynamisches oder pathologisch-physiologisches (bzw. -chemisches) Erfassen feststellbarer Symptome.

1. Gefäßerkrankungen des Gehirns und Rückenmarks (P. Marx)

In diesem Kapitel werden **zusammenfassend** alle vasculär bedingten cerebralen und spinalen Symptome, Syndrome und Erkrankungen beschrieben. Dabei werden ihre pathologisch-anatomischen und pathophysiologischen Grundlagen abgehandelt und ihre Differentialdiagnose, Prognose und Therapie besprochen.

1.1 Zur Anatomie der cerebralen Gefäßversorgung

Die cerebrale Blutversorgung erfolgt über *zwei* paarige Arteriensysteme: Das der a. carotis und das der a. vertebralis (Abb. 55). Auf der rechten Seite entspringen a. carotis communis und a. vertebralis gemeinsam aus dem truncus brachiocephalicus (sie können daher bei der retrograden Kontrastmittelfüllung über die a. brachialis gemeinsam angiographisch dargestellt werden!) Auf der linken Seite nehmen a. carotis communis und a. vertebralis ihren Ursprung getrennt vom Aortenbogen bzw. von der a. subclavia sinistra.

Die a. carotis communis teilt sich im Halsabschnitt in die a. carotis ext. und int. An der Teilungsstelle liegt das *glomus caroticum* mit seinen Chemo- und Pressorezeptoren. Die a. carotis int. liegt am Hals lateral von der a. carotis ext. und hat in diesem Abschnitt keine Seitenäste. Nach Durchtritt durch den knöchernen Schädel verläuft sie durch den *sinus cavernosus* und mündet dann in den circulus arteriosus Willisii (Abb. 55), der das Carotis- und Vertebralis-Stromgebiet beider Seiten verbindet. Er liegt an der Hirnbasis im Subarachnoidalraum und ist nur selten symmetrisch ausgebildet. Gelegentlich fehlen sogar einige der kommunizierenden Arterien.

Aus der a. carotis int. abzweigende Arterien:

a) die a. ophthalmica entspringt intracraniell; sie versorgt insbesondere das innere Auge;

b) die a. communicans post. ist Teil des circulus arteriosus Willisii und verbindet die a. carotis mit der a. cerebri post. Sie versorgt Teile des Hypthalamus;

c) die a. chorioidea ant. versorgt Anteile des pallidum, des tractus opticus, der Sehstrahlung, den hinteren Schenkel der inneren Kapsel, Teile des lateralen Thalamuskernes, des n. caudatus, des n. ruber, des corpus Luysii und der substantia nigra. Sie endet im plexus chorioideus des Unterhornes;

d) die a. cerebri media verläuft zunächst nach lateral und biegt dann in der fissura Sylvii nach dorsal um. Sie gibt zunächst kleine Äste

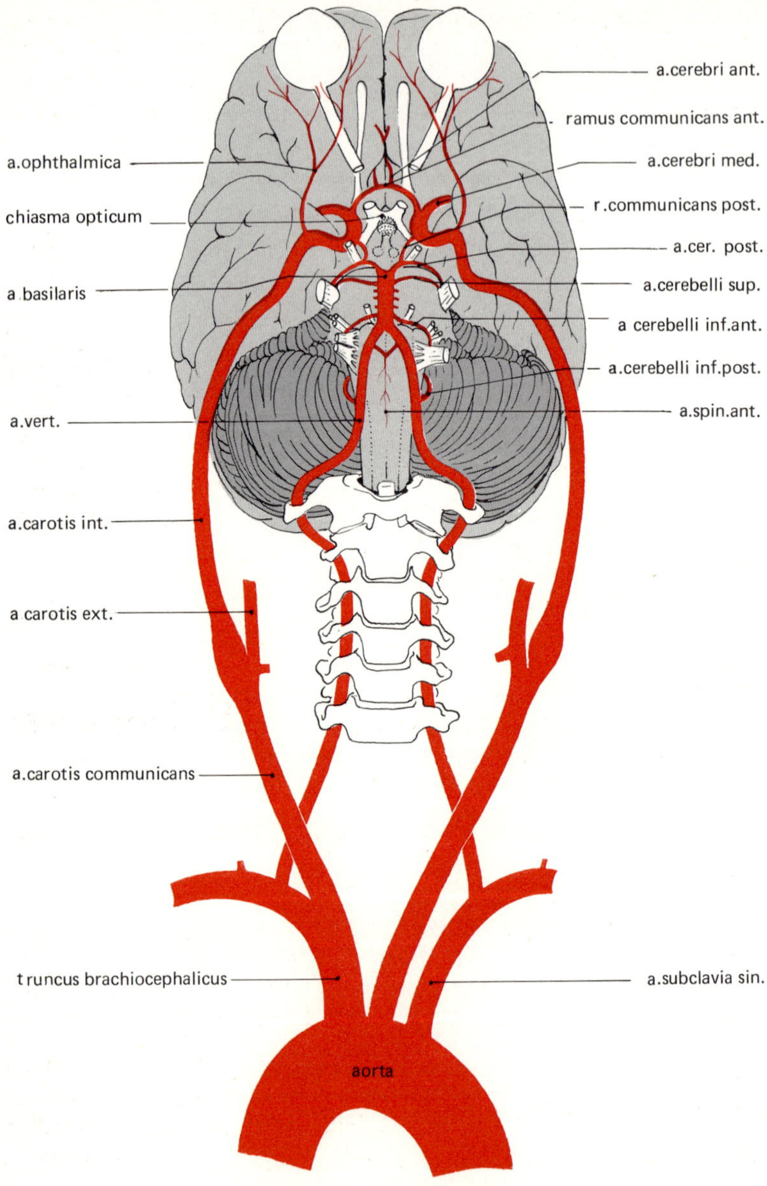

Abb. 55. Basale Ansicht der Gefäßversorgung des Gehirns

für das corpus striatum und die rostralen Abschnitte der inneren Kapsel ab. Nach Abzweigung weiterer Äste zur Inselregion teilt sie sich in ihre Endäste, die den lateralen Hirnmantel von Frontal-, Temporal-, Parietal- und Occipitallappen versorgen (s. Abb. 56).

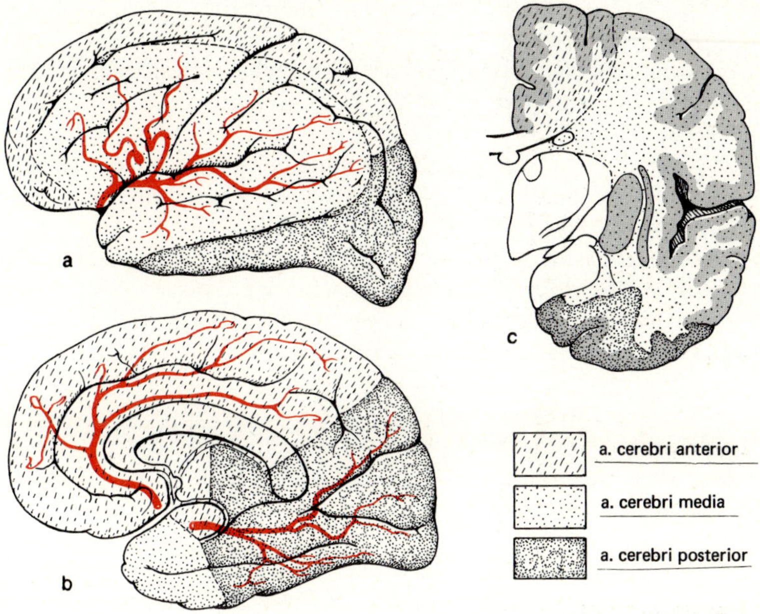

Abb. 56. Versorgungsprovinzen cerebraler Gefäße a) laterale Fläche, b) mediale Fläche, c) Frontalschnitt in Höhe der Stammganglien

e) die a. cerebri ant. verläuft zunächst nach medial und verbindet sich mit der gleichnamigen Arterie der Gegenseite durch den ramus communicans anterior. Danach verläuft sie entlang dem Balken und versorgt hauptsächlich das Gebiet der sog. Mantelkante (s. Abb. 56).

Die a. vertebralis verläuft vom 6. bis 1. Halswirbel in den foramina costo-transversaria und tritt durch das foramen occipitale magnum in den Schädel ein. Dicht caudal der Brücke vereinigt sie sich über dem clivus mit der a. vertebralis der Gegenseite zur *a. basilaris* (s. Abb. 55).

Aus der a. vertebralis und basilaris abzweigende Äste:

a) die a. cerebelli inf. post. entspringt meist noch aus der a. vertebralis und versorgt das laterale Drittel der medulla oblongata und die caudalen Anteile der Kleinhirnhemisphären (s. WALLENBERG-Syndrom S. 166);

b) die a. cerebelli inf. ant. (a. cerebelli media) ist sehr variabel; aus ihr oder direkt aus der a. basilaris entspringt die a. auditiva;

c) die a. cerebelli sup. verläuft um den Hirnstamm nach dorsal; sie versorgt Anteile des Mittelhirns und die rostralen Partien der Kleinhirnhemisphaeren;

d) zahlreiche kleinere Arterien zur Versorgung von medulla oblongata und pons entspringen direkt aus der a. basilaris;

e) die a. cerebri post. verläuft in Höhe des Tentoriumschlitzes (Verlagerung bei der oberen Einklemmung (s. S. 139) angiographisch oft darstellbar) und versorgt große Anteile des Occipitallappens und des thalamus (s. Abb. 56).

Physiologisch wichtig ist die Tatsache, daß die den Großhirnmantel und die Kleinhirnhemisphaeren versorgenden Arterien vor ihrem Eintritt in die Hirnsubstanz außer im circulus arteriosus WILLISII noch reichlich weitere leptomeningeale Anastomosen eingehen.

Nach Eintritt in die Hirnsubstanz bestehen nur noch physiologisch unzureichende Anastomosen.

Neben den leptomeningealen Anastomosen findet man auch solche zwischen der a. carotis ext. und der a. carotis int. (z.B. über die a. ophthalmica) und zwischen der a. carotis ext. und der a. vertebralis (z.B. über die a. occipitalis).

Der venöse Abfluß erfolgt über oberflächliche und innere Hirnvenen, die den cerebralen Arterien nicht parallel gehen, und die sinus durae matris.

1.2 Physiologie und Pathophysiologie der Hirndurchblutung

Merke: Die Hirndurchblutung hängt von drei Faktoren ab:
- Perfusionsdruck,
- cerebraler Gefäßwiderstand,
- Viscosität des durchströmenden Blutes.

Der **cerebrale Perfusionsdruck** berechnet sich gewöhnlich als Differenz zwischen mittlerem arteriellen Blutdruck (= diast. Druck + 43% der Blutdruckamplitude. Er wird um so größer, je höher der Blutdruck und je niedriger der Liquordruck ist).

Auffälligerweise bleibt beim Gesunden die Hirndurchblutung über weite Bereiche von Perfusionsdrucken konstant (= *Autoregulation*), da der cerebrale Gefäßwiderstand durch Weitenänderung der Arterien und Arteriolen veränderbar ist. Die Weitenregulierung der Gefäße erfolgt vorwiegend aufgrund metabolischer Veränderungen. Dabei führt eine Erhöhung der Wasserstoffionenkonzentration *(Erniedrigung des pH-Wertes)* im Extracellulärraum des Hirnes bzw. der Arteriolen zu Vasodilatation.

Dieser Mechanismus offenbart sich besonders bei plötzlichem Blutdruckabfall, der infolge einer Verminderung des Perfusionsdruckes kurzfristig eine cerebrale Ischaemie und Hypoxie zur Folge hat. Da beim Sauerstoffmangel der Abbau von Glucose nicht aerob zu den Endstufen CO_2 und Wasser erfolgt, sondern anaerob zur Bildung von Milchsäure führt, kommt es im Hirngewebe zu einer Lactacidose und damit zur Erniedrigung des pH-Wertes. Die hierdurch sofort einsetzende Vasodilatation erniedrigt den cerebralen Gefäßwiderstand und vermehrt die Hirndurchblutung.
Umgekehrt führt eine Erhöhung des Perfusionsdruckes zum Auswaschen von sauren Stoffwechselmetaboliten und damit zur Vasoconstriction, zu der wahrscheinlich auch myogene und sympathische Reflexe beitragen.

Der *Mechanismus der Autoregulation* gewährleistet eine über weite Blutdruckbereiche konstante Hirndurchblutung. Er versagt beim Abfall des arteriellen Mitteldrucks unter 70 mm Hg infolge zu geringen Perfusionsdruckes. Bei – insbesondere akuter – Blutdruckerhöhung über einen arteriellen Mitteldruck von etwa 180 mm Hg kann eine Verminderung der Hirndurchblutung infolge Vasoconstriction eintreten.

Der **cerebrale Gefäßwiderstand** hängt hauptsächlich von der Weite der Gefäße ab. Er verringert sich durch Vasodilatation und erhöht sich durch Vasokonstriktion. Er unterliegt insbesondere der pH-abhängigen Weitenregulierung der Hirngefäße, für die die Blutgaspartialdrücke eine entscheidende Rolle spielen.

Der Einfluß des Co_2- und Partialdruckes

- Eine **Erhöhung des CO_2-Partialdruckes** bewirkt infolge Erniedrigung des pH-Wertes eine cerebrale **Vasodilatation.**
- **Erniedrigung des CO_2-Partialdruckes,** z.B. durch Hyperventilation, führt zu cerebraler *Vasoconstriction.* Hochgradige **Hypokapnie** (= Verminderung des CO_2-Partialdruckes) bewirkt ischaemische Hypoxie. Die dabei entstehende Lactacidose begrenzt den Effekt des CO_2-Mangels.

  Eine **Erhöhung des O_2-Partialdruckes** erniedrigt die Hirndurchblutung, während eine **Erniedrigung** desselben eine lactacidotisch bedingte cerebrale Vasodilatation zur Folge hat.

Der cerebrale Gefäßwiderstand kann auch durch Verengerung des Capillarlumens infolge intracellulärer Flüssigkeitseinlagerung, wie z.B. beim hypoxisch bedingten Hirnoedem, erhöht werden.

Eine lokale Erhöhung des cerebralen Gefäßwiderstandes findet man bei arteriosklerotischer Lumenverengerung.

Erhöhungen der Blutviscosität, wie z.B. bei der Polycythaemie, steigern das Risiko cerebraler Mangeldurchblutung. In ischaemisch geschädigten Hirnarealen kommt es infolge Abstroms von Elektrolyten und Wasser in das Gewebe und zusätzlicher Thrombocyten- und Erythrocytenaggregation zu Viscositätserhöhungen, die die Ischaemie verstärken und oft eine Reperfusion und damit Wiederbelebung des Gewebes verhindern.

Nervale Einflüsse auf die cerebrale Vasomotorik spielen nur eine untergeordnete Rolle

1.2.1 Allgemeiner Sauerstoffmangel (Hypoxie – Anoxie)

Die cerebralen Folgen können in drei Stadien eingeteilt werden:
a) Indifferenzstadium,
b) Stadium der funktionellen Störung,
c) Stadium der strukturellen Schädigung.

Ad a) Eine Verminderung des arteriellen Sauerstoffangebotes auf etwa 50% kann durch Erhöhung der Sauerstoffausnutzung vom Gesunden üblicherweise voll kompensiert werden. *(Indifferenzstadium).*

Ad b) Eine weitere Erniedrigung des arteriellen pO_2 führt zu – oft länger anhaltenden – *funktionellen* und reversiblen *Störungen.*

Ad c) Bei Unterschreiten des cerebralen Sauerstoffangebotes unter 20% der Norm resultieren *irreversible, strukturelle Hirnschädigungen.*

1.2.2 Der lokalisierte Sauerstoffmangel

Er entsteht durch lokalisierte Ischaemie. Diese wird entweder durch embolische bzw. thrombotische arterielle Verschlüsse oder in poststenotischen Gefäßabschnitten durch Abfall des Perfusionsdruckes verursacht. Im ischaemischen Gebiet und seiner unmittelbaren Umgebung bedingt die sofort einsetzende Lactacidose Vasodilatation. Dadurch wird der Einstrom von Blut aus Collateralgefäßen gefördert. Ist der Collateralkreislauf ausreichend oder wird die Ursache der Mangeldurchblutung beseitigt, entsteht eine postischaemische reaktive Hyperaemie.

Hyperaemische Hirngebiete lassen sich durch regionale Hirndurchblutungsmessungen bei einem Teil ischaemischer Insulte im frühen Stadium nachweisen. In ihnen verursacht

die Einatmung von CO_2 gewöhnlich keine Erhöhung der Durchblutung, oft eher eine Erniedrigung. Dieses Phänomen wird als *intracerebrales Anzapfphänomen* bezeichnet. Es entsteht durch Abstrom des Blutes in das durch CO_2 erweiterte Gefäßgebiet des gesunden Hirngewebes.
Umgekehrt kann Hyperventilation durch Umverteilung von Blut aus dem gesunden Hirngewebe in das geschädigte in letzterem durchblutungsfördernd wirken *(Umgekehrtes Anzapfphänomen)*.

In lactacidotischem Hirngewebe ist wegen der pH-abhängigen Gefäßparalyse eine Autoregulation nicht mehr möglich. Die Hirndurchblutung folgt passiv dem Perfusionsdruck = *Verlust der Autoregulation.*

1.3 Die Klinik der cerebro-vasculären Erkrankungen

Aufgrund pathologisch-anatomischer Kriterien kann man die cerebrovasculären Erkrankungen in 4 Gruppen ordnen:

- Ischaemische cerebrale Insulte
- Intracerebrale Massenblutungen
- Cerebrale Gefäßmißbildungen
- Cerebro-venöse Erkrankungen

1.3.1 Ischaemische Insulte

Definition: Unter einem ischaemischen cerebralen Insult versteht man ein Krankheitsbild, das durch mehr oder weniger rasch eintretende, ischaemisch bedingte zentralnervöse Symptome gekennzeichnet ist. Das morphologische Substrat ist – außer bei den meisten passageren ischaemischen Insulten (s. u.) – der Hirninfarkt.

1.3.1.1 Ätiologie und Pathogenese

Cerebrale Ischaemien entstehen entweder im Versorgungsgebiet embolisch oder arteriosklerotisch-thrombotisch verschlossener Arterien oder in poststenotischen Gefäßarealen durch Abfall des Perfusionsdruckes (haemodynamische Krise).

Emboliequellen

- Intracardiale Thromben (Vorhofthromben bei absoluter Arrhythmie, intramurale Thromben nach Herzinfarkt u.a.m.),
- Ablagerungen auf entzündlich veränderten Herzklappen (dann gelegentlich auch entzündliche Liquorbefunde!),

– Material (kleine Thromben, Cholesterinpartikel) aus arteriosklerotischen Plaques der hirnversorgenden Arterien.

Merke: Paradoxe Embolien aus dem venösen Kreislauf sind äußerst selten.

Thrombotische Verschlüsse der hirnversorgenden Arterien bilden sich gewöhnlich nur an stark arteriosklerotisch veränderten Gefäßen oder appositionell an embolisch verschlossenen Arterien aus. Prädilektionsstellen sind die Carotis-Bifurcation und der Carotis-Syphon. Sehr selten können thrombotische Verschlüsse traumatisch bedingt sein.
Haemodynamisch bedingte Insulte können in poststenotischen Gefäßarealen, z.B. bei starkem Blutdruckabfall oder Verminderung des Herzminutenvolumens entstehen (z.B. häufige Coinzidenz von Herz- und Hirninfarkt!).
Im Einzelfall kann die Unterscheidung zwischen embolisch und haemodynamisch bedingter Ischaemie schwerfallen, da kleine Embolien in den Hirnarterien häufig schnell aufgelöst werden und ihre Reste in der Gefäßperipherie angiographisch und auch pathologisch-anatomisch nicht mehr nachgewiesen werden können.

Beachte: Angiospastisch bedingte Insulte gibt es – wenn überhaupt – nur bei extremer arterieller Hypertonie oder nach intracraniellen Gefäßrupturen (s. u.).

Der Stellenwert der *Arteriosklerose* für die Entstehung ischaemischer cerebraler Insulte erhellt aus der Tatsache, daß fast 75% aller Patienten mit ischaemischen Hirninfarkten degenerative Gefäßwandveränderungen allein an den großen arteriellen Gefäßen des Halses (aa. carotides, aa. vertebrales) zeigen. Die Prädilektionsstellen arteriosklerotischer Veränderungen an den hirnversorgenden Arterien sind in Abb. 57 dargestellt.
Die Ausdehnung eines Hirninfarktes hängt weitgehend von der Ausbildung und funktionellen Wertigkeit der Collateralversorgung ab. So können Gefäßverschlüsse gelegentlich vollständig kompensiert werden, während in anderen Fällen ein größerer oder kleinerer Anteil oder das gesamte Versorgungsgebiet der verschlossenen Arterien infarziert ist. Die Versorgungsgebiete der Stammgangliengefäße gelten allgemein als funktionelle Endstromgebiete ohne ausreichende Collateralversor-

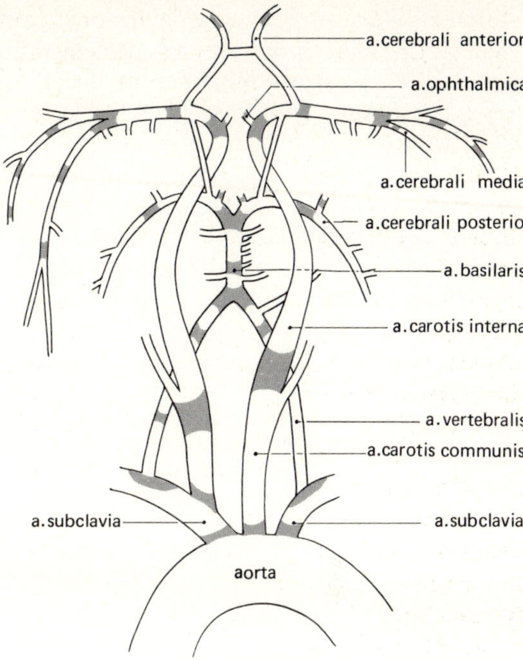

Abb. 57. Prädilektionsstellen (ausgewählte Darstellung) der intracraniellen Stenosen und Verschlüsse

gung. Haemodynamisch bedingte Hirninfarkte können im Versorgungsgebiet einer Arterie aber auch im Grenzbereich zweier oder dreier arterieller Irrigationsareale liegen.

1.3.1.2 Symptomatologie

Die Symptome der meisten ischaemischen Insulte erreichen schon innerhalb weniger Sekunden oder Minuten ihr volles Ausmaß. Nur selten sind die neurologischen Ausfälle über Stunden progredient. Die Symptomatik richtet sich nach dem von der Ischaemie betroffenen Stromgebiet und dem Ausmaß der vorhandenen Collateralversorgung. Die in Tab. 21 und 22 für den Carotis- und Vertebraliskreislauf gesondert aufgeführten Symptome beschreiben die vollständige Skala der möglichen Ausfälle, die nicht in jedem Fall manifestiert sein muß.

Besonders im Bereich der a. cerebri media kommt es oft nur zu Teilausfällen. Auch bei einem Verschluß der a. carotis interna muß das beschriebene Vollbild keineswegs ausgeprägt sein. Sehr oft findet man

Krankheitsbilder wie beim kompletten oder partiellen a. cerebri-media-Syndrom. Die Differenzierung zwischen einer durch Strömungsbehinderung in der a. carotis int. oder in der a. cerebri med. bedingten Ischaemie ist klinisch oft unmöglich. Schlechte oder fehlende Pulsation der a. carotis und Fehlen eines evtl. früher auskultierten Stenosegeräusches über der Carotis-Bifurcation machen einen Carotis-interna-Verschluß wahrscheinlich. Wegen der Kollateralversorgung über den Circulus arteriosus WILLISII ist der Carotisverschluß meist prognostisch günstiger als ein kompletter Verschluß der a. cerebri media, besonders wenn dieser die Stammganglienarterien mit einschließt.

Tabelle 21. Ischaemisch bedingte Symptome des Carotis-interna-Versorgungsbereiches

a. carotis interna	Contralateral: Hemiparese bis Hemiplegie, homonyme Hemianopsie Hemianaesthesie evtl. ipsilaterale Erblindung Aphasie, wenn die dominante Hemisphaere befallen ist Psychisch: von fehlender Bewußtseinsstörung bis zum tiefen Koma.
a. cerebri anterior	Contralateral: Beinbetonte Hemiparese und Hemianaesthesie Psychisch: Verwirrtheitszustände, Bewußtseinstrübung.
a. cerebri media	Contralateral: Brachio-facial betonte oder durchgehende Hemiparese und Hemianaesthesie, homonyme Hemianopsie; Aphasien, Alkalkulie, Alexie, Apraxie, Autotopagnosie, selten Amusie und optische Agnosie.
a. cerebri posterior	Contralateral: Hemianopsie, Hemianaesthesie. Sehr selten contralateraler Hemiballismus.
a. chorioidea anterior	Contralateral: Hemiparese, Hemihypaesthesie, homonyme Hemianopsie (Thalamussyndrom).

Corticale Reizsymptome mit focalen oder generalisierten Anfällen sind bei ischaemischen Insulten möglich, aber *selten*. Sie sollten daher immer zu neuroradiologischer Abklärung (Angiographie) Anlaß geben. (Differentialdiagnose: intracranielle Blutung, Hirntumor, s. S. 218). Psychische Störungen können beim ischaemischen Insult fehlen oder reichen vom leichten Durchgangssyndrom bis zum tiefen Koma. Hirnpathologische Herdsymptome wie Aphasien, Agnosien usw. werden bei Befall der dominanten Hemisphäre beobachtet. Gelegentliche Verwirrtheitszustände sind eher Ausdruck einer allgemeinen cerebralen Funktionsstörung als einer Ischaemie in einem bestimmten Versorgungsareal.

Tabelle 22. Ischaemisch bedingte Syndrome des Versorgungsgebietes der aa. vertebralis und basilaris (s. hierzu in Ergänzung die ausführlichere Tab. 23)

a. vertebralis	Richtungsbestimmter Schwindel, Erbrechen, Nystagmus (oft provoziert durch Kopfdrehung) drop attacks, Synkopen Weiterhin können sämtliche unten beschriebenen Syndrome bis zur völligen Enthirnungsstarre auftreten.
a. basilaris (Hauptstamm)	Hemi- oder Tetraparesen, halb- oder beidseitige, evtl. dissoziierte Sensibilitätsstörungen. Hirnnervenausfälle der nn. III–XII, Blickparesen. Cerebelläre Symptome. Störungen der zentralen Sympathicusbahn. (HORNER-Syndrom, s. S. 132). Störung der Atem- und Kreislauffunktion.
(paramediane Äste)	Homolateral: Hirnnervenausfälle. Blickparese. Contralateral: Hemiparese, halbseitige, evtl. dissoziierte Empfindungsstörungen.
(kurze circumferierende Äste)	Homolateral: Hirnnervenausfälle. Cerebellare Ataxie. Contralateral: Hemianaesthesie.
a. cerebelli superior	Homolateral: Cerebellare Ataxie, HORNER-Syndrom (s. S. 132). Contralateral: Thermanaesthesie, Analgesie.
a. cerebelli inferior anterior	Homolateral: Hirnnervenlähmungen insbesondere der nn. V, VI, VII, cerebellare Ataxie, HORNER-Syndrom (s. S. 132). Contralateral: Thermanaesthesie, Analgesie.
a. cerebelli inferior posterior	Homolateral: Hirnnervenausfälle insbesondere der nn. V, IX, X. Cerebellare Ataxie, HORNER-Syndrom (s. S. 132). Contralateral: Thermanaesthesie, Analgesie.

Auch im Vertebralisversorgungsgebiet sind ischaemische Syndrome keineswegs immer voll ausgeprägt. Oft kommt es zu Teil- oder atypischen Syndromen, wie ausschließlichen Hemiparesen, deren lokalisatorische Zuordnung zum Vertebralis- oder Carotisversorgungsgebiet schwierig werden kann. Dabei weisen eine Zunahme der neurologischen Funktionsausfälle und das Auftreten von Schwindel bei Kopfdrehungen zur Seite oder nach hinten auf eine Insuffizienz im Vertebraliskreislauf hin.

Tabelle 23. Synopsis häufiger Hirnstammsyndrome (nach SCHEID)

Bezeichnung	Lokalisation	Einseitige Symptome homolateral	Einseitige Symptome contralateral	Sonstige Symptome
Hemiplegia cruciata oculomotoria: WEBER-Syndrom	Mittelhirnfuß	Lähmung des n. III	Hemiparese	
Oberes Syndrom des nucleus ruber	Mittelhirn: Gebiet des nucleus ruber		Hemiparese (Tonusminderung), Haltungs- und Intentionstremor, Hemiathetose, Hemichorea	Skandierende Sprache
Unteres Syndrom des nucleus ruber: CLAUDE-Syndrom	Mittelhirn: Gebiet des nucleus ruber	Lähmung des n. III oder Blickparese	Hemiparese, Rigor, Intentionstremor, Hemiataxie	
Unteres Syndrom des nucleus ruber: BENEDIKT-Syndrom	Mittelhirn: Gebiet des nucleus ruber	Lähmung des n. III oder Blickparese	Hemiparese, Rigor, Intentionstremor, Hemiataxie, Hemichorea, Myorhythmien	
PARINAUD-Syndrom	nucleus interstitialis			Vertikale Blickparese oder vertikaler Nystagmus
Paramedianes Ponssyndrom	Brücke: paramedian	(Ataxie)	Hemiparese (Tonusminderung), (Ataxie)	
Laterales Ponssyndrom	Brücke: lateral	Lähmung des n. V, Ataxie, (HORNER-Syndrom)	Dissoziierte Sensibilitätsstörung, (Hemiparese)	(Myorhythmien des Gaumensegels und Schlundes)

Tabelle 23. *(Fortsetzung)*

Bezeichnung	Lokalisation	Einseitige Symptome homolateral	contralateral	Sonstige Symptome
RAYMOND-CESTAN-Syndrom	Orale Brükkenhaube	Lähmung des n. VI, (Blickparese), cerebellare Ataxie	Hemiparese, Hemihypaesthesie	
GASPERINI-Syndrom	Brückenhaube	Lähmung der nn. V, VI, VII, Hörstörungen, (Nystagmus, Blickparese)	Hemihypaesthesie	
FOVILLE-Syndrom	Caudale Brückenhaube	Lähmung der nn. VI, VII, (Blickparese)	Hemiparese	
Hemiplegia alternans facialis: MILLARD-GUBLER-Syndrom	Caudale Brückenhaube	Lähmung des n. VII	Hemiparese	
BRISSAUD-Syndrom	Caudale Brückenhaube	Zuckungen der vom n. VII versorgten Muskulatur	Hemiparese	
JACKSON-Syndrom	Medulla oblongata: paramedian	Lähmung des n. XII	Hemiparese, Hemihypaesthesie	
WALLENBERG-Syndrom (s. Abb. 58)	Medulla oblongata: lateral	Lähmung der nn, V, IX, X, cerebellare Ataxie, Nystagmus, HORNER-Syndrom, Hypohidrose, Vasodilatation	Dissoziierte Sensibilitätsstörung, (Hemiparese)	

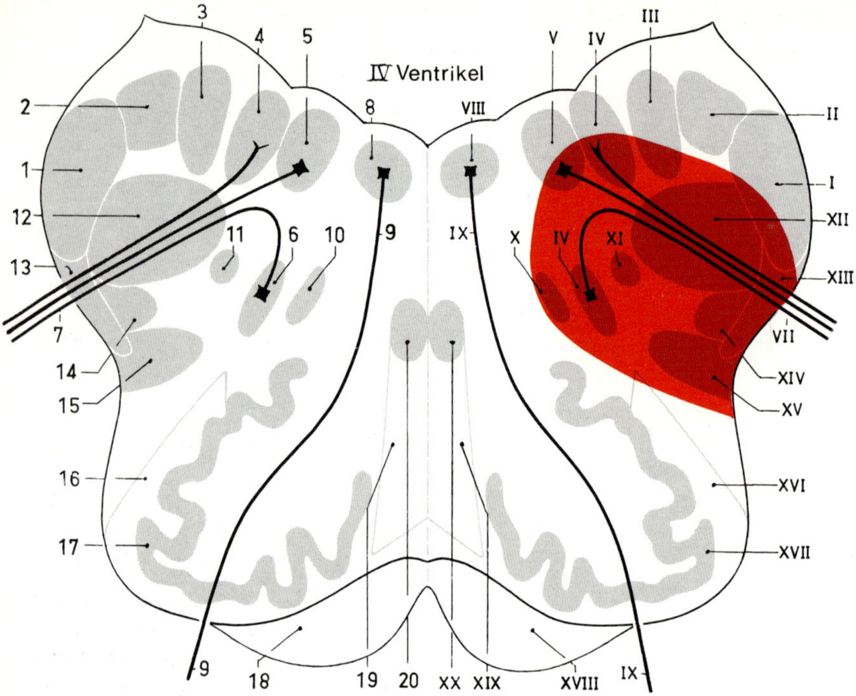

Abb. 58. Schnitt durch die orale Brückenhaube (modifiziert nach HASSLER) (Rot = Versorgungsgebiet der a. cerebelli inf. post. = Lokalisation des WALLENBERG-Syndroms). Erklärungen:

Anatomie	Die wichtigsten Funktionen oder Symptome
1 = pedunc. cerebelli inf.	I = Ataxie und Asynergie der homolateralen Extremitäten
2 = nucl. cuneatus	II = Oberflächen- und Tiefensensibilitätsstörungen am kontralateralen Arm
3 = nucl. vestibularis inf.	III = rotatorischer Nystagmus, Fallneigung
4 = nucl. sens. n. X	IV = Sensibilitätsstörung des pharynx and larynx, Hypo- oder Ageusie
5 = nucl. dors. n. X	V = Tachykardie, Dyspnoe
6 = nucl. ambiguus	VI = Parese des pharynx und larynx
7 = n. X (und n. IX)	VII = Sensibilitätsstörung des pharynx und larynx, Schluck- und Phonationsstörung, Tachykardie
8 = nucl. n. XII	VIII = homolaterale Zungenparese und -atrophie
9 = n. XII	
10 = tract. vest. spin.	
11 = centrale Symphaticus-Bahn	XI = homolaterales HORNER-Syndrom

Abb. 58. *(Fortsetzung)*

Anatomie	Die wichtigsten Funktionen oder Symptome
12 = nucl. n. V	XII = homolaterale Sensibilitätsstörung im Areal des n. V, CR abgeschwächt
13 = tract. spino-cerebellaris	XIII = homolaterale Ataxie
14 = tract. rubro-spinalis	XIV = Koordinationsstörungen
15 = tract. spino-thalamicus lat.	XV = dissoziierte Sensibilitätsstörungen (kontralateral)
16 = centrale Haubenbahn	XVI = Singultus, Myorhythmien veli palatini
17 = nucl. olivaris	
18 = Pyramidenbahn	XVIII = kontralaterale Paresen
19 = lemniscus medialis	XIX = Störungen der Oberflächen- und Tiefensensibilität
20 = tract. spino-thalamicus ant.	XX = Hypaesthesien

Durch derartige Kopfwendungen kann man gelegentlich passagere Mangeldurchblutungen provozieren, deren Symptomatik der der spontanen passageren Insulte gleicht (s. u.). Das am häufigsten zu beobachtende Ausfallsyndrom bei Ischaemie des Hirnstamms ist das WALLENBERG-Syndrom (laterales Oblongata-Syndrom), das jedoch nicht immer den *Verschluß* der a. cerebelli inferior posterior zur Voraussetzung hat. Eine Synopsis häufiger Hirnstammsyndrome geben in Ergänzung zu Tab. 22 die Tab. 23 und Abb. 58.

Schwere Hirnstamminfarkte können zu apallischen Zustandsbildern mit schlechter Prognose führen.
Eine besondere Form der Hirnstammischaemie findet sich beim *subclavian-steal-Syndrom.* Dieses entsteht beim proximalen Verschluß einer a. subclavia. Die Blutversorgung des gleichseitigen Armes erfolgt dann von der gegenseitigen a. vertebralis über die gleichseitige a. vertebralis (Strömungsumkehr!) zur a. brachialis. Spontan oder durch physische Arbeit mit dem Arm der Seite der verschlossenen a. subclavia kann es dann zu einem Abzapfen von Blut aus der a. basilaris und damit zur Hirnstammischaemie kommen.

1.3.1.3 Verlaufsformen ischaemischer Insulte

Man unterscheidet vier Verlaufsformen:
a) passagere ischaemische Insulte,
b) reversible ischaemische Insulte,
c) progrediente Insulte,
d) teilweise oder vollständig irreversible Insulte.

Ad a) Etwa 50% aller Schlaganfallpatienten erlebt vor der Entwicklung eines permanenten neurologischen Ausfalles kurzdauernde Episoden ischaemisch bedingter neurologischer Funktionsstörungen. Diese werden als **passagere ischaemische Insulte, intermittierende ischaemische Attacken** oder **transient ischemic attacks = TIA** (amer.) bezeichnet. Die neurologische Funktionsstörung einer passageren Attacke dauert Minuten bis wenige Stunden, höchstens 24 Stunden. Die Attacken können durch Cholesterinembolien, wie sie in Retinagefäßen gelegentlich gesehen werden, durch kleine Thrombembolien oder haemodynamisch bedingt sein. Sie hinterlassen keinen morphologischen Defekt im Hirngewebe. Je nach der betroffenen Gefäßregion ergeben sich charakteristische neurologische Funktionsstörungen (Tab. 24).

Tabelle 24. Wichtigste Funktionsstörungen bei passageren ischaemischen Insulten (TIA)

Versorgungsgebiet der a. carotis interna	Versorgungsgebiet der a. vertebralis
Amaurosis fugans flüchtige Hemi- oder Monoparesen flüchtige Hemi- oder Monoanaesthesien flüchtige Aphasien flüchtige Hemianopsien	Schwindel, Nystagmus, Ohrgeräusche, evtl. Hörminderung (akuter Hörsturz) drop attacks, flüchtige ein- oder beidseitige Pyramidenbahnausfälle, Synkopen

Beachte: Jeder dieser Insulte muß als Alarmzeichen einer cerebrovasculären Erkrankung ernst genommen werden. Er sollte zur eingehenden Erhebung eines neurologischen wie eines Gefäßstatus Anlaß geben, da sich entsprechend den dabei zu erhebenden Befunden Konsequenzen für die Prophylaxe eines drohenden Hirninfarktes ergeben (s. u.). Passagere ischaemische Syndrome können gelegentlich durch Kopfwendung zur Seite oder nach hinten provoziert werden.

Von den passageren ischaemischen Insulten ist das **hypersensitive Carotis-Sinus-Syndrom** abzugrenzen. Hierbei kommt es infolge einer erhöhten Erregbarkeit des sinus caroticus gegenüber mechanischer Irritation zu kurzfristigem Herzstillstand mit consecutivem Bewußtseinsverlust.

Ad b) Die **reversiblen ischaemischen Insulte** nehmen wegen ihres Verlaufes eine Zwischenstellung zwischen den passageren und den irreversiblen Insulten ein. Bei ihnen kommt es innerhalb von 2–3 Tagen zu einer vollständigen Rückbildung der neurologischen Ausfälle. Auch sie verdienen als Alarmzeichen eines drohenden Hirninfarktes größte Aufmerksamkeit.

Ad c) Bei **progredienten Insulten** kommt es zu einer innerhalb von Stunden bis wenigen Tagen, gelegentlich sprungweise zunehmenden neurologischen Symptomatik. Ursachen der Verschlechterung können sein:
- fortschreitende Thrombosen der a. carotis int. und der intracraniellen Arterien,
- ein zunehmendes Hirnoedem,
- Haemorrhagien in einen ischaemischen Infarkt (Umwandlung einer weißen Encephalomalacie in eine rote),
- das Versagen der Collateralversorgung aufgrund einer allgemeinen Kreislaufinsuffizienz.

Progrediente ischämische Insulte sind differentialdiagnostisch schwer gegen rasch zunehmende intracranielle Raumforderungen (Abszeß, subdurales Hämatom etc.) abzugrenzen. Sie erfordern daher eine eingehende neuroradiologische Abklärung, da das Angiographierisiko geringer ist als das Risiko, z. B. ein subdurales Hämatom (S. 239) zu übersehen.

Ad d) Insulte mit irreversiblem Funktionsausfall gehen immer mit einer Encephalomalacie einher. Die Lähmungen bei Encephalomalacien sind im Anfangsstadium meist von einer Tonusminderung und einer Aufhebung der Eigenreflexe (ER) gekennzeichnet. Dabei können die übrigen Pyramidenbahnzeichen bereits nachweisbar sein. (Diaschisis v. MONAKOWS). Im weiteren Verlauf kommt es dann jedoch zu einer Steigerung der ER und zu einer spastischen Tonussteigerung auf der gelähmten Seite bei oft weiterbestehenden Pyramidenbahnzeichen. Dabei überwiegt an den oberen Extremitäten eine Beuge-, an den unteren Extremitäten eine Streckerspastik. In der Restitution werden Massenbewegungen der gelähmten Extremitäten möglich. Besonders charakteristisch ist der Gang des Hemiplegikers (WERNICKE-MANNscher Praedilektionstyp s. Abb. 26, S. 53).

Beachte: Für die prognostische Wertung eines ischaemischen Insultes ist die Regel wichtig, daß eine Rückbildung von Symptomen um so vollständiger erfolgt, je früher sie einsetzt.

1.3.1.4 Spezielle Untersuchungen

Cerebro-vasculäre Erkrankungen erfordern neben der sorgfältigen internistischen und neurologischen Befunderhebung einige spezielle Untersuchungen.

a) Gefäßauskultation und Palpation

Besondere Beachtung beanspruchen die großen und evtl. chirurgisch angehbaren Arterien des Halses und der oberen Toraxapertur. Die a. carotis communis läßt sich in ihrem Verlauf am Hals palpieren. Gelegentlich gelingt es, Pulsationen zwischen a. carotis interna und externa zu unterscheiden. Letzteres wird durch die zusätzliche Palpation im Mund erleichtert. Die Arterie ist am Hals leicht zu auskultieren.

Die a. vertebralis ist nicht palpabel. Wichtige Hinweise auf Stenosen in ihrem Anfangsteil oder im proximalen Bereich der a. subclavia ergeben sich bei Auskultation im Bereich der Supraclavicular-Grube. Da die a. vertebralis gelegentlich durch eine Halsrippe oder in ihrem intraossären Verlauf komprimiert werden kann, sollte die Auskultation bei verschiedenen Kopfstellungen vorgenommen werden.

b) Blutdruckmessung

Diese muß grundsätzlich an **beiden** Armen erfolgen, um nicht proximale Subclavia-Stenosen zu übersehen. Konstante Blutdruckdifferenzen von mehr als 10–20 mm Hg werden als pathologisch angesehen.

Sehr eingehende Beachtung erfordert selbstverständlich die internistische Untersuchung des Herzens. Dabei ist insbesondere auch auf Herzinfarkte, Klappenfehler und Arrhythmien zu achten.

c) Zusatzuntersuchungen

EEG, Hirnszintigraphie und cerebrale Angiographie. Eine Indikation zur Angiographie ist gegeben,

- wenn auch nur geringste Zweifel an der Diagnose eines ischaemischen Insultes aufkommen, (so z. B. bei progredienten Insulten),
- bei ischaemischen Insulten, bei denen die Indikation eines gefäßchirurgischen Eingriffes zu diskutieren ist (s. u.).

1.3.1.5 Therapie des ischaemischen Insultes

a) Allgemeine Maßnahmen

- Bettruhe (bis zur Restitution oder zumindest Stabilisierung der neurologischen Ausfälle),
- Freihalten der Atemwege (evtl. Tracheotomie),
- Regulierung von Blasen- und Mastdarmtätigkeit,
- Sedierung bei Unruhe des Patienten.

b) Spezifische Maßnahmen

- **Sorge für eine optimale Herzleistung:** Digitalisierung, vorsichtige Behandlung von Herzrhythmusstörungen,
- **Gewährleistung eines optimalen arteriellen Blutdruckes**

Beachte: Äußerste Vorsicht bei Blutdrucksenkung bei hypertoner Kreislaufsituation.

  — Oft ist schon die Freihaltung der Atemwege, die Entleerung der Harnblase und die Befreiung von der Angst (z.B. durch Tranquilizer und Sedativa) ausreichend. Erst wenn diese Maßnahmen versagen, sind Hypotensiva indiziert. Dabei sollte der Blutdruck beim Hypertoniker im akuten Insultstadium nicht unter Werte um 180–150 mm Hg systolisch gesenkt werden.

- Bei *hypotoner Kreislaufsituation* ist oft eine kausale Therapie möglich:

  — Digitalisierung (bei Linksherzdekompensation),
  — Bekämpfung von Herzrhythmusstörungen,
  — vorsichtige Kreislaufauffüllung bei Hypovolaemien,
  — Vasopressantien in Fällen von Überdosierung von Antihypertensiva und in solchen, bei denen der Blutdruck mit den obengenannten Maßnahmen nicht auf systolische Werte um 120–150 mm Hg angehoben werden kann.

Merke:
Zu niedriger Blutdruck vermindert die Chance der Reperfusion ischaemischen Hirngewebes, in dem die Fähigkeit zur Autoregulation verlorengegangen ist.

Zu hoher Blutdruck vermehrt das Risiko der Ausbildung haemorrhagischer Infarkte und eines Hirnoedems.

- **Sorge für freie und ausreichende Atmung,** da Verminderung des Atemminutenvolumens mit Erhöhung des arteriellen CO_2-Partialdruckes und gleichzeitiger Verminderung des artiellen O_2-Partialdruckes zu intracranieller Drucksteigerung mit Verringerung des cerebralen Perfusionsdruckes führen kann.

- **Bekämpfung des Hirnoedems** durch
  — Diuretica mit raschem Wirkungseintritt,
  — Osmotherapie. Hierzu sind osmotisch wirksame Pharmaka mit mehrstündiger Verweildauer (z. B. Rheomacrodex-Sorbit® o. ä.) besser geeignet als hyperosmolare Glucose-, Mannit-, Sorbit- oder Harnstofflösungen allein. Bei letzteren kann es zum „rebound effect" (Vermehrung des Hirnoedems nach anfänglicher Verringerung) kommen, da diese Substanzen bei geschädigter Bluthirnschranke ins Hirngewebe übertreten. Da sie jedoch schnell aus der Blutbahn eliminiert werden, wirken sie dann im cerebrum wasseranziehend, d. h. oedemvermehrend. Sie sollten daher nur in Verbindung mit länger im Blut verweilenden Osmotherapeutica gegeben werden.

- **Verbesserung der Mikrozirkulation.** Hierzu eignet sich am besten Dextran 40 (Rheomacrodex 10%®), das das Erythrocythen-„sludging" vermindert und darüber hinaus antioedematös wirkt.
- Vasodilatantien (Papaverin, CO_2 etc.) können zum intracerebralen Anzapfphänomen führen und sollten daher im akuten Stadium *nicht* gegeben werden. Nach Abklingen des akuten Stadiums (Rückbildung oder Stabilisierung der neurologischen Ausfälle) ist ihre Anwendung zu erwägen. Dabei sollte jedoch ein stärkerer Blutdruckabfall unbedingt vermieden werden.
- Eine antithrombotische Therapie (z. B. 20000 Einheiten Heparin pro die) ist nur bei progredienten Insulten (s. o.) indiziert. Eine Langzeit-Antikoagulantien-Therapie der intermittierenden cerebralen Ischaemie wird von einigen Autoren empfohlen, von anderen abgelehnt.

Beachte: Eine Thrombolyse-Therapie ist wegen der großen Gefahr des Auftretens cerebraler Blutungen streng kontraindiziert.

- **Rehabilitative Maßnahmen**
  — Sachgemäße Lagerung gelähmter Extremitäten zur Vermeidung von Kontrakturen und Dekubitalulcera

— Passive und zunehmend aktive krankengymnastische Übungen (gelegentlich auch logopädische Maßnahmen)
— Berufliche Umschulung.

- **Chirurgische Maßnahmen**
  — die Indikation zur Thrombarterektomie bei akutem a. carotis-Verschluß ist umstritten, da es bei eingetretener Infarcierung postoperativ zu einer prognostisch ungünstigen Umwandlung eines ischaemischen in einen haemorrhagischen Infarkt kommen kann.
  — Alle weiteren chirurgischen Eingriffe haben ausschließlich *prophylaktischen* Wert.

- **Prophylaktische Maßnahmen**
  — Sorge für ausreichende cardiale Leistung (Digitalisierung, Bekämpfung von Rhythmusstörungen etc.),
  — Beseitigung von Emboliequellen (z.B. bei ulcerierten arteriosklerotischen plaques an den aa. carotides) und Stenosen. Endarterectomien an im Halsabschnitt stenosierten aa. carotides können empfohlen werden bei
    - passageren ischaemischen Insulten,
    - reversiblen ischaemischen Insulten,
    - Insulten mit weitgehender Rückbildung der neurologischen Funktionsausfälle.
    - Operative Eingriffe sind gelegentlich auch bei hämodynamisch wirksamen Knickbildungen der aa. carotides und beim subclavian-steal-Syndrom indiziert.
  — Blutdruckregulierung,
  — Arteriosklerose-Prophylaxe (Regulierung von Fett- und Zuckerstoffwechsel, Therapie einer evtl. arteriellen Hypertonie etc.).

1.3.1.6 Spezielle Erkrankungen, die zu ischaemischen cerebralen Erkrankungen führen können

Die Bedeutung von Arteriosklerose und Herzerkrankungen für die Entstehung ischaemischer Insulte ist schon im Abschnitt „Ätiologie und Pathogenese“ (S. 159) erwähnt worden. Entzündliche Gefäßerkrankungen können ebenfalls Ursache cerebraler Mangeldurchblutung sein. Unter ihnen sollen erwähnt werden:

- **Aortenbogensyndrom** (pulseless disease, TAKAYASHU-Syndrom)
  Definition: Riesenzellenarteriitis mit Zerstörung der tunica media, die zu einer Einengung und zum Verschluß der vom Aortenbogen ent-

springenden Arterien führt. Befallen werden vorwiegend junge Frauen.
Symptomatik: Vorübergehende Bewußtseinstrübung, hirnorganische Anfälle, ischaemische Insulte, Pulslosigkeit der oberen Körperhälfte.
Therapie: Glucocorticoide, evtl. chirurgisch.

- **Arteriitis temporalis.**
Definition: Riesenzellenarteriitis mit Zerstörung der tunica media der befallenen Gefäße (besonders häufig a. temporalis superficialis aber auch a. ophthalmica und intracranielle Arterien). Manifestationsalter jenseits des 50. Lebensjahres.
Symptomatik: Heftigster Kopfschmerz (nicht obligat), a. temporalis superficialis verdickt tastbar, schmerzhaft. Evtl. unregelmäßige Gesichtsfelddefekte bis zur Erblindung, ischaemische Insulte. Eine Beschleunigung der BKS auf dreistellige Werte ist sehr charakteristisch. Die Sicherung der Diagnose erfolgt durch die Probeexcision.

Therapie: Glucocorticoide bis zur Ausheilung des Prozesses. Die Therapie muß bei ausreichendem Verdacht schon *vor* der endgültigen Verifizierung der Diagnose durch die histologische Untersuchung begonnen werden, da die Erkrankung oft rasch fortschreitet und irreversible Schäden verursacht (Blindheit!).

- **Endangiitis obliterans** (WINIWARTER-BUERGERsche Erkrankung). Bei dieser Erkrankung kann es zu einer Mitbeteiligung leptomeningealer Gefäße kommen. Die klinische Symptomatik gleicht weitgehend der der cerebralen Arteriosklerose. In letzter Zeit ist die Eigenständigkeit der cerebralen Form der Endangiitis obliterans in Frage gestellt worden. Sie sollte in vivo nur mit äußerster Vorsicht und nach kritischster Überlegung diagnostiziert werden.

- **Periarteriitis nodosa.** Im Zentralnervensystem führt der periarteriitische Prozeß zu ischaemischen Nekrosen oder zu Blutungen. In Spätstadien können cerebrale Veränderungen aber auch Folge der durch die Periarteriitis verursachten arteriellen Hypertonie sein. Die *Symptomatik* ist durch disseminierte (multilokale) Ausfälle gekennzeichnet. Psychische Veränderungen entsprechen denen körperlich begründbarer Psychosen. Über Veränderungen des peripheren Nervensystems bei der Periarteriitis nodosa s. S. 274.

Therapie: Glucocorticoide. Die Therapie sollte möglichst frühzeitig einsetzen.

- **Lues** (s. S. 204). Die vasculäre Form der cerebro-spinalen Lues führt häufig zu meist flüchtigen Herdsymptomen in Form von cerebralen Mono- oder Hemiparesen, wovon die meisten mit Augenmuskelparesen und Pupillenstörungen kombiniert sind. Focale oder generalisierte epileptische Krampfanfälle werden ebenfalls beobachtet.
  Auch bei der Mesaortitis luica kann es zu einer cerebralen Ischaemie kommen.
  Über Diagnose und Therapie der Neurolues s. S. 210.

Die cerebrale Fettembolie. Nach schweren Traumen mit Knochenbrüchen kann es zu einer Fettembolie in das Hirn kommen. Die klinische Symptomatik besteht vorwiegend in psychischen Störungen (psychomotorische Unruhe bis zu deliranten Zuständen oder Bewußtseinsstörung bis zu tiefem Koma). Neurologisch finden sich oft Anzeichen einer bilateralen Pyramidenbahnschädigung.

Die cerebrale Luftembolie ist selten. Eine Gefährdung besteht bei intrathoracalen Eingriffen.

1.3.2 Intracerebrale Massenblutungen

Aufgrund pathologisch-anatomischer sowie klinischer Kriterien lassen sich
a) Blutungen in die Stammganglien und den Hirnstamm von
b) Blutungen in das Hemisphärenmark unterscheiden.

Ad a) Blutungen in die Stammganglien und den Hirnstamm

Typisches und häufigstes Beispiel sind Putamen-Claustrumblutungen. Seltener sind Blutungen in thalamus, pons und nucleus dentatus, von welchen sie bis in die Kleinhirnhemisphaeren vordringen können. Ihre Ausdehnung reicht von Erbsgröße bis zu Übermannsfaustgröße.

Beachte: Ein Einbruch ins Ventrikelsystem ist fast immer tödlich.

Ätiologie und Pathogenese

Langwieriger arterieller Hypertonus führt zu hyalinotischer Veränderung der Stammganglienarterien und -arteriolen, die schließlich rupturieren. Derartige Rhexisblutungen sind von diapedetischen Blutungen des sog. roten Hirninfarktes streng zu trennen. Infolge von Massenverschiebungen kommt es oft zu secundären Blutungen in pons und Mittelhirn, die jedoch auch Sitz primärer Blutungen sein können.

Klinik der Stammganglien und Hirnstammblutungen

Prodromi: Blutandrang zum Kopf, Kopfschmerzen, Unwohlsein, Abgeschlagenheit und allgemeines Krankheitsgefühl. Die Prodromi treten häufig wenige Sekunden vor dem Zusammenbruch ein, können aber auch schon Stunden oder Tage vor dem akuten Ereignis bestehen – oder ganz fehlen.

– *Übliche klinische Symptome*

— plötzlich einsetzende tiefe Bewußtlosigkeit,
— Pupillen üblicherweise normal weit bis weit, gelegentlich ohne Lichtreaktion,
— Fundus hypertonicus, gelegentlich mit frischen Blutungen,
— Hemi- oder auch Tetraparesen,
— Blickabweichung zur Herdseite oder vollständige Blicklähmung,
— ER können auf der gelähmten Seite gesteigert sein oder auch beidseitig völlig erlöschen; Fremdreflexe fehlen,
— Atmung: anfangs tief, gelegentlich CHEYNE-STOKEsche Atmung,
— Haut rot, schweißbedeckt.

Beachte: Unregelmäßige Pulsfrequenz, Temperaturanstieg und Streckkrämpfe weisen auf einen Ventrikeleinbruch der Blutung hin.

Merke: der Liquor ist dann stark blutig.

Therapie: Sorge für freie Atmung und gute Lagerung. Bei arterieller Hypertonie: Vorsichtige Senkung des Blutdrucks. Ansonsten Cardiaca, Bekämpfung des Hirnoedems, Sorge für Stuhl- und Harnentleerung, Sedierung bei unruhigen Kranken. (Hierfür eignen sich besonders sog. lytische Lösungen mit einem Phenothiazinpräparat, Hydergin und Dolantin).

Die *Prognose* der Hirnstammblutungen ist in den meisten Fällen infaust. Kleinere Blutungen können jedoch überlebt werden. Es bleiben dann meist spastische Hemiparesen zurück.

Ad b) Blutungen in das Hemisphärenmark

Diesen liegen ursächlich meist kleine Gefäßanomalien zugrunde. Außerdem findet man sie häufig im Gefolge von Leukämien. Eine Beziehung zur Hypertonie besteht nur selten.
Klinisch äußern sie sich in oft mit sehr heftigen Kopfschmerzen einhergehenden neurologischen Symptomen, die denen eines ischaemischen Insultes gleichen können. Im Gegensatz zum ischaemischen Insult sind focale oder generalisierte Krampfanfälle häufig.
Die *Bewußtseinsstörung* ist meist nicht so hochgradig wie bei den Hirnstammblutungen.
Die *Therapie* ist zunächst die gleiche wie bei den Hirnstammblutungen. Es sollte jedoch sehr rasch eine weitere angiographische Abklärung der genauen Lokalisation der Blutung erfolgen, da eine baldige chirurgische Entfernung des Haematoms die Restitutionschancen erheblich verbessert.

1.3.3 Cerebrale Gefäßmißbildungen

- Arterielle Aneurysmen,
- Gefäßmißbildungen im engeren Sinne (Angiome),
- Gefäßgeschwülste (Angioblastome).

1.3.3.1 Arterielle Aneurysmen

Definition: Aneurysmen sind meist linsen- bis erbsgroße, gelegentlich wesentlich größere, meist sackförmige Ausstülpungen der arteriellen Gefäßwand. Selten sind zylindrische Aneurysmen, bei denen die gesamte Circumferenz eines arteriellen Gefäßabschnittes erweitert ist.

Pathologische Anatomie: Die Wand der Aneurysmen besteht fast nur aus adventitia und endothel. Media und elastica fehlen meist vollständig. Als Ursache werden anlagemäßige Gewebsfehler der Arterienwand und Alterungsprozesse angesehen. Cerebrale arterielle Aneurysmen werden bei knapp 1% aller Verstorbenen gefunden.

Praedilektionsstellen sind der circulus arteriosus Willisii und die proximalen Abschnitte der großen intracraniellen Gefäße (Abb. 59).

Klinische Symptomatologie aneurysmabedingter Krankheitsbilder: Aneurysmen können jahrzehntelang unbemerkt, klinisch *stumm* bleiben. Manifestieren sie sich, so

– durch die Folgen ihrer Ruptur (= Subarachnoidalblutung) oder
– durch lokalen Druck auf nervale Strukturen (Aneurysmen können die Symptomatik von Hirntumoren imitieren).

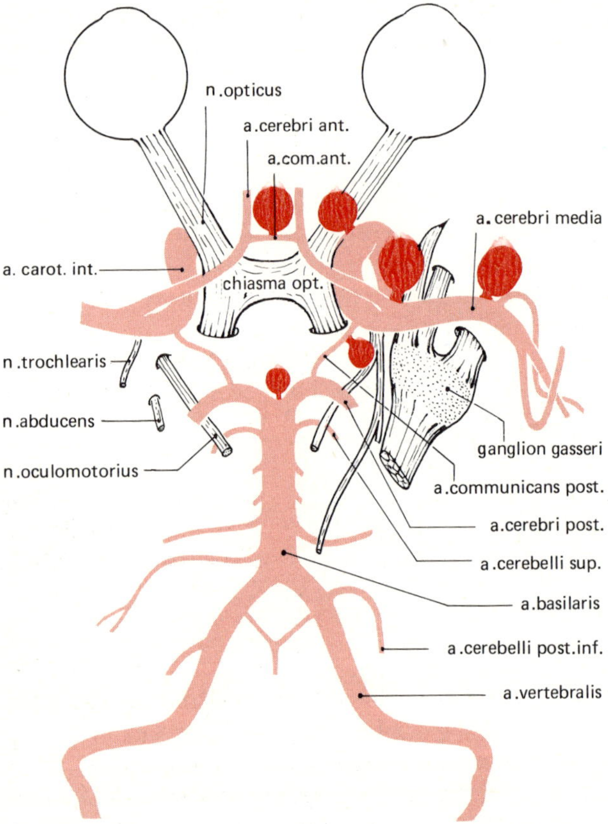

Abb. 59. Schematische Darstellung der häufigsten Lokalisationen arterieller Aneurysmen an der Hirnbasis (s. Subarachnoidalblutungen, s. u.)

Die Subachrachnoidalblutung

Das Praedilektionsalter liegt zwischen dem 40. und 60. Lebensjahr. Eine Aneurysmablutung ergießt sich zunächst in den Subarachnoidalraum und gelegentlich zusätzlich in die Hirnsubstanz.

Merke: Eine Subarachnoidalblutung ist einfach zu diagnostizieren und kaum zu verkennen, wenn dreierlei beachtet wird:
- der **Patient** bemerkt einen **plötzlichen,** meist **messerscharfen** Kopfschmerz,
- der **untersuchende Arzt** einen **Meningismus,**
- der Liquor cerebrospinalis ist **blutig.**

Zum „Meningismus" s. das meningeale Syndrom S. 136.

Hinzutreten können:

a) vegetative Symptome:
   - Erbrechen, Übelkeit,
   - Blutdruckanstieg, (als Ursache oder als Folge der Blutung),
   - Temperatursteigerungen (zentrale Genese),
   - Albuminurie und Glykosurie als flüchtige Begleitsymptome.

b) psychische Symptome: Von leichten Durchgangssyndromen bis zur tiefen Bewußtlosigkeit (keineswegs obligat);

c) focale neurologische Funktionsausfälle.

Focale neurologische Funktionsausfälle richten sich nach der Lokalisation des Aneurysmas bzw. der Richtung des aus der Rupturstelle austretenden Blutstrahls. Einige wichtige Localsymptome sind in Tab. 25 aufgeführt.

Merke: Lokalsymptome bei der Aneurysmablutung sind eher die Ausnahme als die Regel. Sie sind keinesfalls obligat.

Schwerste Blutungen können auch zu Streckkrämpfen führen (Abb. 30, S. 59). Focale oder generalisierte Anfälle sind bei Aneurysmablutung relativ selten. Gelegentlich sieht man frische Blutungen am Augenhintergrund.
Die Prognose der Subarachnoidalblutung nach Aneurysmaruptur ist dubiös. Die Letalität wird von verschiedenen Autoren mit bis zu 50% angegeben. Sie steigt mit der Anzahl der Rezidivblutungen.

Differentialdiagnose: Wichtig ist insbesondere die Abgrenzung zur Meningitis bzw. Meningoencephalitis. Sie gelingt durch den Liquorbefund.
Die *Angiographie* kann in über $\frac{2}{3}$ der Fälle die Blutungsquelle nachweisen. Da Aneurysmen oft multipel vorkommen, sollte in jedem Fall eine *4-Gefäß-Darstellung* vorgenommen werden. Der günstigste Zeit-

Tabelle 25. Lokalsymptome der cerebralen Aneurysmen

Infraclinoidale Aneurysmen der a. carotis (extradural gelegen)	Plötzlich einsetzende oder langsam progrediente Augenmuskelparesen, Opticusschädigung, Störungen des 1. Trigeminusastes (Hyhaesthesie, gelegentlich Tic douloureux, Abschwächung des Cornealreflexes), Exophthalmus, Halbseitensyndrome. Infraclinoidale Aneurysmen führen bei Ruptur nicht zur Subarachnoidalblutung!
Supraclinoidale Aneurysmen der a. carotis	Symptomatik wie bei infraclinoidalen Aneurysmen. Bei Ruptur zusätzlich Subarachnoidalblutung.
Aneurysma des ramus communicans anterior	Lokalsymptome meist nur bei Blutung: beinbetonte Hemiparese oder Paraparese der Beine, Bewußtseinsstörungen.
Aneurysma des ramus communicans posterior	Migraine ophthalmoplégique (Schmerz im 1. Trigeminusast, Oculomotoriusparese). Bei großen Aneurysmen kontralaterale Hemiparese durch Druck auf den Hirnschenkel.
Aneurysma der a. cerebri media	Flüchtige oder bleibende Halbseitenparesen, Aphasien, focale oder generalisierte Anfälle.
Aneurysma der basilarisbifurcation	Ein- oder beidseitige Störungen von n. III und n. VI, vertikale Blickparese, PARINAUD-Syndrom (s. S. 13), Halbseitensymptome oder Tetraparesen durch Druck auf die Hirnschenkel. Bei Blutung gelegentlich Ausgang im apallischen Syndrom.

punkt für die Angiographie liegt nach großen statistischen Untersuchungen innerhalb der ersten 3 Tage nach der Blutung. Das angiographische Risiko nimmt im weiteren Verlauf der ersten Woche zu. Nach Ablauf der zweiten Woche wird es dann wieder geringer.

Wird eine Subarachnoidalblutung überlebt, so können sich im Aneurysma Thromben bilden, die dieses teilweise oder ganz verschließen.

Therapie der cerebralen Aneurysmablutung

a) Allgemeine Maßnahmen:

- Sorge für freie Atmung und gute Lagerung,
- vorsichtige Senkung des Blutdruckes bei arterieller Hypertonie,
- Bekämpfung des Hirnoedems (Diuretica),
- Sedierung (lytische Lösung), evtl. Hypothermie,
- Sorge für Stuhl- und Harnentleerung (Vermeiden des Pressens bei der Defäkation!),
- Bettruhe für 3–4 Wochen.

b) Spezielle Maßnahmen: Eine operative Versorgung eines Aneurysmas sollte möglichst in der ersten Woche nach Beginn der Blutung erfolgen, um das erhöhte Rezidivrisiko am Ende der ersten und innerhalb der zweiten Woche auszuschließen. Contraindicationen für eine Operation sehen viele Neurochirurgen gegeben bei:

- noch vorhandenen Bewußtseinsstörungen,
- bei angiographisch nachweisbaren Gefäßspasmen und bei
- allgemeinen Contraindikationen wie hohem Alter, schlechtem Allgemeinzustand, Herzerkrankungen u. a. schweren Leiden.

Operationsmöglichkeiten: Verschluß des Halsabschnittes eines Aneurysmas, Wandverdickung durch Auflagerung von Muskelstückchen oder ähnlichem. Die Unterbindung der a. carotis interna ist nur noch bei infraclinoidalen Aneurysmen dieser Arterie indiziert.

1.3.3.2 Gefäßmißbildungen im engeren Sinne (Angiome)

- Angioma arteriovenosum aneurysmaticum (arterio-venöses „Aneurysma", intracranielles arterio-venöses Angiom),
- Angioma racemosum capillare ektatikum (Teleangiektasie),
- Angioma cavernosum,
- Angioma capillare et venosum calcificans (STURGE-WEBERsche Erkrankung).

Angioma arteriovenosum aneurysmaticum (intracranielles arterio-venöses Angiom).

Definition: Intracranielle Gefäßmißbildung mit arterio-venösen Kurzschlüssen, durch die das Blut ohne Passage eines Capillarnetzes vom arteriellen in das venöse System fließt.

Der Blutzustrom erfolgt in der Regel aus mehreren Arterien, gelegentlich auch aus der a. carotis externa. Durch das Angiom fließt oft das Mehrfache des normalen cerebralen Blutdurchflusses, ohne für die Ernährung von Hirngewebe genutzt zu werden.

Klinische Symptome entstehen durch cerebrale Mangelernährung oder durch Blutung aus dem Angiom. Am häufigsten finden sich:

- focale, generalisierte oder psychomotorische Anfälle,
- teils flüchtige, teils persistierende cerebrale Herdsymptome wie Paresen, Aphasien, Hemianopsien,
- Kopfschmerzen,
- fortschreitende Wesensänderung und
- intellektueller Abbau.

Kommt es zu Blutungen, so können diese in das Hirngewebe erfolgen und dann Symptome wie bei einer Hemisphaerenblutung hervorrufen.

Gelangt das Blut in den Subarachnoidalraum, entsteht das Bild der akuten Subarachnoidalblutung.
Das klinische Manifestationsalter der Angiome liegt früher als das der Aneurysmen, meist in der späten Kindheit oder im frühen Erwachsenenalter.
Spezielle Diagnostik: Selten sind a-v-Angiome durch pulssynchrone Geräusche über dem Schädel zu diagnostizieren. Die *Angiographie* ist die wichtigste diagnostische Methode.
Therapie: Operative Ausschälung des Haematoms nach Unterbindung aller Zu- und Abflüsse. Ist dieses nicht möglich, kann man oft nur eine symptomatische, antiepileptische und durchblutungsfördernde Therapie durchführen.
Beim **Angioma racemosum capillare ektatikum** (Teleangiektasie) handelt es sich um ein capilläres Angiom mit Vorzugssitz in pons und Mittelhirn. Es ist selten.
Das **Angioma cavernosum** ist eine seltene, scharf begrenzte Gefäßmißbildung mit großen Hohlräumen. Sie kommt in allen Hirnlappen und im Hirnstamm, in Schädel und Wirbelsäule vor und kann gelegentlich verkalken.
STURGE-WEBER-**Erkrankung** (Angioma capillare et venosum calcificans – oder encephalo-trigeminale Angiomatose)
Definition: Congenitale Mißbildung mit Naevus flammaeus im Gesicht, in der chorioidea des Auges und den weichen Hirnhäuten (s. n.V, S. 27).
Klinik: Meist treten schon in der Kindheit focale oder generalisierte Anfälle auf. Bezeichnend sind ferner eine fortschreitende Wesensänderung und Demenz, aber auch Hemiparesen, die evtl. mit Wachstumsstörungen der betroffenen Extremitäten vergesellschaftet sind, ferner Netzhautablösungen, Glaukom, Linsentrübung, Hydrophthalmus, seltener Angiome der retina und der iris oculi.
Spezielle Diagnostik: Die Erkrankung kann bereits durch den Gesichtsnaevus vermutet werden. Im Röntgennativbild des Schädels zeigen sich charakteristische girlandenförmige Verkalkungen, die in den Hirnwindungstälern lokalisiert sind.

1.3.3.3 Gefäßgeschwülste

Angioblastom, (LINDAU-Tumor).
Definition: Gefäßgeschwulst mit capillären und cavernösen Gefäßstrukturen und großen Zysten.
Lokalisation: Kleinhirn, selten caudaler Hirnstamm, sehr selten auch RM und Großhirn (s. a. S. 225).

Bei gleichzeitigem Vorliegen einer Angiomatosis retinae spricht man von v. HIPPEL-LINDAU-Erkrankung.
Klinik: Oft krisenhaft, episodisch und rasch einsetzende intracranielle Drucksteigerung mit Kopfschmerzen, Übelkeit, Erbrechen und Bewußtseinsstörung. Lokalsymptome sind nicht obligat, ebensowenig eine Stauungspapille.
Da sich die Symptome häufig spontan zurückbilden, wird das Krankheitsbild oft mit einer Hysterie verwechselt!
Spezielle Diagnostik: Angiographie (der Tumor ist zumindest im Subtraktionsbild meist zu erkennen), Pneumencephalographie.
Therapie: Operative Entfernung.

1.3.4 Cerebro-venöse Erkrankungen

Abflußstörungen einzelner oder mehrerer Hirnvenen und sinus werden verursacht durch:
- direkte Kompression der Venen infolge von Tumoren und Haematomen,
- infizierte oder nichtinfizierte Thrombosen bei Entzündungen benachbarter Strukturen (z. B. Nasennebenhöhlen, Mittelohr),
- aseptische Thrombosen bei allgemein erhöhtem Thromboserisiko: Schwangerschaft, Polycythaemie, Gerinnungsstörungen, Rechtsherzinsuffizienz.

Die Bedeutung der zuletzt aufgeführten, das Thromboserisiko erhöhenden Faktoren ist im Einzelfall oft schwer abzuschätzen, wie überhaupt einige der aseptischen Hirnvenen- und Sinusthrombosen ätiologisch und pathogenetisch nicht abgeklärt werden können.
Pathologische Anatomie: Thrombosen wichtiger Hirnvenen führen gewöhnlich zu haemorrhagischen Hirninfarkten, deren Ausdehnungsmuster dem betroffenen venösen Einstromgebiet weitgehend entspricht.
Häufigkeit von Hirnvenenthrombosen im allgemeinen Sektionsgut: Etwa 1%.

Klinik der Hirnvenen- und Sinusthrombosen

Frauen sind häufiger befallen als Männer. Die Altersverteilung zeigt 3 Gipfel:
a) im Säuglings- und Kleinkindesalter (bedingt durch Geburtsschäden, Infektionskrankheiten, angeborene Herzfehler),
b) zwischen dem 15. und 30. Lebensjahr, bedingt durch otorhinologische entzündliche Erkrankungen und durch puerperale Thrombosen,

c) zwischen dem 40. und 60. Lebensjahr. Hier prädominieren aseptische Thrombosen.

Die klinische Symptomatik läßt sich in allgemeine und focale Symptome unterteilen:

- Allgemeine Symptome;
  - Kopfschmerzen, die sich schnell steigern, aber auch schlagartig einsetzen können. Der Schmerz kann halbseitig sein und hinter das Ohr und in den Nacken ausstrahlen. In anderen Fällen wird über stechende Scheitelkopfschmerzen geklagt;
  - Übelkeit, Erbrechen, zunehmende Nackensteifigkeit und Bewußtseinsstörungen signalisieren erhöhten intracraniellen Druck, der in etwa der Hälfte der Fälle auch zu einer Stauungspapille führt;
  - Temperaturerhöhung (auch bei fast allen aseptischen cerebralen Venenthrombosen);
  - BKS-Beschleunigung und Leucocytose.

- Focale Symptome:
  - Focale oder generalisierte epileptische Anfälle in über der Hälfte der Fälle. Charakteristisch ist ein Wechsel der Anfallsformen. Postparoxysmal finden sich oft Paresen, Sensibilitätsstörungen, Aphasien;
  - Herdsymptome richten sich nach dem betroffenen venösen Einzugsgebiet. Sie bestehen in Paresen, Sensibilitätsstörungen, Hemianopsien, Aphasien, Hirnnervenausfällen. Wichtige Syndrome bei Verschluß einzelner Hirnvenen sind in Tab. 26 aufgeführt.

Spezielle Diagnostik

Liquor cerebro-spinalis: In über der Hälfte der Fälle Veränderungen: Pleocytose bis über $\frac{500}{3}$ Zellen; Eiweißerhöhung; Beimischung einiger Erythrocyten bis zu makroskopisch sanguinolentem Liquor, Abräumzellen.
Die Diagnose der Hirnvenen- und Sinusthrombosen wird durch Angiographie oder Phlebographie gesichert.

Krankheitsverlauf: Neben einphasigen Krankheitsverläufen mit gelegentlich rascher Progredienz findet man in etwa $\frac{1}{4}$ der Fälle 2- bis mehrphasige Verläufe. Bei diesen kommt es nach mehr oder weniger vollständigem Abklingen der Symptome infolge Fortschreitens der Thrombose zu erneuten klinischen Ausfällen.

Spätfolgen: Neurologische und psychische Störungen zeigen oft eine erstaunliche Rückbildungstendenz. In einigen Fällen ist mit der Ent-

Tabelle 26. Wichtige cerebro-venöse Verschlußsyndrome (allgemeine Symptome sind nicht aufgeführt)

Sinus sagittalis superior	Intracranielle Drucksteigerung, oft Stauungspapille. Lähmungen nur, wenn Hirnvenen mitbetroffen sind.
Venae cerebri superiores	Spastische Monoparese eines Beines oder spastische Paraparese. Bei fortgeschrittenen Verschlüssen: Beinbetonte Tetraparesen. Bei Befall der Venen der Postcentralregion: Sensibilitätsstörungen.
Vena anastomotica TROLARD	Focale Anfälle, brachio-facial-betonte Hemiparese. Beim häufigen beidseitigen Befall: Bilaterale Symptome.
Venae cerebri inferiores und vena LABBÉ	Hemianopsien, Aphasien.
Sinus transversus	Focale Anfälle, armbetonte Hemiparesen, Gesichtsfeldstörungen, Aphasien.
Innere Hirnvenen	Doppelseitige Paresen mit Pyramidenbahnzeichen, extrapyramidale Störungen, Trismus, Hypersalivation. Meist rasch progredienter Verlauf mit tiefer Bewußtseinsstörung.
Sinus cavernosus	Ciliare und conjunctivale Injektion, Chemosis, Schwellung eines oder beider Augenlider, Exophthalmus, venöse Hyperaemie der Augenhintergrundgefäße, evtl. Stauungspapille. Ausfälle der Hirnnerven III, IV, V und VI.

wicklung eines hirnorganischen Anfallsleidens zu rechnen. Gelegentlich bleiben Wesensänderungen zurück. Häufigste Beschwerde: Migräneartige Kopfschmerzen.

Therapie: Wie beim ischaemischen Insult. Zusätzlich hat sich in einigen Kliniken eine Antikoagulantientherapie mit Infusion von 20000 Einheiten Heparin pro 24 Std bewährt. Wegen der Blutungsgefahr ist eine fibrinolytische Therapie streng kontraindiziert.

1.4 Vasculäre Erkrankungen des Rückenmarks

Kurz zur Anatomie: Die Gefäßversorgung des Rückenmarks ist in Abb. 60 schematisch dargestellt. Die Abgänge der ursprünglich segmentalen aa. radiculares sind variabel; meist finden sich 5–8 Wurzelarterien, die zur Ventralseite des Rückenmarks ziehen und dort in die a. spinalis ant. münden. Zusätzlich ziehen 4–8 Wurzelarterien zur Dorsalseite des Rückenmarks in die paarig angeordneten aa. spinales post. Letztere versorgen die Hinterstränge und die peripheren Anteile des Hinterhornes. Der Rest des Rückenmark-Querschnittes wird von der a. spinalis anterior gespeist. A. spinalis ant. und aa. spinales post. werden in der Horizontalebene durch die vasocorona verbunden.
Der *venöse* Abfluß erfolgt von intramedullären Venen in zwei venöse Längsanastomosen, die (schwächere) v. spinalis ventralis und die (stärkere) v. spinalis dorsalis. Von dort gelangt das Blut über 5–11 radiculäre Venen in den plexus venosus vertebralis int., der im Epiduralraum des Spinalkanals liegt. Von dort drainieren vv. intervertebrales, die durch die gleichnamigen foramina ziehen, in den plexus vertebralis ext., von dem das Blut in die vv. vertebrales, intercostales, lumbales und sacrales laterales gelangt.

1.4.1 Ischaemische Rückenmarkserkrankungen

a) Das **Syndrom der a. spinalis anterior** entsteht durch Ischaemie im Versorgungsgebiet der gleichnamigen Arterie.

Prodromi: Gürtelförmige Schmerzen und Paraesthesien in Höhe der späteren Läsion. Innerhalb von Minuten, seltener im Verlauf von Stunden, kommt es dann zum Vollbild des Syndroms:

- zunächst schlaffe, später evtl. spastische Paraparese;
- Aufhebung der Schmerz- und Temperaturempfindung bei erhaltenen Hinterstrangfunktionen;
- Blasenstörungen (Detrusorparese);
- Mastdarmstörungen;
- Vasomotorenlähmung.

b) Das **Syndrom der a. spinalis posterior** ist selten und hat einen Funktionsausfall der Hinterstränge, oft auch Paraparesen zur Folge.

c) **Querschnittsmyelomalacien** beginnen oft wie das Spinalis-anterior-Syndrom mit Schmerzen in Höhe des betroffenen Segmentes und

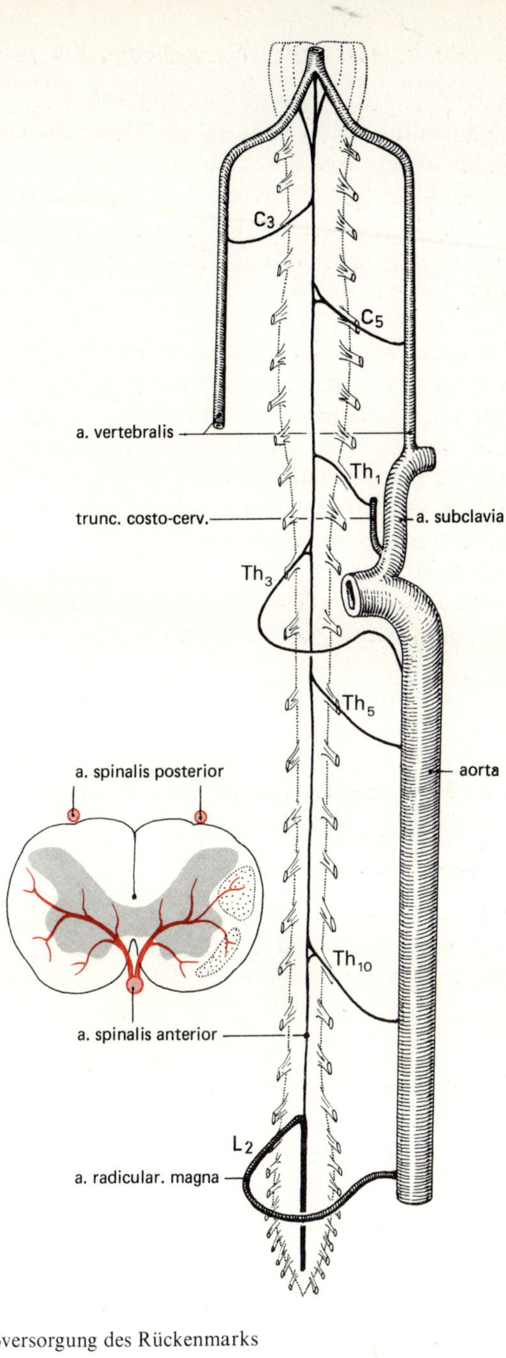

Abb. 60. Darstellung der Gefäßversorgung des Rückenmarks

führen dann mehr oder weniger rasch zu kompletten Querschnittsbildern.

d) Auch **intermittierende spinale Durchblutungsstörungen** sind bekannt. Sie äußern sich durch flüchtige Paraparesen, Pyramidenbahnzeichen, Paraesthesien der Beine (= Claudicatio spinalis).

Ätiologie und Pathogenese der ischaemischen Rückenmarkserkrankungen sind im Einzelfall oft schwer aufzudecken. Zu denken ist besonders an:

- Aortenveränderungen, die zu Strömungsbehinderung in den aa. radiculares führen (z.B. Aortenaneurysma, luetische Aortitis, schwere Aortensklerose, Aortenthrombose);
- mechanische Kompressionen von Wurzelarterien im foramen intervertebrale (selten);
- Arteriosklerose der Wurzelarterien (bisher sehr selten nachgewiesen);
- allgemeiner Blutdruckabfall, Hypoxaemie, CO-Vergiftung, Caisson-Krankheit;
- entzündliche Gefäßerkrankungen (z.B. luetische Angiitis).

Therapie

Symptomatische Maßnahmen:
- optimale Lagerung;
- passive und soweit möglich aktive krankengymnastische Übungen (2 mal täglich) zur Vermeidung von Kontrakturen;
- Decubitus-Prophylaxe: Wenden des Kranken von der Rücken- in die Seiten- und Bauchlage in 2–3stündigem Rhythmus. Sofern vorhanden: Drehbett, Wechseldruckauflegematratze;
- Behandlung der Blasenstörung;
- Behandlung der Darmstörung.

Besonders wichtig sind rehabilitative Maßnahmen (Förderung von Rest- und Ersatzfunktionen, Umschulung).
Spezifische Maßnahmen richten sich nach der Grundkrankheit (z.B. bei luetischer Angiitis); durchblutungsfördernde Maßnahmen für das Rükkenmark entsprechen denen der cerebralen Ischaemie.

1.4.2 Venöse spinale Erkrankungen

- *Varicosis spinalis* (Phlebektasie)
- *Angioma racemosum venosum*
- *Angiodysgenetische Myelomalacie* FOIX-ALAJOUANINE

Die Klassifikation der mit starker Phlebektasie einhergehenden Erkrankungen ist noch immer umstritten. In der Mehrzahl der Fälle handelt es sich um echte Angiome, deren makroskopisch hervorstechendes Merkmal die spinale Venenerweiterung ist. Diese Angiome können vorwiegend extramedullär liegen, aber auch den Rückenmarksquerschnitt mit einbeziehen. Sie können zu Wurzel- und Rückenmarkskompression sowie zu ischämischen Schäden der medulla spinalis führen. Man findet dann partielle oder vollständige Querschnittsbilder. Sehr charakteristisch ist ein wechselndes, gelegentlich lageabhängiges Beschwerde- und Symptomenbild, das zur Verwechslung mit einer Encephalomyelitis disseminata Anlaß geben kann. Stärkere Subarachnoidalblutungen aus den Angiomen sind selten.
Die *Diagnose* ist durch die Myelographie mit positiven Kontrastmitteln und durch spinale Angiographie möglich.
Therapie: Nach Möglichkeit operative Entfernung der Mißbildung.

2. Entzündliche Erkrankungen (Meningitis, Encephalitis, Myelitis)

2.1 Allgemeines

Entzündliche Erkrankungen oder Reaktionen des ZNS und/oder seiner Häute bieten ein weitgehend übereinstimmendes Bild. Aus der neurologischen, klinischen Symptomatologie ist so nur in Sonderfällen auf die spezielle Ursache, d.h. beispielsweise den Erreger, zu schließen. Erst die Untersuchung des Liquor cerebrospinalis, mikrobiologische, serologische und immunologische Untersuchungen, nicht zuletzt aber die Beachtung des Krankheitsverlaufes, vermögen die Diagnose völlig zu klären.

Eine strenge Trennung zwischen
a) Meningitis,
b) Encephalitis und
c) Myelitis
ist klinisch oft nicht möglich. Meist geht z.B. eine Meningitis auch mit einer Encephalitis einher *(Meningoencephalitis)*. Die Symptome der Encephalitis können dabei äußerst diskret bleiben.

Den entzündlichen Reaktionen kann eine
– *direkte* Infektion durch
  — Bakterien
  — Viren

— Protozoen und
— Pilze oder eine
- *indirekte* Beteiligung des ZNS und/oder der Häute
— etwa als sog. sympathische Meningitis (s. S. 193),
— als parainfektiöse Encephalitis (s. S. 201)

zugrunde liegen.
Sonderformen werden meist nach ihrer Ätiologie benannt. Hier können nur die wichtigsten als Beispiele angeführt werden.

2.2 Die wichtigsten bakteriellen Entzündungen

2.2.1 Die Meningococcen-Meningitis (Meningitis epidemica)

Der *Erreger* ist der Meningococcus, besser NEISSERIA meningitides genannt. Eintrittspforte nach der Inkubation von 1–5 Tagen ist der Nasen-Rachenraum. Wochen bis Monate kann das Bakterium dort bleiben und lediglich katarrhalische Erscheinungen verursachen. Auch eine Bakteriaemie bleibt meist blande. Beim nachfolgenden Organbefall werden in erster Linie die Meningen, sehr selten auch Gelenke und Endocard betroffen.

Beachte: Das WATERHOUSE-FRIDERICHSEN-*Syndrom:* Nebennierenblutungen nach Sepsis mit Purpura. Meist tödlicher Ausgang nach Stunden.

Klinisches Bild: Sehr hoher Fieberanstieg. Sobald eine Benommenheit oder ein Delirium eintritt, können die klassischen meningitischen Symptome zurücktreten.
Liquorbefund: Der Liquor ist eitrig, zumindest trüb, weist eine hohe Leukocytose (segmentkernige) und eine starke Eiweißvermehrung auf. Gelegentlich gelingt der Nachweis von Diplococcen in den Zellen. Im Ausheilungsstadium zeigt sich über Wochen eine Lymphocytose.

Verlauf: Ohne Behandlung sind 2 Formen zu unterscheiden:
- Die weitaus häufigere foudroyante Meningitis siderans; nach wenigen Tagen oder Wochen endet sie mit hohem Fieber tödlich; wird sie überlebt, bleiben Restsymptome.
- Bei der seltenen abortiven klingen die entzündlichen Allgemeinerscheinungen und die meningitischen Symptome meist bald ab.

Therapie: War diese Krankheit früher unbehandelbar, so ist die Prognose seit Einführung der Sulfonamide und Antibiotica sehr günstig. Am

besten gibt man zunächst 30 Mega Penicillin G täglich, bis eine Resistenzbestimmung vorliegt. Dann verwende man hochdosiert das wirkungsvollste Antibioticum.
Bei 50% handelt es sich um Kinder. Seit der guten Behandlungsmöglichkeit ging das Leiden auch zahlenmäßig zurück.

Merke: Die Meningococcen-Meningitis ist meldepflichtig.

2.2.2 Die Pneumococcen-Meningitis

Der *Erreger*, Pneumococcus oder Diplococcus pneumoniae, gelangt auf 3 möglichen Wegen an die Meningen:

- haematogen (bei einer Pneumonie),
- fortgeleitet (bei einer Otitis, Sinusitis, Mastoiditis),
- durch direkten Kontakt bei offenen Hirnverletzungen (das Trauma kann Jahre zurückliegen, vor allem bei vorderen Basisbrüchen mit Duraeinriß und Kommunikation mit den Nebenhöhlen!)

Klinisches Bild: Akut entwickelt sich eine schwere Meningoencephalitis mit Benommenheit oder Koma. Die eigentlichen meningitischen Symptome können dann zurücktreten. Hirnnervenausfälle, corticale Ausfälle (z.B. Monoparesen), focale oder generalisierte epileptische Anfälle sind möglich. Die Temperatur ist erhöht, die Blutsenkung erheblich beschleunigt, im Blut sind bei gleichzeitiger Linksverschiebung die Leukocyten vermehrt.

Liquorbefund: Starke Vermehrung der segmentförmigen Leukocyten, Eiweißerhöhung, später Lymphocytose.

Verlauf: Ohne Behandlung endet das Leiden meist schnell mit dem Tode. Bei einer zu kurzen Therapie ist eine Exacerbation möglich.

Therapie: Wie bei der Meningococcen-Meningitis (s.o.). Zu beachten ist, daß die Behandlung längere Zeit intensiv durchgehalten wird. Bei fortgeleiteten Formen wie auch bei solchen im Gefolge einer offenen Hirnverletzung ist eine chirurgische Intervention (zur Ausräumung des Herdes oder zur Schließung des Defektes) dringend geboten.

2.2.3 Weitere eitrige, bakterielle Meningitiden

Als häufige Erreger sind aufzuzählen:
- Staphylococcen (Infektionsweg wie bei Pneumococcen; Ausgangsherde: Furunkel, andere Hautgeschwüre, iatrogene Infektionen);
- Streptococcen (haematogen bei der Streptococcen-Angina, der Endocarditis lenta, dem Erysipel und der Otitis media, wie a. m.);
- Haemophilus influenzae (im Kindesalter, unbehandelt mit einer Mortalität von 80–100%).

2.2.4 Weniger häufige Erreger

- Pseudomonas aeruginosa (meist haematogene Ausbreitung aus Hautgeschwüren, wenn nicht iatrogen);
- Proteus-Bakterien (haematogene Aussaat aus Haut- oder Blaseninfektionen);
- Tuberkelbakterien (haematogen) (s. u.);
- Listeria monocytogenes (sporadisch oder endemisches Auftreten, vor allem übertragen durch Haustiere und infiziertes Fleisch); insbesondere Gravide sollen angesteckt werden; meist entwickelt sich eine Meningoencephalitis mit hervorstechender Beteiligung des Hirnstamms; deshalb Ausfälle vor allem der nn. V, VII und X; Therapie mit Antibiotica, speziell Tetracycline.

2.2.5 Seltene Erreger

Escheria coli (im Kleinkindes- und frühen Kindesalter), Brucellen, Salmonellen.
Die *klinischen Bilder* unterscheiden sich nach Schwere, Ausprägung, Akzentuierung und Verlauf je nach dem Erreger. Auch die *Therapie* richtet sich nach der Art der Infektion. Meist sind Antibiotica indiziert.

Der tuberkulösen Meningitis kommt nicht nur ihrer Zunahme wegen besondere Bedeutung zu. Deshalb noch ihre gesonderte Besprechung.

2.2.6 Die Meningitis tuberculosa

Betroffen sind vorwiegend Kinder oder spätinfizierte Erwachsene. 80% der Fälle treten im Stadium der Frühgeneralisation der Tuberkulose (Tb) auf. In den letzten Jahren entwickelt sie sich allerdings zunehmend bei älteren mit verminderter Resistenz, dann
- bei einer Spätgeneralisation der Tb,
- aus Gehirntuberkeln (selten), oder

– aus tuberkulösen Knochenherden des Schädels oder der Wirbelsäule.

Sie äußert sich in einer knötchenreichen, serösen Leptomeningitis vor allem an der *Hirnbasis*, seltener im *Spinalkanal*.

Besonders **kennzeichnend** sind als **Allgemeinsymptome**
– subfebrile Temperaturen,
– Abgeschlagenheit, Inappetenz, Gewichtsabnahme bis zum Marasmus,
– frühzeitige Benommenheit;
als fakultative **Begleitsymptome**
– eine Miliartuberkulose der Lungen und
– Chorioideatuberkel am Augenhintergrund.

Der *neurologische Befund* ist charakterisiert durch
– eine frühzeitige Abduzenzparese,
– weitere Augenmuskel- und Hirnnervenlähmungen und ein
– meningeales Syndrom (s. S. 136).

Im *Liquor* (s. Tab. 12, S. 103) besteht eine Pleocytose bis zu $\frac{1500}{3}$ Zellen, vorwiegend Lymphocyten. Im abgestandenen Liquor bildet sich ein feines Häutchen *(Spinnwebsgerinnsel)*, in dem sich gelegentlich säurefeste Stäbchen nachweisen lassen. Nahezu pathognomonisch ist eine Verminderung des Liquorzuckers unter 20 mg% (s. Liquordiagnostik, S. 101 und Tab. 12, S. 103) und eine Eiweißvermehrung.

Therapie: Tuberkulostatische Medikamente und Behandlung des Marasmus.

2.2.7 Die sog. „sympathische" Meningitis

Bei ihr handelt es sich nicht um eine eitrige Entzündung der Hirnhäute, sondern um eine Reaktion auf einen abgekapselten benachbarten bakteriellen Prozeß. Zugrunde liegt meist ein durch Strepto- oder Staphylococcen verursachter Hirnabscess, eine Otitis, Sinusitis, seltener eine Osteomyelitis cranii.

Das *diagnostisch* hervorstechendste Symptom der „sympathischen" Meningitis ist die Lymphocytose im Liquor bei mehr oder weniger ausgeprägten meningealen Erscheinungen und möglichen Herdsymptomen je nach Lokalisation des Abscesses.

Differentialdiagnostisch ist die in der Regel durch Viren bedingte lymphocytäre Meningitis (s. S. 197) zu beachten.

2.2.8 Der Hirnabscess

entsteht durch
- haematogene Aussaat (aus eitrigen Lungenprozessen, aber auch anderen Eiterungen), (oft multipel, auch im Kleinhirn!), oder durch
- Kontakt als fortgeleitete Infektion aus der Nachbarschaft (Otitis media → Temporalhirn, Sinusitis → Stirnhirn, Osteomyelitis cranii → jeweilige Nachbarschaft),
- bei offenen Hirnverletzungen wie auch gelegentlich die Staphylococcen- und Streptococcenmeningitis (s. S. 192).

Erreger sind meist Streptococcen oder Staphylococcen.

Das *klinische Bild* des Hirnabscesses ist durch dreierlei geprägt: Durch
- Lokalsymptome je nach Sitz des Abscesses, durch
- cerebrale Allgemeinsymptome; diese können denen einer intracraniellen Raumforderung entsprechen, jedoch treten die Zeichen einer Infektion hinzu (erhöhte Blutkörperchensenkung, Leukocytose im Blutbild, vor allem Fieber; zu beachten ist dabei, daß bei ansteigender Körpertemperatur die Pulskurve nicht folgt, daß die Pulsfrequenz oft sogar deutlich verlangsamt ist);
- Meningitis: Es kann sich dabei um eine Begleitmeningitis mit den Symptomen einer sog. sympathischen Meningitis (s. S. 193) handeln, oder aber um eine purulente Kommunikation des Abscesses mit den Hirnhäuten (als besonders schwerwiegendes Ereignis muß der Einbruch der Eitermasse eines Abscesses in die Ventrikel gelten).

Das *EEG* zeigt als Herdbefund ausgeprägt langsame Wellen, sonst Allgemeinveränderungen.
Im *Liquor* finden sich Befunde wie bei einer sympathischen oder purulenten Meningitis.

Verlauf: Aus der lokalen Entzündung entwickelt sich in der Regel ein Eiterherd, der mehr und mehr von einer Kapsel umschlossen wird. Eine andere, fatalere Entwicklung wurde bereits angedeutet: Der Durchbruch der Eiterung in weitere Hirnsubstanz, vor allem in die Ventrikel.

Therapie: Zu Beginn ist eine hochdosierte antibiotische Behandlung angezeigt. Nach Abkapselung des Abscesses ist eine neurochirurgische Intervention geboten.

2.2.9 Die embolische Herdencephalitis und -myelitis

Der *Erreger* ist meist der Streptococcus viridans, aber auch andere Bakterien, so Staphylococcen, Brucellen, um lediglich zwei weitere zu nennen.
Ausgangsort oder primäre Infektion ist die *Endocarditis lenta*, begleitet von einer septischen Allgemeininfektion. Der entzündliche Prozeß an den Herzklappen streut Partikel mit Erregern in die Blutbahn. Diese führen zu bakteriellen Metastasen im Hirn, in Hirngefäßen mit der Folge einer Aneurysmabildung (Subarachnoidalblutung!) und im Rückenmark. In jedem Stadium der Endocarditis lenta ist eine Aussaat möglich.

Das *klinische Bild* ist buntschillernd, jeweils bedingt von der Lokalisation der meist kleinen Herde oder durch Allgemeinsymptome. Als Lokalsymptome können mehr oder weniger flüchtige Hemiparesen, focale oder generalisierte Krampfanfälle, Hemianopsien oder Aphasien, des weiteren spinale Syndrome auftreten, die teilweise nur Minuten, teilweise Wochen bestehen. In anderen Fällen können psychopathologische Veränderungen (Demenz oder ein Durchgangssyndrom) das Bild bestimmen.
Der *Liquor* zeigt vorwiegend eine Lymphocytose.

Verlauf: Früher führte alleine die Grundkrankheit, die Endocarditis lenta, um so mehr die embolische Herdencephalitis, mit Gewißheit zum Tode. Nach Einführung der Penicillintherapie sind Heilungen möglich.

Therapie: Hochdosierte Penicillingaben, u. U. andere Antibiotica, deren Wirkung ausgetestet werden muß. Die Therapie muß längere Zeit weitergeführt werden.

2.3 Die wichtigsten Viruserkrankungen

Allgemeines: Die Infektion erfolgt auf verschiedenste Weise durch
- Schmierinfektionen, direkten Kontakt (z. B. Poliomyelitis spinalis anterior-Viren), durch
- Wirtsorganismen (z. B. Hausmäuse im Falle der **l**ymphocytären **C**horio**m**eningitis (LCM), Mäuse und Nager beim COCKSACKIE-Virus (Cocksackie im Staat New York),
- Vectoren (lat. = Träger, Überträger) (= ARBO-Viren = **Ar**thropod **bo**rne, durch Arthropoden übertragen); als solche sind bekannt:
  - *Stechmücken* (die ersten drei Virusarten befallen zugleich Pferde und sind auf dem nördlichen, aber auch südlichen amerikanischen Kontinent beheimatet):

- WEE-Virus = **W**estern-**E**quine-**E**ncephalitis-Virus,
- EEE-Virus = **E**astern-**E**quine-**E**ncephalitis-Virus,
- VEE-Virus = **V**enezuelan-**E**quine-**E**ncephalitis-Virus,

---

- SLE-Virus = **St**.-**L**ouis-**E**ncephalitis-Virus,
- JEE-Virus = **J**apanese-**E**-**E**ncephalitis-Virus,
- JBE-Virus = **J**apanese, **B**-**E**ncephalitis-Virus,
- AXD-Virus = **A**ustralian-**X**-**D**isease = Australian-Murray-Valley-Encephalitis-Virus, durch

---

— *Zecken:*
- CEE-Virus = **C**entral-**E**uropean-**E**ncephalitis-Virus,
- RSSE-Virus = **R**ussian-**S**pring-**S**ummer-**E**ncephalitis-Virus,
- Looping III-Virus (auch bei Schafen, die sich dann drehen oder überschlagen, daher der Name).

Im Verdauungstrakt des Menschen vermehrt sich die große Gruppe der ECHO-Viren = **E**nteric **C**ytopathogenic **H**uman **O**rphans; fast 40 sind bislang davon isoliert, wenige aber nur als pathogen erkannt.

Dieser Reihe ist des weiteren nach rein numerischer Aufzählung der wichtigsten Viren noch anzufügen, das
- Mumpsvirus,
- Herpes-simplex-Virus,
- Zoster-Virus, im Zusammenhang mit den Varicellen (s. u.) und
- die Erkrankungen des ZNS bei Masern und Röteln.

Unter einem anderen Aspekt lassen sich diese Viren und die durch sie verursachten Infektionen, bei denen es sich (s. u.) keineswegs nur um eine Encephalitis handelt, in zwei weitere Gruppen einteilen, in

a) *primär neurotrope* – und
b) nicht primär – besser – *secundär neurotrope.*

Ad a) Hierzu zählen u. a.:
- LCM-Virus (s. o.),
- Zoster-Virus (s. o. und S. 198),
- Poliomyelitis-spinalis-anterior-Virus (s. o. und S. 199),
- ARBO-Viren (s. o.)

Ad b)
- Cocksackie-Viren (s. o.),
- Echo-Viren (s. o.),
- Mumps-Viren (s. o. und u.),
- die Erreger der Masern und Röteln.

Das *klinische Bild* dieser Erkrankungen ist, abgesehen vom Morbus Zoster und von der Poliomyelitis spinalis anterior, weitgehend übereinstimmend – von wenigen Akzentuierungen abgesehen.

Klinische Symptomatologie: Ein nachgerade klassisches klinisches Bild mancher der zitierten Infektionen ist die „lymphocytäre Meningitis". Andere, in der Terminologie bereits als Encephalitis ausgewiesene Erkrankungen manifestieren sich in der Regel als Meningo-Encephalitis. Dabei kann im spezifischen Fall der Akzent mehr auf der meningealen oder mehr auf der encephalitischen Symptomatologie liegen.
Die aufgeführten Infektionen führen keineswegs immer ausschließlich zum Bild einer Encephalitis, sondern regelhaft eher zu dem einer Meningo-Encephalitis. Manifestiert sich die Erkrankung, von katarrhalischen und dem klinischen Bilde nach „unspezifischen" entzündlichen Symptomen abgesehen, so kann die Meningitis sehr wohl im Vordergrund stehen. Z.T. kommt es zu partiellen Myelitiden (z.B. Poliomyelitis s. u. S. 199), ECHO-Viren, COCKSACKIE-A-Viren, ARBO-Viren. Andere, vor allem durch Zeckenbiß übertragene ARBO-Viren führen zu einer Polyneuritis mit peripherer Facialislähmung.
Im *Liquor* erreicht eine Pleocytose selten den Wert von $\frac{1000}{3}$ Zellen, in der Regel Lymphocyten (gelegentlich liegen die Werte höher). In den ersten Infektionstagen finden sich auch segmentförmige Leukocyten. Das Eiweiß ist normal oder auf 100 mg% vermehrt. Der Zuckerwert ist nicht erniedrigt!
Das Krankheitsbild der „akuten lymphocytären Meningitis" gibt hierzu ein gutes Beispiel.

2.3.1 Die lymphocytäre Meningitis (akute abakterielle Meningitis)

Verschiedene *Erreger* rufen sie hervor,
– z.B. ECHO-Viren, COCKSACKIE-, CEE-, LCM-, Mumps-Viren.

Klinisches Bild

– Prodromalerscheinungen sind nicht obligat. Wie bei anderen Viruserkrankungen können sich katarrhalische Erscheinungen mit geringem Fieber einstellen. Die Temperaturkurve ist dann zweigipflig. Nach fieberfreiem Intervall setzen die
– meningitischen Erscheinungen ein. Bezeichnend ist dabei der heftige Kopfschmerz, der meist in der Stirn und hinter den Augen lokalisiert wird.

Liquor wie oben.
Die *Therapie* ist unspezifisch antiphlogistisch, symptomatisch.

2.3.2 Der Zoster

Der *Erreger* dieser Allgemeinerkrankung ist dem der Varicellen identisch oder eng verwandt. Wahrscheinlich handelt es sich um eine Reaktivierung verbliebener Viren durch andere Lokal- oder Allgemeinerkrankungen (z.B. Tumoren, Leukaemien, endzündliche Prozesse), die wie ein stress wirken. Warum der wahrscheinlich gleiche Erreger in der Kindheit ein anderes Krankheitsbild (die Varicellen) als in späteren Lebensjahren bewirkt, ist ungeklärt. Im Falle des Zoster beweist das Virus neurotrope Eigenschaften.

Symptomatologie

- Nicht immer kommt es zu *Allgemeinerscheinungen* (Fieber, Abgeschlagenheit, Gliederschmerzen).
- Im *Liquor* findet sich eine
  - Lymphocytose bis $\frac{500}{3}$ Zellen bei
  - normalem Eiweißgehalt.
- *Pathognomonisch* ist die *Trias:*
  - Bläschenausschlag (im Bläscheninhalt zeigen sich spezifische Einschlußkörperchen, die denen der Varicellen gleichen!),
  - neuralgische Schmerzen,
  - beides in segmentaler Ausbreitung. (Die anatomische Begrenzung der segmentalen Dermatome wurde nicht zuletzt durch Beobachtung der Ausbreitung der Hauteruptionen beim Zoster studiert.)
- *Prädilektionsgebiete* sind die Spinalganglien, die Nervenwurzeln und Abschnitte peripherer Nerven.

Sonderformen

- **Zoster oticus** charakterisiert durch die Trias:
  Bläschenausschlag im Ohrbereich,
  Schmerzen in der HUNTschen Zone,
  periphere Facialislähmung (s. S. 277) (mit ungünstiger Prognose).
- **Zoster ophthalmicus,** er betrifft das Gebiet des 1. Trigeminusastes, greift aber auch auf den fasciculus opticus und den n. oculomotorius über. Daraus erklärt sich die Symptomatologie:
  - Bläschenausschlag im n. supraorbitalis und auf der cornea,
  - heftige Neuralgie im Gebiet des n. supraorbitalis,
  - Gefahr der Entstehung eines Glaukoms,
  - Befall der Regenbogenhaut,
  - Opticusneuritis mit Ausgang in eine Opticusatrophie,

— Pupillenstörungen (aufgrund einer Mitbeteiligung des ggl. ciliare),
— äußere Augenmuskellähmungen (einschließlich einer Ptosis).

Diese Variante betrifft vor allem ältere Menschen.

Therapie

- Zur Allgemeinbehandlung antiphlogistische Medikamente und Gammaglobulin i.m. Cortison kann eine Generalisierung der Infektion bewirken und ist somit kontraindiziert.
- Das größte Problem bedeutet die Behandlung der Neuralgie. Erfolgversprechend sind lediglich:
  — Diphenylhydantoin oder Tegretal,
  — eine Röntgentiefenbestrahlung.

2.3.3 Die Poliomyelitis acuta anterior (Morbus HEINE-MEDIN)

Der deutsche Terminus „spinale Kinderlähmung" ist unzutreffend und verwirrend. Denn einmal bleibt das Leiden nicht auf das RM beschränkt. Zum anderen betrifft es nicht nur Kinder; zu den Zeiten der großen Polio-Epedemien wuchs unter den Betroffenen der Prozentsatz der Erwachsenen beständig.
Nach Einführung der oralen Schutzimpfung mit abgeschwächter Lebendvaccine zählt die Poliomyelitis acuta anterior (Polio) nur noch zu den sporadischen Infektionen.
Die Erreger stammen aus zahlreichen, bislang nachgewiesenen Typen des Polio-Virus. Bei neuerlichen, seltenen Fällen war stets nur Typus 1 zu finden.

Typus 1 = Stämme „Brunhilde" und „Mahoney",
Typus 2 = Stämme „Lansing" und „MEF 1",
Typus 3 = Stämme „Leon" und „Saukett".

Die Übertragung erfolgt durch Schmutz- oder Schmierinfektion. Die Inkubationszeit dauert 7–20 Tage.

Klinischer Verlauf und Symptomatologie:

Das Leiden verläuft in 4 Phasen, von denen die ersten 3 den Weg des Virus markieren.
a) Katarrhalisches Stadium („minor illness"),
b) meningitisches Stadium,
c) paralytisches Stadium und das
d) Reparations-Stadium.

Ad a) Es kommt zu mehr oder weniger ausgeprägten katarrhalischen Erscheinungen mit einem mittleren Fieberanstieg von 3–5 Tagen. Danach sinkt das Fieber für 2–3 Tage ab. Mit dem folgenden Stadium steigt es wieder an (Dromedar – oder zweigipflige Kurve).

Beachte: Das katarrhalische Stadium kann fehlen. Andererseits kann sich die Infektion auf dieses Stadium beschränken.

Ad b) Mit erneutem Fieberanstieg treten die üblichen meningitischen Symptome auf.

Ad c) Wenige Tage später *kann* (*muß* aber nicht) das paralytische Stadium folgen. Die Lähmungen stellen sich oft akut ein oder werden ohne Vorzeichen nach dem Aufwachen bemerkt *(Morgenlähmung);* sie können sich aber auch schubförmig langsam entwickeln. Da der Prozeß in den Vorderhörnern des RM abläuft, handelt es sich naturgemäß um „schlaffe Lähmungen" (s. S. 55). Sehr selten steigen die Lähmungen wie beim LANDRY-Typus der Polyneuritis auf (s. S. 272). Die Paresen oder Paralysen zeigen sich meist asymmetrisch, proximal häufiger als distal. Gelegentlich etabliert sich der Prozeß auch in der medulla und/oder in der pons. Dann kommt es zur Atemlähmung, bei pontiner Lokalisation zu caudalen Hirnnervenausfällen; Augenmuskellähmungen sind selten.

Äußerst selten ist die *encephalitische Form* mit gelegentlich spastischen Lähmungen, vor allem aber Bewußtseinsstörungen, Minderung des Antriebs und Verwirrtheitszuständen.

Ad d) In der Regel nach der Entfieberung und auf dem Höhepunkt der Lähmungen setzt das Reparations- oder Rückbildungsstadium ein. Inwieweit sich Paresen restituieren, ist vorweg schwer zu entscheiden. Jede denkbare Möglichkeit ist zu beobachten. In der Regel bildet sich ein Teil der Lähmungen zurück, ein anderer Teil bleibt mehr oder weniger ausgeprägt.
Liquor: Schon im katarrhalischen Stadium zeigt sich eine, im meningitischen Stadium erheblichere Lymphocytose, selten bis zu $\frac{1000}{3}$ Zellen. Anfangs finden sich auch segmentförmige Leukocyten. Mit Auftreten der Lähmungen sinkt die Zellzahl. Dagegen steigt der Eiweißwert (bis zu 100 mg%). In der reparativen Phase ist die Zellzahl normal, das Eiweiß noch erheblich vermehrt; seine Erhöhung geht aber langsam zurück (s. Tab. 12, S. 103).
Zur Virologie und Diagnostik: Während des katarrhalischen Stadiums besteht eine Viraemie. Vom fieberfreien Intervall ab werden Viren im

Stuhl ausgeschieden. Dieses Ausscheiden kann bis zu 3 Monaten andauern.
Therapie: Symptomatisch; bei Atemlähmung Tracheotomie und künstliche Beatmung; möglichst frühzeitig eine anfangs behutsame Krankengymnastik. Gamma-Globulin-Injektionen werden z.T. als beschränkt wirkungsvoll empfohlen.

2.4 Para- oder postinfektiöse Erkrankungen des ZNS bei Masern, Röteln und nach Pockenschutzimpfung

Die aufgezählten, allgemein als ungefährlich geltenden Kinderkrankheiten (oder die prophylaktische Maßnahme der generell gesehen zweifelsfrei segensreichen, gesetzlich geforderten aktiven Pockenschutzimpfung) können selten zu einer
- Meningo-Encephalitis, einer
- Encephalitis oder einer
- Myelitis führen.

Das morphologische Bild ist für eine parainfektiöse Folgeerkrankung charakteristisch; unspezifisch ist es allerdings für die Ätiologie.

2.4.1 Die Masernencephalitis

Die Masernencephalitis setzt 3–4 Tage nach dem Auftreten des Exanthems ein. Akut beginnt sie mit hohem Fieberanstieg, GM-Anfällen und einer Bewußtseinsstörung; Hirnnervenlähmungen, Mono-, Hemi- oder Tetraparesen sind ebenso möglich wie extrapyramidale Symptome (Hyperkinesen und Tonusveränderungen).
Prognose: Wenn die Betroffenen nicht sterben (Letalität zwischen 10–60%), können Restsymptome bleiben: Ein- oder doppelseitige Athetose, spastische Paresen (mit der Folge von Wachstumsstörungen der Extremitäten), vor allem aber eine Demenz.

2.4.2 Die Varicellenencephalitis

Die Varicellenencephalitis, 2–4 Tage nach dem Erscheinen der Hautbläschen beginnend (gelegentlich später), manifestiert sich unter den gleichen Erscheinungen wie die Masernencephalitis. Jedoch können hier – stets prognostisch günstige – cerebellare Symptome hinzukommen.

2.4.3 Die Rubuelenencephalitis (Röteln)

Auch die Rubuelenencephalitis (nach „Röteln") unterscheidet sich nicht vom klinischen Bild der beiden zuvor genannten parainfektiösen Erkrankungen. 1–6 Tage nach dem Auftreten des Exanthems treten die cerebralen Symptome auf.

2.4.4 Encephalitis nach Pockenschutzimpfung

Nach aktiver Pockenschutzimpfung tritt gelegentlich eine postvaccinale Encephalitis auf. Bestimmte Kriterien sind zu fordern, um einen ursächlichen Zusammenhang zwischen Impfung und Encephalitis zu bestätigen:

- Die Symptome der Encephalitis setzen in der Regel zwischen dem 8.–12. Tag, seltener zwischen dem 2. Tag und 2–3 Wochen ein.
- Sie beginnen mit akutem Temperaturanstieg, häufig treten epileptische GM auf, Bewußtseinsstörungen, Hemiplegien, extrapyramidale Symptome (vor allem Tonusveränderungen, verschiedenste Formen – oder Mischformen von Hyperkinesen), Hirnnervenausfälle.
- Im *Liquor* findet sich eine Zellvermehrung (extrem bis $\frac{300}{3}$, in der Regel bis oder unter $\frac{100}{3}$ Zellen).
- Die Letalitätsrate liegt zwischen 30–70%.

Diese Komplikation kann blande verlaufen. Dann bleiben aber immerhin Restsymptome zurück, vor allem:
- eine leichte Hemiparese mit Wachstumsstörungen (wie nach einer cerebralen Kinderlähmung, wenn die postvaccinale Encephalitis sich nach der ersten frühkindlichen Impfung einstellte), eine Athetose, insbesondere epileptische Anfälle.

In der Regel verbleiben aber schwerere Defektsyndrome
- mit Demenz und Wesensänderung,
- epileptischen Anfällen,
- cerebralen Ausfallserscheinungen.

Therapie: Symptomatisch. Eine hochdosierte ACTH- oder Glucocorticoidbehandlung soll bessernd wirken; jedoch ist die Beurteilung dieser Behandlung schwierig.

2.5 Parasiteninfektionen

Zu den Parasiteninfektionen, der
- **Trichinen-Infektion,** aus befallenem Fleisch, mit Benommenheit, Verwirrtheit, epileptischen Anfällen und cerebralen Halbseitensymptomen, der

- **Cysticercose** (Befall durch den Schweinebandwurm Taenia solium, der sich im Gehirn, aber auch im Auge, in der Leber und in den Lungen absiedelt),
  sei hier ebenso auf größere Lehrbücher verwiesen wie bei der
- **Toxoplasmose.**

Pilzerkrankungen verschiedenster Art können zu Meningitiden, aber auch Encephalitiden führen. Sie befallen oft zugleich Haut und Lungen (s. z. B. die Blastomykose). Die *Aktinomykose* breitet sich an der Schädelbasis aus und bedingt Hirnnervenausfälle.

2.6 Die luischen Erkrankungen des Nervensystems (= Neurolues)

Definition und nosographische Gliederung: (s. vor allem venerologische oder dermatologische Lehrbücher zu Pathogenese, Verlauf und Stadieneinteilung – aber auch zu deren Erklärung). Aus noch ungeklärten Gründen beweist der Erreger, die spirochaeta pallida, in einem nur geringen Prozentsatz (10%–15%) eine neurotrope Tendenz. Dabei werden
- mesodermale Substrate im ZNS mehr im 3. Stadium betroffen (= **Lues cerebrospinalis**),
- Parenchym des ZNS hingegen in einem späteren Stadium (= **Metalues** = **Tabes dorsalis und/oder die progressive Paralyse**).

Beachte: Pathologisch-anatomisch bedeutet diese Zuordnung der einzelnen klassischen Krankheitsbilder eine Faustregel, die in der aus didaktischen Gründen vereinfachenden Formulierung nur die Akzente benennt, den eigentlichen Tatbestand jedoch nicht präzise umschreibt.

In der Tat wird bei der Lues cerebrospinalis zunächst das Mesoderm, sekundär aber auch das Parenchym geschädigt. Bei der Metalues finden sich zugleich auch mesodermale Alterationen.

Der Weg der Infektion

2.6.1 Die Lues latens liquorpositiva

Schon vor dem Ausbruch der Hautveränderungen des 2. Stadiums und zu Beginn des 2. Stadiums können die Erreger die Meningen erreichen.

Symptomatologie

- normaler neurologischer Befund (klinisch = symptomlos),
- Fehlen der WASSERMANN-Reaktion, *aber*

– leichte Lymphocytose und Eiweißvermehrung im Liquor.
Die *Prognose* ist fast immer günstig, eine Kontrolle des klinischen Liquorbefundes jedoch dringend geboten. Meist ist der Liquor nach Wochen oder Monaten wieder normal.

2.6.2 Die Lues latens seropositiva

Symptomatologie

- *noch* klinisch neurologisch symptomlos,
- Lymphocytose und Eiweißvermehrung im Liquor,
- Nachweis von Antikörpern (WAR und andere Reaktionen) in Liquor und Blutserum.

Prognose: Es dürfte sich wohl stets um zufällige, frühe Befunde einer Neurolues handeln. Der gelegentlich benutzte Begriff einer *Liquorlues* ist irreführend. Denn der Liquor selber kann nicht luisch erkranken. Seine Befunde spiegeln vielmehr eine Affektion des NS wider. D.h., im vorliegenden Falle bedarf es

- sofort einer ausreichenden Behandlung (zu *ausreichend* s. S. 210),
- und einer sorgfältigen klinischen Kontrolle.

Denn meist zeigt eine Lues latens seropositiva bereits die Entwicklung einer Lues cerebrospinalis, seltener einer Metalues an.

2.6.3 Die Lues cerebrospinalis

Sie bedeutet unter verschiedenem Aspekt einen Sammelbegriff für verschiedenartigste

- Zuordnungen zu den Verlaufsstadien der Syphilis (2. und 3.),
- pathologische Veränderungen,
- deren Lokalisation und so entstehende
- klinische Bilder.

a) Im **Sekundärstadium** bilden sich prognostisch günstige
  - meningitische oder
  - meningoneuritische Symptome (mit Polyneuritiden oder mit Hirnnervenausfällen) aus, daneben aber auch foudroyante, vasculär bedingte Symptome oder Syndrome (= Befall der meningealen und cerebralen Gefäße) unter dem Bild der *luischen Meningoencephalopathie* mit
    - zentralen Lähmungen,
    - Krampfanfällen und
    - Bewußtseinsstörungen – vom Koma bis zum Durchgangssyndrom (WIECK).

Beachte: Zeitlich flüchtige Lähmungen sind in diesem Stadium ebenso möglich wie im späteren und wie bei der Progressiven Paralyse.

b) Im **Tertiärstadium** tritt die Lues cerebrospinalis häufiger auf. Sie zeichnet sich dann durch die Besonderheiten jeder Organlues dieser Periode aus, durch
- Entzündungen der
  - Hirnhäute, der
  - Gefäße (u. U. mit einer obliterierenden Endangiitis) oder perivasculär oder mit
- proliferativen, granulomatösen, produktiven Neubildungen (gummata).

Deshalb ist es erlaubt, eine
- meningitische,
- vasculäre und
- gummöse Form zu unterscheiden.

Alle diese Formen können ausschließlich
- cerebral (= Lues cerebralis),
- spinal (= Lues spinalis) oder kombiniert
- cerebro-spinal (= Lues cerebrospinalis) lokalisiert sein.

Zu den einzelnen Sonderformen oder Krankheitsbildern s. Tab. 27.
Zur Diagnose beachte den Hinweis Nonnes: Finden sich bei einer sog. Systemerkrankung des RM Symptome, die mit dem klassischen Bild dieses Leidens nicht vereinbar sind, so denke man u. a. an eine Lues spinalis (z. B. bei einer scheinbaren myatrophischen Lateralsklerose mit Hinterstrangsymptomen oder bei spinalen progressiven Muskelatrophien mit Sensibilitätsstörungen).

Merke: Die Lues cerebro-spinalis vermag eine Vielzahl anderer, wohldefinierter Krankheitsbilder zu imitieren, so daß ihre differentialdiagnostischen Möglichkeiten weit gespannt sind. Der Liquordiagnostik kommt dann entscheidende Bedeutung zu.

2.6.4 Die metaluischen Erkrankungen

Definition: Nicht nur historisch, sondern auch pathologisch-anatomisch wird die Metalues zu Recht von der Lues cerebro-spinalis unterschieden.

1. Argument: Handelt es sich bei der letzteren um eine echte Organlues, „primär“ ausgehend von den mesodermalen Anteilen des ZNS (s. S. 204) mit Veränderungen, wie sie im Gefolge

Tabelle 27. Synopsis der wichtigsten Formen der Lues cerebro-spinalis

Benennung	Form	Häufigste Lokalisation	Wichtigste Symptomatik	Differentialdiagnose
Lues cerebri (die Unterformen treten selten isoliert auf)	meningeale	Vor allem Hirnbasis chiasma opticum	Hirnnervenausfälle, vor allem n. opticus, aber auch alle anderen, vorwiegend noch n. VII, n. VIII. Gesichtsfeldeinschränkungen; gelegentlich Hirndruckzeichen	Meningitis
	vasculäre	a. cerebri med.	apoplektische Insulte, hirnpathologische Symptome, epileptische Anfälle, Kopfschmerzen, Hirndruckzeichen, psychopathologische Veränderungen	Arteriosklerose, andere Gefäßprozesse, Tumor cerebri, Morbus PICK oder ALZHEIMER
	gummöse	subcortical	Symptome eines Hirntumors	Tumor cerebri
		basale Leptomeninx	Hirnnervenausfälle, Kopfweh, Pupillenanomalien, s. weiter unter „meningeale Form“	meningitische Prozesse
Lues spinalis	Pachymeningitis (evtl. hypertrophicans)	cervical	starke Schmerzen, oft radiculär (radiculitis luica)	z. B. sog. Cervicalsyndrom
	zusätzlich vasculär	Der gesamte Spinalraum bis zur cauda equina (partiell, selten total)	radiculäre Schmerzen, Querschnittslähmungen, das Syndrom der a. spinalis ant., uncharakteristische Systemerkrankungen (z. B. myatrophische Lateralsklerose oder spinale Muskelatrophie mit Sensibilitätsstörungen), Blasenstörungen (gelegentlich isoliert!)	Rückenmarkstumor, vasculäre spinale Erkrankungen, Systemerkrankungen

einer Syphilis auch an anderen Organen beobachtet werden (Entzündungen, vasculäre Prozesse, Gummata), so stehen hier Parenchymdegenerationen im Vordergrund.

2. Argument: Vor der Aera der Penicillinbehandlung waren Syphilis-Infizierte trotz ausreichender Frühbehandlung nicht gegen die Entwicklung einer Metalues gefeit. Ob vorbehandelt oder unbehandelt, das Leiden trat jeweils nur in einem geringen Prozentsatz (etwa 10%) mit einem durchschnittlichen Intervall von 5–20 Jahren nach der Primärinfektion auf. Zunächst folgerte man daraus, der Metalues liege keine direkte Affektion durch den Erreger, sondern eine Schädigung durch ein Toxin zugrunde. NOGUCHI und MOORE konnten jedoch 1913 die spirochaeta pallida bei Paralytikern im Gehirn, bald danach auch bei Tabikern im RM nachweisen. Bislang sind sowohl die geringe Auswahl der metaluisch Erkrankten aus der Gesamtzahl der Syphilitiker als auch das lange Intervall zwischen Infektionen und Manifestation der Metalues ungelöste Probleme geblieben. Die Annahme eines spezifischen neurotropen Stammes vermag aus vielen Gründen keine befriedigende Erklärung zu geben.

3. Argument: Daß vor allem Tabikern, seltener Paralytikern, eine Primärinfektion unbekannt ist, daß in beiden Fällen meist Sekundär- und Tertiärstadien in der Anamnese fehlen, mag – mit Vorbehalten und Skepsis registriert – weiterhin die Sonderstellung der Metalues unterstreichen.

2.6.4.1 Die Tabes dorsalis (= spinale Form der Metalues)

Kurz zur pathologischen Anatomie: Es kommt zur Degeneration
- der extra- und intramedullären Anteile hinterer Wurzeln,
- der Hinterstränge, fast immer lumbal beginnend,
- zum Befall von Hirnnerven, vor allem des n. opticus,
- zu Pupillenstörungen.

Symptomatologie

a) Reizsymptome wie:
- blitzartig in die Beine einschießende, oft heftige *(lanzinierende)* Schmerzen (seltener auch an Rumpf und Armen),
- tabische Krisen oder Organkrisen, z. B.
  - gastrische (plötzliches, z. T. lange anhaltendes Erbrechen mit Unwohlsein, gelegentlich kaffeesatzartig, d. h. auf eine Magenblutung verweisend; teilweise erscheinen diese unter dem Bild einer Gallenkolik;
  - Klitoriskrisen (= unangenehme Paraesthesien);
  - Nieren-, Ureter-, Blasen- oder Urethrakrisen (= Schmerzen, bei den beiden ersteren zur Diagnose eines Nierensteines verführend);
  - Larynxkrisen (= Kratzen, Schmerzen, die Hüsteln auslösen);
  - Parotiskrisen (zu verwechseln mit der neuralgia n. auriculotemporalis);
  - lebhafte BDR (= *lachender Bauch*);

— Kältehyperpathie am Rumpf;
— Schmerzhyperpathie der Brustwarzenhöfe.

b) Hinterstrangsymptome (s. S. 136), distal an den Beinen einsetzend. Dabei fehlen zuerst die ASR, während die später ebenfalls erloschenen PSR anfangs besonders lebhaft ablaufen können.

- Von den Sensibilitätsstörungen fällt oft zunächst ein Unvermögen der Wahrnehmung der Vibration auf.

c) Sonstige Sensibilitätsstörungen (vornehmlich bedingt durch Wurzelläsionen):

- verzögerte Schmerzempfindung (insbesondere an Füßen und Unterschenkeln),
- fleckenförmige Ausfälle des Schmerzempfindens.

d) Oculäre Symptome

- Pupillenstörungen:
  — ARGYLL-ROBERTSON-Zeichen (s. S. 20),
  — reflektorische Pupillenstarre,
  — Anisokorie
- Visusbeeinträchtigungen durch primäre Opticusatrophie.

e) Secundär-Symptome

- Überschießende, voluminöse, schmerzfreie Arthropathien (mit „barocken" Knochenwucherungen infolge der Störung der Tiefensensibilität),
- Paresen und Muskelatrophien durch Schädigungen der vorderen Wurzeln (infolge von Knochenwucherungen),
- trophische Störungen, u.a.:
  — schmerzlose tiefe Geschwüre (vor allem am Fuß) (= *mal perforant*),
  — fleckförmiger Haarausfall,
  — Pigmentstörungen.

Beim Mann können *Potenzstörungen* zu den Frühsymptomen zählen, zu den späteren solche der *Miktion* (Inkontinenz, aber auch Retention).

Zur Diagnose: Die große Zahl der Symptome führt bei der Tabes dorsalis zu jeweils unterschiedlich komponierten Bildern, besonders im Frühstadium. Vor allem das Zusammentreffen folgender Erscheinungen sollte an eine Tabes dorsalis denken lassen:

Pupillenstörungen (insbesondere ARGYLL-ROBERTSON-Phänomen) (nicht obligat), erloschene ASR, Gang- und Standataxie (vor allem im Dunkeln), lanzinierende Schmerzen.

Zu den Liquorveränderungen s. Tab. 12, S. 103).

2.6.4.2 Die progressive Paralyse

Kurz zur pathologischen Anatomie: Unter verdickten Häuten zeigt sich vor allem das Stirnhirn, später auch Schläfen- und Scheitelhirn verkleinert (Rindenatrophie). Neben einem hydrocephalus ext. besteht oft auch ein hydrocephalus int. Histologisch ist die Kombination ektodermal-degenerativer und mesodermal entzündlicher Vorgänge kennzeichnend. Die LISSAUER-Form befällt Schläfen-, Scheitel- und Hinterhauptlappen.

Symptomatologie: Klinisch eignet der progressiven Paralyse das Nebeneinander bestimmter, mehr oder weniger ausgeprägter, allmählich zunehmender Befunde oder Beschwerden
- allgemeiner,
- psychopathologischer und
- neurologischer Art.

a) Aus dem Kreis der *Allgemeinbeschwerden* sind zweierlei herauszuheben:
- Kopfschmerzen, die äußerst heftig auch nachts auftreten können, so daß der Patient durch sie aufgeweckt wird;
- eine allgemeine, vorzeitige, körperliche Ermüdbarkeit und/oder geistige Erschöpfung *(pseudoneurasthenisches Vorstadium).*

b) Psychopathologische Symptome leiten in der Regel unmerklich das Krankheitsbild ein. Kennzeichnend ist ein langsamer bis zur Demenz führender Abbau der intellektuellen und mnestischen Leistungen sowie des Affekts. Zu diesen zentralen Symptomen können Halluzinationen, Wahnvorstellungen (z.B. Größenwahn bei der sog. *expansiven* Form, aber auch Minderwertigkeitsideen), delirante Zustände treten. Im einzelnen sei hierzu auf psychiatrische Lehrbücher verwiesen. Das psychopathologische Bild der progressiven Paralyse hat offenbar insofern einen Stilwandel erfahren, als die früher häufigere expansive Form gegenüber der *stumm-dementen* zurückgetreten ist.

c) Neurologische Symptome
- Etwa die Hälfte der Fälle zeigt Pupillenstörungen, seltener als bei der Tabes dorsalis ein ARGYLL-ROBERTSON-Phänomen, häufiger eine absolute Pupillenstarre (s. dazu S. 20).
- Oft ist eine artikulatorische Dysarthrie schon frühzeitig, sonst später festzustellen: Einzelne Silben werden verschmiert, d.h. unklar, verwaschen ausgesprochen; an Konsonanten oder Silben „stolpert“ der Sprechende (= „Silbenstolpern“); dies kann sich wie ein Stocken oder Häsitieren anhören. – In vorgeschrittenerem Verlauf

kommt es zu Wortentgleisungen wie bei Paraphasien oder zum Phänomen der Wiederholung von Endsilben.
- Ein Beben der Muskulatur um den Mund, selten weiterer Gesichtsmuskeln, das unter emotionaler Belastung zunehmen kann, erscheint wie eine „nervöse“ Bewegungsunruhe (= *Wetterleuchten*).
- Epileptische Anfälle verschiedenster Art werden bei etwa 10% aller Fälle beobachtet. Focalbetonte oder gar echte JACKSON-Anfälle verweisen eher auf die LISSAUER-Form. Sog. *paralytische Anfälle* erwiesen sich uns z.T. als psychomotorische epileptische.
- Flüchtige oder länger anhaltende apoplektische Insulte manifestieren sich eher beim LISSAUER-Typus.
- Wie bei der Tabes dorsalis kommen Blasenstörungen vor.

2.6.4.3 Die Tabo-Paralyse

Zur Definition: In gleicher Weise wie das Leiden im Tertiärstadium Hirn und Rückenmark isoliert oder kombiniert affizieren kann, vermag es dies auch im Rahmen der Metalues. D.h., daß sich mit einer Paralyse Hinterstrangsymptome kombinieren können, aber auch sonstige Symptome einer Tabes dorsalis. Die Kritik SCHEIDS, der Begriff der Tabo-Paralyse sei abzulehnen, da das Schicksal dieser Patienten von der Paralyse bestimmt werde, ist unter diesem Aspekt schwerlich anzuerkennen. Daß die metaluische Erkrankung der Hinterstränge als Tabes dorsalis bezeichnet wird, ist unbestritten. Treten deren Symptome zur progressiven Paralyse hinzu, ist es sachlich ebenso berechtigt, von einer Tabo-Paralyse zu sprechen, wie von einer Lues cerebrospinalis.

Therapie: Voraussetzung jeder Therapie der Neurolues ist eine Liquorkontrolle und eine sorgfältige internistische Untersuchung (u.a. zum Ausschluß einer Mesaortitis luica).

Die Therapie der Wahl ist eine Penicillinbehandlung, deren Ziel die Sanierung des Liquors, d.h. Normalisierung der pathologischen Pleocytose und Eiweißvermehrung.

Bei der Lues cerebro-spinalis wird in der Regel eine einfache Penicillinbehandlung ausreichen. Wir geben täglich 1 Mill. E. über 30 Tage, kontrollieren den Liquor frühestens nach 3 Monaten und lassen, wenn notwendig, weitere Kuren folgen. Ist der Liquor „saniert“, sind weitere Kontrollen in Abständen von 6–12 Monaten über 4–5 Jahre hinweg angezeigt.

In gleicher Weise gehen wir bei der Metalues vor. Zeigt sich bei der ersten Liquorkontrolle keine oder keine wesentliche Besserung, kombinieren wir eine Malariakur (10 Fieberzacken über 39°) mit einer Penicillinkur. Diese Therapie hat sich als sehr wirkungsvoll erwiesen.

3. Multiple Sklerose

Synonyma: Pleosklerose, sclérose en plaques (frz.), multiple sclerosis (engl.).

Die Multiple Sklerose (MS) zählt in unseren Breiten nicht nur zu den häufigsten dysmyelinisierenden, sondern neurologischen Krankheitsbildern überhaupt.

Ihren Namen erhielt sie wegen der sie kennzeichnenden disseminierten Streuung von Entmarkungsherden, von denen allerdings nur ältere „sklerotisch" grau sind. Frischere imponieren hingegen meist als grau-rötliche perivasculäre lymphocytär-plasmazelluläre Infiltrate. (Zum histologischen Befund s. ULE in DOERR/ULE, Spezielle pathologische Anatomie III, Heidelberger Taschenbücher, Springer, p. 319).

Die Markscheide, die das Axon umhüllt, wird

- im ZNS durch Gliazellen,
- peripherer durch SCHWANN-Zellen

gebildet.

Für die Reizleitung im Axon ist die Unversehrtheit dieser Myelinumhüllung Voraussetzung. D.h., daß ein Myelinabbau zu Änderungen der Leitfähigkeit des Axon führen muß. Dieser kann reversibel sein. (So erklärt sich u.a. die Verlaufstypik der MS). Kommt es nicht zu einer Remyelisation, bleiben Ausfälle zurück.

Lokalisiert können solche Herde grundsätzlich im gesamten ZNS sein. Jedoch schießen sie häufig an *Prädilektionsstellen* auf:

– fasciculus opticus, – Umgebung der lateralen Ecken der Seitenventrikel = STEINERscher Wetterwinkel, – Brücke, – Rückenmark, – Kleinhirn.

Epidemiologie

Zahlreiche neuere Untersuchungen deckten eine zunächst noch nicht verständliche geographische Verbreitung auf. Dabei erwies sich die MS als eine Erkrankung vorzüglich der weißen Rasse. Während sie in Japan praktisch nie beobachtet wird, in Sibirien z.B. äußerst selten, ergab die Großraumstatistik einiger beispielhafter Erhebungen folgende Verteilung:

Erkrankungen auf je 100000 Einwohner in	insgesamt	nördlich	des Breitengrades	südlich
Europa		30–60	46°	5–15
Nordamerika		30–60	38°	5–15
Australien	10			
Afrika	0–4			

Bedeutungsvollere Rückschlüsse erlauben zwei weitere Feststellungen:

a) Daß bei Einwanderern z. B. in die USA oder Israel, die aus nördlichen Ländern kamen, eine MS häufiger auftrat als bei solchen aus südlichen. Erstaunlicherweise betraf dies auch die folgende, in der neuen Heimat bereits geborene Generation (s. hierzu später Ätiologie).

b) Feldstudien in engbegrenzten Gebieten (z. B. Würzburg, Göttingen und Umgebung) zeigten sehr unterschiedliche Verteilungen, für die im 1. Fall mißliche hygienische Verhältnisse verantwortlich gemacht werden konnten, im 2. aber nicht.

3.1 Ätiologie

Inwieweit rassische, klimatische, hygienische, genetische oder sonstige milieubedingte Umstände für die Entstehung der MS verantwortlich oder mitentscheidend sind, kann aus solchen Untersuchungen bislang zumindest noch nicht verbindlich abgeleitet werden.
In den 30iger Jahren wurde die „Experimentelle allergische Encephalomyelitis" (EAE) als Modell für eine neuroallergische Genese der MS diskutiert. Der Vergleich schien unterschiedlicher histologischer Befunde bei der EAE und MS wegen zunächst abwegig. Zugleich kam die Theorie einer Infektion durch einen unbekannten Erreger, vor allem ein Virus, auf:

a) wegen der histologischen Befunde (s. ULE c. o.),
b) aufgrund von Liquorveränderungen im akuten Schub.

Nach dem heutigen Stand unseres Wissens dürfen folgende Hypothesen, Analoga und Feststellungen zu der Hoffnung berechtigen, das Dunkel der Ursache der MS zu erhellen:

1. Auch von der Krankheit noch nicht manifest befallene Substrate des ZNS weisen bereits Veränderungen des Myelins auf, so daß auf eine generelle, gegen das Myelin gerichtete Reaktion geschlossen werden muß.

2. Dabei wurde ein schon in geringster Menge wirksames encephalitogenes basisches Markscheidenprotein entdeckt, das z. B. für die Entmarkung bei der EAE verantwortlich zu sein scheint.

3. Sicher handelt es sich um immunpathologische Vorgänge, wie u. a. die für MS-Kranke typische γ-Globulinvermehrung im Liquor zeigt. Auch hier erwiesen sich die Studien der EAE dennoch als nützlich. Sie lehrten immerhin, daß der myelinolytische Prozeß

a) durch immunkompetente Lymphocyten erfolgt, also kein humoraler ist – und
b) durch bestimmte Manipulationen, z. B. thermale Läsionen (s. Milieu u. a.) determiniert werden kann.

4. Daß die Vergleichung der EAE mit der MS erlaubt und fruchtbar ist, belegt der in beiden Fällen gelungene Nachweis *protektiver Antikörper* und die Vermehrung des Immunglobulin G (IgG). Offen bleibt nur, ob diesen Befunden eine ursächliche oder reaktive Bedeutung zukommt.

5. 1957 wurde erstmals diskutiert, ob der MS nicht eine *slow virus infection* zugrunde liege. (Slow virus = langsame Viren mit langer, z. T. jahrelanger Inkubationszeit). (Vielleicht erklärt sich dadurch das gehäufte Auftreten bei bestimmten Einwanderergruppen und deren Nachkommen in den USA und Israel; s. o.). Definition und Determination eines „slow virus" stammen aus der Veterinärneurologie: SIGURDSSON beschrieb unter 3 Infektionsarten bei Schafen 2 Entmarkungskrankheiten: a) Visna bei isländischen Schafen, b) Scrapie, ein seit dem 18. Jahrhundert bei englischen und europäischen Schafen bekanntes, chronisch-progressives, degeneratives Leiden. Bedeutsamer wurde die Entdeckung der als *Kuru* bezeichneten Entmarkungskrankheit eines Stammes in Neuguinea, die durch ein *slow virus* verursacht wird.

Zusammenfassend ist nach dem Stande unserer augenblicklichen Kenntnisse festzuhalten: Die MS ist mit überwiegender Wahrscheinlichkeit ein exogenes, wahrscheinlich infektiöses Leiden, hervorgerufen durch ein agens (wahrscheinlich „slow virus"), dem

a) eine lange Inkubationszeit eignet, das
b) zu einer selektiven Autoimmunreaktion anregt.

3.2 Die klinischen Erscheinungen der MS

Generell kennzeichnet zweierlei das klinische Bild der MS:

a) Die Verlaufstypik

– Die überwiegende Zahl der Fälle (über 50%) zeigt einen *schubförmigen Verlauf*. D. h., das Auftreten einzelner Symptome oder einer Symptomkombination mit

α) vollständiger Rückbildung = *Remission*,

β) teilweiser Remission oder

γ) einem Persistieren der Symptomatologie, auf die sich dann nach kürzerem oder längerem Intervall ein weiterer Schub mit zusätzlichen Symptomen aufpfropft.

- *Phasenhafter, stufenförmiger Verlauf*
- *Chronisch-progredienter Verlauf*
  α) langsam fortschreitend,
  β) schnell, foudroyant.

In einem hohen Prozentsatz geht zu einem unbestimmbaren Zeitpunkt der schubförmige in einen chronischen Verlauf über. Je älter die Patienten, desto eher ist eine chronische, je jünger, desto eher eine schubförmige Entwicklung zu erwarten. Die Intervalle zwischen einzelnen Schüben können regellos, kurz oder lang (Monate, Jahre, selten sogar Jahrzehnte) andauern.

b) Die Multiplizität und Multilokalisation der Symptome

Scheinbar launenhaft wahllos bilden sich plaques an verschiedensten Stellen des ZNS. Dieses „*Mal hier, mal dort*" führt zum Wechsel, zur Vielgestaltigkeit der Erscheinungen. *Die Symptomatologie läßt sich meist nicht auf einen Herd bringen.*
Dennoch lehrt die Erfahrung, daß bestimmte Symptome meist in frühen Phasen, andere in späten auftreten.

Frühsymptome oder -Syndrome (Beispiele)

- *Die retrobulbäre Neuritis*, oft der erste Schub, meist ein-, selten später beidseitig, deutet sich durch einen Visusverfall an. Langsam, d.h. innerhalb einiger Tage, oder rasch (in wenigen Stunden) kann sie bis zur völligen Erblindung führen. Im akuten Stadium ist der Fundus unauffällig. („Der Patient und der Arzt sehen nichts"). Die Prognose der Amaurose ist grundsätzlich günstig. Da das papillo-maculäre Bündel des fasciculus opticus alleine oder am stärksten betroffen ist, können Restsymptome seiner Schädigung bleiben:
  - ein totales oder relatives Zentralskotom,
  - eine Atrophie der temporalen Papillenhälfte („temporale Abblassung").

Beachte: $\frac{1}{3}$ aller Fälle einer retrobulbären Neuritis bedeuten den ersten Schub einer MS. Deshalb sollte in keinem Fall eine neurologische Untersuchung versäumt werden.

- Drehschwindelattacken ohne akustische Begleiterscheinungen nach Art einer *Neuronitis vestibularis* können wie die retrobulbäre Neuritis als erster Schub den Beginn einer MS anzeigen.
- Flüchtige *Doppelbilder*, meist durch eine einseitige *Abducensparese* bedingt, bedeuten ebenso häufig ein Frühsymptom wie eine
- *Trigeminusneuralgie* (ein- oder doppelseitig), letztere vorwiegend bei jüngeren Frauen.

Spätsymptome sind beispielsweise die Erscheinungen der
- CHARCOT*schen Trias* (Blickrichtungsnystagmus, Intentionstremor, skandierende Sprache). Sie verweist auf eine Kleinhirnbeteiligung. Nur in seltensten Fällen tritt sie ausschließlich als das von CHARCOT formulierte klassische Syndrom auf. In der Regel finden sich dann auch weitere cerebellare Symptome.
- Eine *chronisch-progrediente spastische Paraplegie* jenseits des 40. Lebensjahres beginnend, kombiniert mit Blasenstörungen, zeigt sich vorwiegend bei Frauen.

Charakteristisch, aber nicht unbedingt pathognomonisch für eine MS sind u.a.
- das Fehlen der Bauchdeckenreflexe,
- ein spastisch-ataktischer Gang,
- eine Miktionsstörung (bei älteren Männern ohne erklärende Prostatavergrößerung),
- das LHERMITTEsche Nackenbeugezeichen (ein Gefühl plötzlicher elektrischer Entladung entlang der Wirbelsäule und in die Arme bei extremer Vorwärtsbeugung des Kopfes),
- paraesthetische Mißempfindungen, vor allem ‚brennender" oder „heißer" Art als Zeichen einer Irritation des tractus spino-thalamicus,
- vor allem aber die Kombination spinaler Syndrome mit pontinen, cerebellaren oder gar cerebralen, die nicht auf einen topischen Nenner gebracht werden können.

Im Verlauf einer MS können *cerebrale Symptome* auftreten, selten epileptische Anfälle (bei diesen handelt es sich fast immer um focal geprägte), sogar hirnorganische Psychosyndrome verschiedenster Ausprägung. Die nach langer Krankheitsdauer entstehende diffuse Hirn*atrophie* (erkennbar durch die Erweiterung der Liquorräume im Pneumencephalogramm) kann in eine *Demenz* einmünden.
Die immer wieder als Charakteristikum der MS hervorgehobene unangemessene Euphorie und Kritiklosigkeit findet sich lediglich nach langer Krankheitsdauer und bei gleichzeitiger cerebellarer Symptoma-

tologie („wer schwankt, der lacht"), wenn es sich dabei nicht überhaupt um eine psychoreaktive Verhaltensstörung handelt, die Ausdruck einer Verdrängung der notwendigen Auseinandersetzung mit der eigenen Krankheit ist. Sehr viel häufiger finden wir eine melancholische Verstimmung oder – berechtigte – Besorgtheit.

Zusätzliche Untersuchungen

Zur Stützung der im Grunde **klinisch** zu stellenden Diagnose können lediglich drei weitere Untersuchungen nützlich sein, die nie unterlassen werden dürfen:

a) Spiegelung des Fundus oculi

α) Zur Feststellung oder zum Ausschluß einer temporalen Papillenabblassung. Eine retrobulbäre Neuritis kann auch einmal blande, vom Patienten unbemerkt verlaufen sein.

β) Nicht selten sind in der Peripherie des Augenhintergrundes im akuten Schub oft nur flüchtige wolkige, periphlebitische Einscheidungen zu sehen. Diese beweisen in ihrer charakteristischen, unverwechselbaren Ausprägung die Diagnose.

b) Gesichtsfelduntersuchung zum Nachweis oder Ausschluß eines Zentralskotoms.

c) Liquoruntersuchung. Die Liquorentnahme beeinflußt den Verlauf nicht negativ. Vor allem im frischen Schub finden sich eine Pleocytose nicht über $\frac{100}{3}$ Zellen, eine Gesamteiweißvermehrung bis zum dreifachen Normalwert; bezeichnender ist aber eine allerdings auch nicht unbedingt pathognomonische γ-Globulinvermehrung (Liquorelektrophorese) (s. Tab. 12, S. 103).

Das Erkrankungsalter liegt zwischen dem 20. und 50. Lebensjahr. Erstmanifestationen im 6. Lebensdezennium sind ebenso möglich wie im 2., jedoch verhältnismäßig selten.

Differentialdiagnose

Bei schubförmigem oder schwankendem Verlauf in höheren Lebensjahren sollten vor allem bei pontiner und spinaler Symptomatologie *Durchblutungsstörungen* (z.B. sog. *Basilarisinsuffizienzen* oder Durchblutungsstörungen des Rückenmarks) und die *Varicosis spinalis* in Erwägung gezogen werden. Die – wenngleich auch seltene – *Lues cerebrospinalis* kann in ihrer Symptomatologie manche Züge der MS zeigen. Zu beachten ist ferner die *parainfektiöse Encephalomyelitis.* Bei sorgfältiger Würdigung der diagnostischen Kriterien der MS sollten Verwechslungen mit *Hirn- oder Rückenmarkstumoren*, insbesondere mit dem oft als MS fehldiagnostizierten hohen *Halsmarktumor*, kaum möglich sein.

3.3 *Therapie*

Eine kausale Behandlung ist nicht bekannt. Ob erste zaghafte Versuche mit immunosuppressiven Maßnahmen eine solche erbringen, bleibt abzuwarten.

Die Schwierigkeiten der Beurteilung der Wirkung einer Therapie liegen in der unberechenbaren Verlaufstypik der MS. In der Phase einer schubförmigen Entwicklung vermag durch kein Kriterium überzeugend entschieden werden, ob die Besserung Effekt der Behandlung oder Folge der davon unabhängigen Remission ist. Nur ein Vergleich der „Remissionsraten“ erlaubt eine gewisse Bewertung. So kann vor einem therapeutischen Optimismus, der sich mit seltsamer Regelmäßigkeit immer wieder kundtut, nur nachdrücklich gewarnt werden. Statt dessen muß Skepsis als die angemessene Einstellung gelten.

Als Therapie der Wahl vor allem bei schubförmigem, aber auch bei chronischem Verlauf galten lange die *Cortison*- oder *ACTH-Behandlung*. Kritischer Prüfung hielt deren angepriesener Erfolg nicht stand. Eine 1970 veröffentlichte amerikanische Großstudie räumte der ACTH-Behandlung im akuten Schub geringe Vorteile im Doppelblindtest ein. Aber auch diese Ergebnisse waren nicht signifikant zu belegen.

Am ehesten bewähren sich noch andere Maßnahmen:

- im akuten Schub strenge Bettruhe,
- nicht zuletzt bei chronischem Verlauf eine Quecksilberschmierkur (bei der zu beachten ist, daß der Patient selber schmiert und täglich den Mund mit Wasserstoffsuperoxyd pflegt),
- krankengymnastische Behandlung,
- Vermeiden zusätzlicher Komplikationen:
  - Decubitus,
  - Cystitis und Cystopyelitis,
  - hypostatische Pneumonie,
- Vermeiden übermäßiger Anstrengungen (die provokativ wirken können).

Grundsätzlich sollte man den Patienten über sein Leiden aufklären und in geduldigen Aussprachen belehren, daß man „mit der MS leben“ kann.

Bei *Schwangerschaft* bedeutet die MS **keine** medizinische Indikation zur Interruptio. Exacerbationen zeigen sich erfahrungsgemäß nur durch

- schwere Geburten (deshalb grundsätzlich Entbindung in Frauenkliniken),
- vielleicht durch postpartale hormonale Umstimmung oder
- durch Stillen (deshalb sogleich Abstillen).

4. Die Neuromyelitis optica (ERB-ALBUT-DÉVIC)

Charakteristisch ist die akut auftretende Kombination von
- Sehstörungen mit einem
- Querschnittssyndrom.

Die bei Kindern oder Jugendlichen akut einsetzende (seltene) Erkrankung beginnt in 75% der Fälle mit optischen, sonst mit spinalen Ausfällen. Es handelt sich um eine foudroyante Entmarkungserkrankung mit herdförmigen Veränderungen im fasciculus opticus und einem raschen nekrotisierenden Verfall der medulla spinalis. Dadurch treten

- erhebliche Sensibilitätsstörungen und
- schlaffe Paresen auf.

In der Literatur wird immer noch diskutiert, ob es sich um eine Sonderform der MS oder um ein eigenständiges Leiden handelt. Für die letztere Überlegung sprechen:

- daß seltener eine retrobulbäre, sondern eher eine echte Neuritis nervi optici beobachtet wird,
- daß die Erblindung meist irreversibel ist,
- daß der Prozeß in der Regel unaufhaltsam fortschreitet (nur wenige Autoren berichten von Remissionen),
- daß das Leiden meist innerhalb kurzer Zeit tödlich endet,
- daß Begleitsymptome, die einer MS nicht eignen, auf eine eigenständige Infektionserkrankung schließen lassen:
  - außer dem konsequent progredienten raschen Verlauf,
  - Temperaturerhöhungen, ferner Allgemeinsymptome wie
  - Kopfweh, ungerichteter Schwindel, Erbrechen, Benommenheit, Leukocytose, Erhöhung der BKS,
  - gelegentlich eine Stauungspapille und eine
  - Pleocytose im Liquor bis $\frac{1000}{3}$ Zellen.

5. Der Tumor cerebri

Definition: Unter diesem Begriff werden alle intracraniellen Geschwülste zusammengefaßt, gleich ob es sich um Tumoren handelt, die von der Hirnsubstanz selber ausgehen – oder von den Häuten (z.B. Meningeome), die dann das Gehirn indirekt betreffen. Die üblichen species der Tumoren sind in Tab. 28, S. 222 aufgeführt.

5.1 Die Klinik der Hirntumoren

Viererlei ist bei der Diagnostik zu beachten:

a) Die Allgemeinerscheinungen (= Syndrom *intracranieller Raumforderung*),

b) indirekte, d.h. *Fern-* oder *Nachbarschaftswirkung* eines Hirntumors,

c) Lokalisation des Tumors (klinisch = *Herdsymptome*),

d) *Artdiagnostik* (= Differenzierung der Tumorart).

Ad a) s. S. 139.

Ad b) Eine *obere* (im Tentoriumschlitz) oder *untere Einklemmung* des Gehirns (im foramen occipitale magnum) kann Folge einer allgemeinen Hirnschwellung, aber auch eines zielgerichteten Hirndrucks sein (s. S. 141 und Abb. 54, S. 141).

Beispiele

a) Auffüllung einer Cyste eines LINDAU-Tumors im Kleinhirn mit der Folge einer unteren Einklemmungsymptomatik.

b) Das sog. F3-Syndrom: Tumoren der 3. Frontalwindung (aber auch Keilbeinmeningeome) „drücken" die Hirnsubstanz gegen den verhältnismäßig harten Tentorimschlitz und bedingen u.U. eine Quetschung der Hirnschenkel (mit der Folge einer homolateralen Halbseitenlähmung) oder/und eine Abquetschung der nn. III und VI.

c) Ein Acusticusneurinom kann durch sein Wachsen zur Mittellinie hin die contralateralen Hirnschenkel „anpressen" und damit zu einer homolateralen Hemiplegie führen.

5.2 Lokalisation

Ad c) Zur Lokalisation eines Tumors sollte zunächst immer der neurologische Befund ausschlaggebend sein. Dieser vermag – sofern er sorgfältig erhoben ist – oft schon eine verläßliche *Lokaldiagnose* zu geben. Anderenfalls weist der klinische Lokalbefund die diagnostische Fährte, so daß dann technische Hilfsmethoden (EEG, Angiographie, Szintigraphie (s. Abb. 61), Pneumencephalographie, Echoencephalographie) zielgerichtet angewandt, vor allem aber bewertet werden können.

Beispiele

a) Treten zunächst JACKSON-Anfälle (s. S. 146) auf, denen später Lähmungen derselben Gliedmaßen folgen, so kann klinisch an ein Meningeom über der Zentralregion gedacht werden. Zuerst sollte dann eine Angiographie der a. carot. int., nachfolgend der a. carot. ext. vorgenommen werden.

b) Das erstmalige Auftreten generalisierter epileptischer Anfälle jenseits des 30. Lebensjahres muß stets auch den Verdacht auf einen Hirntumor wecken. Wenn der klinische Status, das EEG und das Szintigramm keine Seitenlokalisation erkennen lassen, wäre eine Pneumencephalographie als zweckdienlichste Untersuchung indiziert.

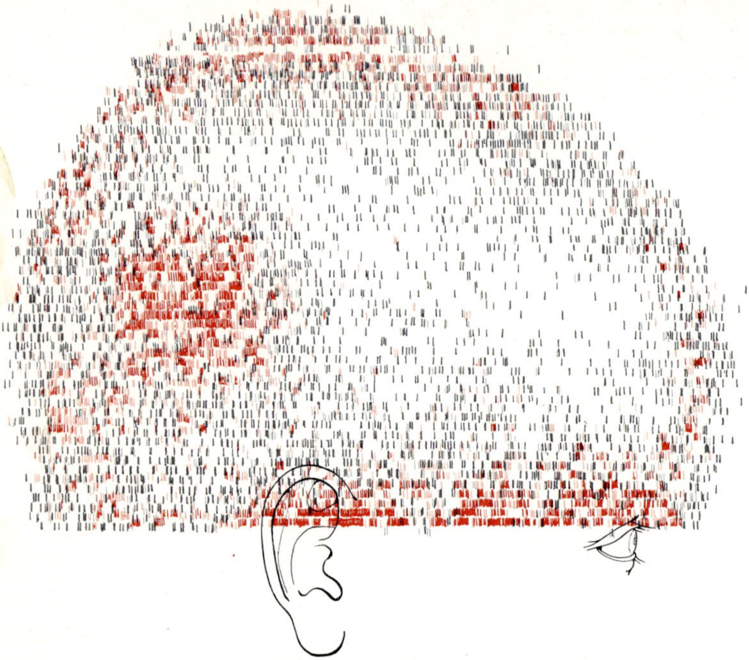

Abb. 61. Hirnszintigraphische Darstellung eines supratentoriellen Tumors im lobus occipitalis cerebri (malignes Gliom)

c) Ein Status epilepticus (sofern er nicht durch Tablettenentzug bedingt ist) weist entweder auf eine Glioblastoma multiforme oder einen Tumor einer Stirnhirnhälfte hin. (EEG, Hirnszintigramm, Carotisangiographie sind dann in der genannten Reihenfolge geboten).

5.3 Artdiagnose

Ad d) Die Artdiagnose eines Hirntumors ist oft nur schwer, gelegentlich aber doch präzise zu bestimmen.

Beispiele

a) Gehen anamnestisch JACKSON-Anfälle späteren Lähmungen derselben Gliedmaßen voraus, darf man aus diesem klinischen Tatbestand auf einen extracerebralen Tumor (Meningeom, aber auch Metastasen) schließen.

b) Entwickeln sich Paresen vor dem päteren Auftreten von JACKSON-Anfällen, wird es sich in der Regel um intracerebrale Tumoren handeln.

c) Vor allem die Angiographie vermag zur Bestimmung der Artdiagnose beizutragen:

α) Z. B. spricht eine schollige, mehr oder weniger homogene Anfärbung, die die venöse Phase überdauert, für ein Meningeom.

β) Zeigen sich im Angiogramm frühzeitig arterio-venöse Kurzschlüsse und sog. „pathologische Gefäße" in paralleler Anordnung (sog. „Besenreisergefäße") (TOENNIS), so ist ein Glioblastoma multiforme anzunehmen.

γ) Ein gefäßleerer Raum mit überlagernden Verkalkungen, die gleichsam „Ausgüssen" der gyri entsprechen, charakterisieren ein Oligodendrogliom.

Klinisch läßt sich durch sorgfältige Erhebung der Anamnese und des Befundes *ohne jegliches technisches Hilfsmittel* ein *Acusticusneurinom* von anderen Kleinhirnbrückenwinkeltumoren (Teratomen, Meningeomen) abgrenzen:

- Beim Acusticusneurinom (das vom n. vestibularis ausgeht), treten *nie* Schwindelanfälle auf, dennoch kommt es zu Gleichgewichtsstörungen, dann in folgender Reihenfolge
  — zu einer Hörminderung, Ausfällen des
  — n. V, des
  — n. VI oder/und
  — einer Kleinhirnhemisphäre

Beachte als charakteristisch: Daß der n. VII beim Acusticusneurinom entweder erst im Spätstadium oder postoperativ betroffen ist, da er in der Kapsel dieser Geschwulst verläuft und seine Dehnung toleriert, bei einer Operation jedoch durchtrennt werden kann.

Merke: Eine Aktivitätsanreicherung im Gehirn kann auf einen gefäßreichen Tumor, aber auch auf einen apoplektischen Insult verweisen, bedeutet also keinen sicheren Beleg für einen Tumor cerebri.

5.4 Synopsis der wichtigsten intracraniellen Tumoren

Siehe Tabelle 28, Seite 222–227.

Tabelle 28. Synopsis der wichtigsten intracraniellen Tumoren und ihrer Klinik

Benennung (Tu. = Tumoren)	Vorzugssitz	Erkrankungsalter (in Lebensjahren	Geschl.-verteilung ♂ : ♀	Symptome	Verlauf = V Prognose = P
A) Neuroepitheliale Tu. – 53,6% – Medulloblastome – 4,2% (bösartig)	a) Kleinhirnwurm b) Retina c) Pinealis d) n. sympathicus (Grenzstrang, zugleich in Nebennieren)	3.–12. (aber auch bis über das 50.)	5 : 2	a) Wegen des Kindesalters fehlen allgemeine Erscheinungen zunächst; Kleinhirnwurm- und Brückensymptome, b) Pinealom, a) und b) metastasieren auf dem Liquorweg in die cauda equina (= Caudasyndrom s. S. 134). c) Im bulbus entstehend → Erblindung, gelbes Leuchten der Pupillen. d) HORNER-Syndrom, Schweißsekretionsstörung, Nachbarschaftssymptome.	V = schnell P = infaust
– Glioblastoma multiforme – 14,6% (bösartig). Dieser Tu. kann bei Entartung anderer Gliome die path. Endstrecke bedeuten.	a) frontal b) bifrontal (Schmetterlingstumor) c) temporal d) parietal e) occipital f) Balken und Balkenstrahlung	35.–60. (auch früher und später)	2 : 1	a) Wesensänderung, Hirndruck, Status epilepticus. b) Akinese, Hirndruck	V = schnell P = ungünstig (trotz Operation und Bestrahlung)

– Spongioblastome – 6,8% (Kleinhirnspongioblastom synonym mit Kleinhirnastrocytom) (a) = Opticusgliom) kaum strahlenempfindlich	a) chiasma u. fasciculus opticus, b) Kleinhirnwurm, c) aquaedukt, Boden des 4. Ventrikels, Vierhügel, d) Großhirn (medial), e) RM.	a) 3.–7. b) – d) 8.–15.	9 : 11	a) einseitige Erblindung, Exophthalmus, b) Erbrechen, Einklemmungs-, Brücken- u. Kleinhirnsymptome, c) hydrocephale Krisen, evtl. PARINAUD-Syndrom (s. S. 13), d) Allgemein- und Herdzeichen (frontal = epilept. Anfälle, u. U. aromatische Anosmie, oft Status epilepticus).	V = langsam P = bei a), b) und d) gute operative Ergebnisse
– Oligodendrogliome – 6,8% (gutartig) (gehen, vielleicht durch ungenügendes operatives Angehen in ein Glioblastom über)	a) frontolateral b) frontal-parasagittal c) temporal d) temporo-parieto-occipital e) thalamus	30.–45. e) Jugendalter	9 : 7	Zu a): Häufig Status epilepticus Im Röntgennativbild generell schollige Verkalkungen, girlandenartig und den Hirnwindungen entsprechend.	V = langsam P = zunächst gut, entarten oft
– Astrocytom – 8% (gutartig, Übergänge zu bösartigen Tu. bis zum Glioblastom)	a) diffus, betont b) frontal c) temporal (tief ins Mark wachsend) d) centroparietal, **seltener** e) im thalamus (oft bilateral) f) pons und Mittelhirn	30.–40.	3 : 2	b) Wesensänderung, Status epilepticus d) Monoparesen mit nachfolgenden JACKSON-Anfällen, evtl. Aphasien e) und f) Lokalsymptome	V = langsam P = s. Oligodendrogliom

Tabelle 28. *(Fortsetzung)*

Benennung (Tu. = Tumoren)	Vorzugssitz	Erkrankungsalter (in Lebensjahren	Geschl.-verteilung ♂ : ♀	Symptome	Verlauf = V Prognose = P
– Pinealome – 0,4% (histologisch different, meist gutartig). Selten Lungenmetastasen (Zülch)	Vierhügelgegend	20.–40.	3 : 1	Im Vordergrund Allgemeinerscheinungen, Lokalsymptome: Parinaud-Syndrom (s. S. 13), Augenmuskellähmungen (nn. III, IV, VI), Pupillenstörungen. Fernsymptome: Hypothalamische Symptome.	V = oft akut
– Ependynome – 5,1% (Ependymcysten finden sich z. T. im Bereich des foramen Monroe)	a) Großhirnhemisphären b) Seitenventrikel c) III. Ventrikel d) IV. Ventrikel e) RM)	Kindes- u. Jugendalter d) u. e) 20.–40.	6 : 5	Z. B. bei Sitz im III. Ventrikel: Klassisches Syndrom: Plötzliches heftiges Kopfweh, Erbrechen, Schwindel, Sehstörungen. (Tritt attackenförmig auf, wenn der Tumor beweglich ist.)	V und P: Mittlere Überlebensdauer bei a)–d) 3 Jahre
– Neurinome – 7,7% (gutartig) Oft im Rahmen der Neurofibromatosis v. Recklinghausens	a) Acusticusneurinom b) n. V c) n. VII d) hintere Wurzeln des RM)	35.–40.	1 : 2	a) s. S. 221 b) und c) Lokal- und Nachbarschaftssymptome	V = langsam P = gut

B) Mesodermale Tu. – 21,3% – Meningeome – 17,9%, gutartig, wachsen verdrängend	a) parasagittal (im vorderen, mittleren, hinteren Sinus-Durawinkel) b) Keilbeinflügel c) tuberculum sellae d) sog. Olfaktoriusrinne e) Hirnkonvexität seltener: f) am tentorium, am clivus, im Kleinhirnbrückenwinkel	35.–50.	6 : 7	a) Mantelkantensyndrom (spast. Parese bd. Beine), JACKSON-Anfälle b) einseitige Visusverschlechterung Ausfälle n. V, epileptische (psychomotorische) Anfälle c) Gesichtsfeldeinschränkungen (bitemporal), Visusbeeinträchtigung d) aromatische Anosmie (s. S.7) e) und f) Lokalsymptome	V = langsam P = sehr gut bis gut
– Angioblastome – 1,9% infiltrierend wachsend mit Cysten; gutartig = LINDAU-Tumor (Kombination mit der Angiomatosis retinae = v. HIPPEL-LINDAU-Erkrankung = 20%); selten kombiniert mit Angiomen in Pankreas, Leber, Nieren, Nebennieren, Milz	a) meist Kleinhirnhemisphären b) Kleinhirnwurm c) caudaler Hirnstamm d) Großhirn (sehr selten) e) RM, (sehr selten)	20.–50.	2 : 1	a) und b) allgemeine Druckerscheinungen mit Einklemmungszeichen stehen im Vordergrund. Bei b) lokomotorische Ataxie. Symptomatologie tritt episodisch auf.	V = langsam P = unsicher (Einklemmungsgefahr bei a) und b)!).

Tabelle 28. *(Fortsetzung)*

Benennung (Tu. = Tumoren)	Vorzugssitz	Erkrankungsalter (in Lebensjahren	Geschl.-verteilung ♂ : ♀	Symptome	Verlauf = V Prognose = P
– Sarkome – 1,3% **bösartig,** z.T. sehr maligne. (Nur die wichtigsten sind aufgeführt)	a) meningeal b) arachnoidea des Kleinhirns c) umschrieben (Monstrezellen-Sarkom) d) Retothelsarkom e) Melanoblastom – primär cerebral oder meningeal – Metastasen aus anderen Organen nach Operation eines naevus	in jedem Alter	—	a) akuter Verlauf mit meningealen und allgemeinen cerebralen, seltener Herdsymptomen b) hydrocephalus int. occlusus, Einklemmung (zusätzlich cerebellare oder/und bulbo-pontine Symptome) c) Lokalzeichen → Allgemeinsymptome d) Schädelbasissyndrome (u.a. GARCIN-Syndrom s. S. 281) e) – isoliert im Gehirn – diffus an den Häuten mit meningealen Symptomen	V = schnell P = infaust
– Chordome – 0,2% gut- aber auch bösartig. (Typischer sog. Mittellinientumor)	vom clivus destruierend a) zum chiasma opticum b) zum foramen occ. magnum wachsend	20.–40.	2 : 1	a) para- und supraselläre Symptome, Ausfälle vorderer Hirnnerven b) ein- oder beidseitige Hirnnervensymptome, Hydrocephalus int. occlusus, pontine, cerebellare Symptome, Einklemmung	V = eher schnell P = ungünstig (operativ schwer zugänglich)

C) **Ektodermale Tu. – 8,9%** – Craniopharyngeome – 2,6% (= ERDHEIM-Tu., ausgehend von den Hypophysenresten der RATHKE-Tasche). Gutartig, bilden Cysten	a) supraselllär – dehnt sich in verschiedenste Richtungen aus, zunächst ins Zwischenhirn, dann → mittlere Schädelgrube, evtl. → Brücke, Kleinhirn, lobus occipitalis b) intrasellär (selten)	manifest in jedem Alter, gehäuft zwischen Pubertät und 30. Lbj.	2 : 1	a) Kopfschmerz, Gesichtsfeldeinschränkung, Visusverlust, endokrine Störungen (u. U. auch Wachstumsverzögerungen) b) endokrine Störungen stehen im Vordergrund	V = sehr langsam P = gut
– Hypophysentu. – 6,3% gutartig, entstammen stets dem Vorderlappen der Hypophyse	a) basophile b) eosinophile c) chromophobe Adenome	nach dem 20. Lbj., vorwiegend zwischen dem 30. und 50.	—	a) Morbus CUSHING (bleiben klein, deshalb kaum raumfordernd) b) Akromegalie, Ausweitung der sella, bitemporale Hemianopsie c) Insuffizienz auch der Adenohypophyse mit Potenzstörungen, Haarausfall am Körper, Alabasterhaut, **Ausfall des äußeren Drittels der Haare der Augenbrauen,** Knotenbildung des Unterhautfettgewebes, eher als bei den anderen Adenomen; Durchbruch durch das diaphragma sellae → Kopfweh und bitemporale Hemianopsie, evtl. Einwachsen in das Temporalhirn → psychomotorische Anfälle. Ballonförmig aufgetriebene sella turcica	V = langsam P = gut

5.5 *Tumormetastasen des Gehirns*

Etwa 6% aller „Hirntumoren“ (= intracranielle Tumoren) sind Metastasen.

Herkunft

- Bronchialcarcinom = 50% (abgerundete Werte)
- Mammacarcinom = 20%
- Hypernephrom = 8%
- Carcinome des Intestinaltraktes = 6%
- Melanom = 5%
- Carcinome des weiblichen Genitale = 3%
- Schilddrüse = 2%
- Rest: seltene andere Fälle oder unbekannte Ursache.

Lokalisation: Zweierlei ist zunächst von Belang:

a) Lokalisation in der *dura* – oder – im *Gehirn.*
b) *Solitäre* (35%) – oder – *multiple* Absiedlung.

Ad a) In die dura metastasiert am häufigsten das Mammacarcinom. Ins Gehirn vor allem Bronchialcarcinome, Hypernephrome, Melanome, Schilddrüsencarcinome.
Ad b) Vorzugssitz der Solitärmetastasen ist das Kleinhirn (20%–30%). Mammacarcinom und Hypernephrom neigen zumeist zu Solitärmetastasen.

Symptomatologie: Das klinische Bild gleicht dem der Hirntumoren. Lediglich der Verlauf ist in der Regel kürzer, die Prognose schlecht.

Liquorbefunde: Eine Pleocytose über $\frac{50}{3}$ Zellen spricht erfahrungsgemäß eher für multiple Metastasen. Nicht selten lassen sich im eingeengten Liquor Carcinomzellen nachweisen und gelegentlich sogar differenzieren.

Therapie: Solitärmetastasen kann und sollte man unter bestimmten Umständen operieren. Sonst ist die Strahlentherapie indiziert.

5.6 *Tierische Parasiten des Gehirns*

Diese können das Bild eines Hirntumors imitieren.

5.6.1 Cysticercus cellulosa

(Parasit = *Taenia solium* = *Schweinebandwurm*)
Es treten einzelne oder mehrere Cysten, z.T. traubenförmig, vor allem

- in der Hirnrinde oder
- der Marksubstanz – seltener
- an der basalen meningea oder
- im Ventrikelsystem auf.

Bei uns zählt die Cysticercose zu den Seltenheiten. Die klinische Symptomatologie hängt von der Lokalisation ab.

Zur *Diagnose* verhelfen:
- Eosinophilie im Blut
- Pleocytose des Liquors
- Nachweis von Membranteilen und kleinen Cysticercusblasen im Liquor
- Verkalkungen im Schädelnativbild
- Verkalkungen (langgezogene, filiforme) im Röntgenbild der Muskulatur – am ehesten eines Oberschenkels.

Beachte: Zum Krankheitsbild gehören u. U. auch eine Demenz, epileptische Anfälle (die einziges Symptom sein können) und ein Hydrocephalus internus.

Der *Verlauf* ist langsam.

5.6.2 Echinococcus

(Parasit = *cystöse Finne des Hundebandwurms*)
Lokalisiert sich meist im Hemisphärenmark.

Zur *Diagnose* sind nützlich:
- positiver Ausfall der Komplementbindungsreaktion und
- Intracutanreaktion.
- Eosinophilie im Blut.

5.7 Chronisch entzündliche Tumoren

Als chronisch entzündliche Tumoren sind aufzuführen:

- Gummata (luisch) (s. S. 205),
- Tuberkulome (vor allem im Kleinhirn, auch in der pons lokalisiert),
- Granulome (beim Morbus BOEK-SCHAUMANN) (Lokalisation: Hypothalamus, caudaler Hirnstamm, sehr selten in den Hemisphären).

Beachte: Fast immer zeigt sich die Grundkrankheit auch an anderen Organen (Lunge, Haut, Skelett, Augen).

6. Traumatische Schäden des Kopfes und Gehirns

Eine Gewalteinwirkung auf den Schädel kann unterschiedlicher Ursache und differenter Wirkung sein. Ursache und Wirkung können, müssen aber nicht korrelieren. Summarisch sind als Folgen aufzuzählen:

a) *Weichteilverletzungen;*
b) *Frakturen des Schädels*, dabei ist zwischen
  α) Basisbrüchen,
  β) Calottenbrüchen und
  γ) Impressionsfrakturen wegen der erheblichen klinischen Konsequenzen zu unterscheiden;
c) *Hirntraumata*
  α) die commotio cerebri
  β) die contusio cerebri
  γ) die „offene" Hirnverletzung
  δ) extra- und intracerebrale Blutungen.

Diese Aufzählung möge verdeutlichen, worauf bei einem Schädel-Hirntrauma, d.h. einer Gewalteinwirkung auf den Schädel gleich welcher Ursache, zu achten ist.

Schädel-Hirntraumata nehmen in einem erschreckenden Maße zu, bedingt durch die Industrialisierung, mehr noch durch die Motorisierung. Bei etwa der Hälfte aller Autounfälle treten sie auf.

6.1 Weichteilverletzungen

Ad a) Weichteilverletzungen. Bei Autounfällen handelt es sich in der Regel um Platz- oder Schnittwunden, die chirurgisch zu versorgen sind. Neurologisch von Interesse sind dabei lediglich gleichzeitige Läsionen peripherer Nerven. Vor allem Endäste des n. ophthalmicus (n. V, 1), insbesondere der n. supraorbitalis (s. Abb. 9, S. 27) (= Austritt unter der Augenbraue aus dem foramen supraorbitale, sensible Versorgung des größten Teils einer vorderen Kopfhauthälfte von der Lidspalte bis zur Scheitelhöhe). Ferner zeigen sich die nn. supra- und infratrochleares (ex. n. V, 1) nicht selten geschädigt.

Nerven können

- durchtrennt sein (es verbleibt dann eine Anaesthesie oder das höchst unangenehme Bild der anaesthesia dolorosa, d.h. trotz völliger Gefühllosigkeit schießen Schmerzen ein;
- gequetscht (dann ist in der Regel mit einer guten Restitution zu rechnen) oder
- von einer Narbe umbacken sein (mit der Konsequenz einer hypaesthesia paraesthetica sive dolorosa = trotz Minderung der Empfindung werden Mißempfindungen oder Schmerzen wahrgenommen).

Ad b) α) Frakturen der **Schädelbasis** sind zu erkennen durch
- Blutungen aus Nase, Mund und Ohren,
- Blutergüsse (um beide Augen = *Brillen-*, um ein Auge = *Monokelhaematom*);
  - für beide Fälle gilt, daß das Trauma den Ort der Blutung nicht direkt traf;
- Blutungen ins Ohr (Haematotympanon).

Beachte: Röntgenologisch lassen sich Basisbrüche oft nicht nachweisen. Sie verheilen folgenlos, wenn durch sie nicht neurologische Konsequenzen entstanden.

Mögliche Konsequenzen

- *Hirnnervenläsionen,*
  - nn. VII und VIII bei Felsenbeinbrüchen; tritt eine Schwerhörigkeit nach einem zeitlichen Intervall auf, so spricht dies für eine Quetschung durch ein Haematom;
  - nn. III und V,
  - n. olfactorius (Abriß der fila olfactoria) (s. S. 8),
  - fasciculus opticus (Quetschung oder Abriß mit der Folge einer Erblindung und einfachen Opticusatrophie),
  - *Syndrom der fissura orbitalis sup.* (bei Orbitalbrüchen) = n. III, n. IV, n. VI und n. V, 1.

- *Eröffnung des Subarachnoidalraumes*
  - mit Liquorausfluß (= *Liquorrhoe*) aus dem Ohr; diese bleibt meist komplikationslos;
  - Eröffnung zu den Nebenhöhlen. Deren primäre Folge ist eine Liquorrhoe aus der Nase, oft als Schnupfen verkannt.

Beachte: Bei „Schnupfen“ mit wäßrigem Sekret nach Schädeltrauma denke stets an eine Liquorfistel. Die Diagnose ist einfach durch Einlegen eines Glucosestreifens in ein Nasenloch zu stellen: Der zuckerhaltige Liquor färbt diesen an.

Die basale vordere Liquorfistel kann unmittelbar nach dem Trauma, aber auch bei jedem Schnupfen zu einer Meningitis führen. Deshalb ist ihr operativer Verschluß erforderlich.

6.2.1 Calottenbrüche

Ad b) *β*) Diese sind in der Regel harmlos und heilen folgenlos ab, auch wenn sie von Laien – oft noch unter der Bezeichnung „doppelter Schädelbruch" – hypochondrisch überbewertet werden.

Eine gefährliche Komplikation einer temporo-parietal verlaufenden Fraktur kann jedoch die Zerreißung einer meningealen Arterie, in erster Linie der a. meningea media, sein: Sie führt zum epiduralen Haematom (s. S. 238).

6.2.2 Impressionsfrakturen

Ad b) *γ*) Werden ausgesprengte Fragmente der Calotte in das Gehirn eingedrückt, so kann darunter:
- eine Hirnläsion mit umgebender Blutung oder
- eine offene Hirnverletzung (s. S. 237) mit Duraeröffnung entstehen.

Impressionsfrakturen kann man meist schon durch Palpation der Eindellung diagnostizieren. Sie bedürfen fast immer einer neurochirurgischen Intervention.

6.3 Hirntraumata [Ad c)]

Grundsätzliches zur Definition: Die nosographische Abgrenzung der einzelnen Formen traumatischer Hirnschäden war jahrzehntelang ein Anlaß zu einem wissenschaftlichen Streit, der äußerlich um terminologische Fragen geführt wurde, hinter denen sich in Wirklichkeit aber Meinungsverschiedenheiten über die pathogenetischen Vorgänge und Tatbestände verbargen. Nur scheinbar ist hierin ein weitgehender consensus gefunden worden. In z.T. entscheidenden Einzelfragen ist die Diskussion nicht abgeschlossen, weil unser Wissen weiterhin noch lückenhaft ist. Dies trifft vor allem für die commotio cerebri und die Entstehung des subduralen Haematoms, aber auch für therapeutische Fragen zu. Diese Darstellung wird im wesentlichen der von E. Bay folgen, weil diese – abgesehen davon, daß sie als wissenschaftlich gesichertste auch der weltweit gängigsten entspricht – für die Praxis (d.h. für die Diagnostik, Therapie und nicht zuletzt für die wesentliche Frage der Begutachtung) die bestbelegte und damit pragmatisch zuverlässigste ist.

Grundsätzliches zur Diagnostik: Dreierlei ist als Voraussetzung für eine sichere Diagnose – vice versa zur Vermeidung einer – schwerwiegenden – Fehldiagnose zu fordern:

- Eine kriminalistisch genaue Erhebung der Anamnese, deren Resultat die Rekonstruktion des Unfallhergangs und dessen unmittelbare Folgen für den Verletzten ermöglicht. Dazu sind der Verletzte und Augenzeugen (Fremdanamnese, der gewichtige Bedeutung zukommen kann) zu hören (s. dazu die Beschreibung des Commotionssyndroms, S. 234),
- Die Beachtung oder Überwachung der Bewußtseinslage des Verletzten (s. dazu die folgenden Kapitel).

- Die pedantische Erhebung des neurologischen Befundes und die Überwachung des Verletzten, d. h. die fortlaufende Kontrolle des neurologischen und psychopathologischen Befundes (bei letzterem der Bewußtseinslage, ggf. der Art und Intensität der Bewußtseinsbeeinträchtigung).

6.3.1 Die commotio cerebri (= Gehirnerschütterung) [Ad c) α)]

Definition und kurz zur pathologischen Grundlage: Es handelt sich um eine anatomisch nicht sichtbare, ausschließlich funktionelle „Betriebsstörung" des Hirnstammes. Betroffen sind die mesodiencephale Übergangsregion, teilweise auch Abschnitte der medulla oblongata. Diese Substrate liegen nahezu in der Mitte des Schädels. So muß sie eine gleichwo den Schädel treffende Gewalteinwirkung, bzw. eine dadurch ausgelöste intracranielle Druckwelle stets erreichen. Unter diesem rein mechanischen Aspekt ist die genannte Region besonders exponiert. Es entsteht eine passagere kolloid-chemische Veränderung *(Thixotropie)* d. h. aus einem Sol wird ein Gel. Dieser Vorgang ist in jedem Fall reversibel.

Hieraus erhellt dreierlei:
- Bleibende cerebrale Ausfälle gehören nicht zum Bild der commotio cerebri;
- deshalb ist die Diagnose in der Regel nur aus der Anamnese zu stellen.
- Da der Vorgang reversibel ist, verbleibt **nie** ein Dauerschaden.

Das klinische Bild der Gehirnerschütterung ist somit
- durch zeitlich unmittelbare, initiale Symptome (das *Commotionssyndrom*) und
- durch nachfolgende, mehr oder weniger schnell abklingende Folgeerscheinungen (das *postcommotionelle Syndrom*) gekennzeichnet.

Kernsymptom des *Commotionssyndroms* ist die initial, d. h. sofort und ohne das zeitlich geringste Intervall einsetzende Bewußtseinsstörung. Dabei wird es sich in der Regel um eine völlige Bewußtlosigkeit handeln, die über eine Phase der Bewußtseinstrübung aufhellt. Erstere dauert höchstens 1 Stunde, letztere längstens 24 Stunden.

Beachte: Eine länger anhaltende Bewußtseinsstörung spricht für ein schwereres Hirntrauma. Eine psychomotorische Unruhe, eine sog. „Commotionspsychose", gehört mit Sicherheit nicht zum Bild einer Gehirnerschütterung; sie weist vielmehr auf eine substantielle Gehirnschädigung hin.

Bei leichten Fällen stellt sich initial nicht einmal eine Bewußtlosigkeit, sondern nur eine kurze Benommenheit ein.

Merke: Beim Fehlen jeglicher initialer Bewußtseinsstörung ist eine commotio cerebri mit Sicherheit auszuschließen.

In *klassischer Ausprägung ist das Commotionssyndrom* eine Trias, zusammengesetzt aus

- der *retrograden Amnesie* (durch die die letzten Sekunden oder ein kürzerer Zeitabstand vor der Gewalteinwirkung auf den Kopf in der Erinnerung ausgelöscht sind),

Beachte: Umfaßt eine retrograde Amnesie einen längeren Zeitraum, in Extremfällen Stunden oder Tage, so bedeutet dieses einen sicheren Hinweis auf ein schwereres, über eine Gehirnerschütterung hinausgehendes Trauma.

- der *initial einsetzenden Bewußtseinsstörung* (s. o.) und
- einer *Übelkeit* oder *Erbrechen.*

Gelegentlich ist einige Stunden nach einem Unfall bei der Gehirnerschütterung ein Blickrichtungsnystagmus, z.T. mit rotatorischer Komponente zu sehen. Oft kann dieser im Elektronystagmogramm über wenige Tage hinweg nachgewiesen werden. Er darf dann als Lokalsymptom gelten. Zeigt sich ein derartiger Nystagmus noch nach Tagen oder Wochen, so ist eine schwerere und weitergreifende Schädigung anzunehmen.

Bis ein Arzt einen Verunglückten untersuchen kann, ist meist ein Zeitraum verstrichen, in dem oft die Symptome des Commotionssyndroms abgeklungen sind. Deshalb ist in jedem Fall eine ausführliche Eigen- und Fremdanamnese zu erheben, um die Symptomtrias der Gehirnerschütterung zu eruieren.

Beispiel. Ein Autofahrer stößt frontal mit einem anderen Wagen zusammen. Aus eigener Erinnerung weiß er später nur noch, daß ein anderes Auto auf ihn zukam (= *retrograde Amnesie* bis zur Kollision). Tief bewußtlos wird er 1 Stunde später in eine Klinik eingeliefert, reagiert dann aber allmählich auf Schmerzreize; sein Erinnerungsvermögen setzt erst 4 Stunden nach dem Unfall ein (= *initiale Bewußtlosigkeit* für die Dauer einer Stunde, *antegrade Amnesie* mit Bewußtseinstrübung in den folgenden 3 Stunden). Während der Fahrt in die Klinik erbrach der Patient. Dies können nur die Sanitäter berichten. – Retrograde Amnesie, initiale Bewußtlosigkeit, Erbrechen fügen sich zum *Commotionssyndrom.*

Bei der commotio cerebri werden Areale betroffen, deren „Betriebsstörung" eine „*vegetative Labilität*" bedingen. Deren Symptome bestimmen das Bild des „*postcommotionellen Syndroms*".

Der Schweregrad einer commotio cerebri läßt sich aus der Art und Dauer der Bewußtseinsstörung ermessen. Demnach können Symptome eines postcommotionellen Syndroms – für die Begutachtung ist dies belangvoll – nur Tage, in schweren Fällen längstens 2 Jahre bestehen, nie aber länger.
Zur *Therapie* ist anzuraten, die Patienten wenige Tage ins Bett zu legen, dann aber ein sog. „Gefäßtraining" zu beginnen, d.h. sie zu belasten, mit dem Ziel einer Kompensierung der vegetativen Labilität.

6.3.2 Die contusio cerebri (= gedeckte Hirnverletzung) [Ad c) γ)]

Kurz zur Definition und pathologischen Anatomie: Der Begriff der „contusio cerebri" hat eine bewegte Geschichte, d.h. von vielen Autoren wurde darunter Unterschiedliches subsummiert; pathologisch-anatomisch wurde er z.T. eng gefaßt und auf circumscripte Rindenprellungsherde begrenzt (SPATZ), von anderen auf jede Variante einer gedeckten, d.h. die dura mater nicht eröffnende umschriebene Hirnläsion angewandt. Die Erfahrung bestätigte inzwischen die Ansicht E. BAYS, *gedeckte, umschriebene, substantielle* Schädigungen des Gehirns böten ein einheitliches Krankheitsbild, so daß klinische und nicht pathologisch-anatomische Kriterien den Begriff der „contusio cerebri" definieren sollten. Diese Ansicht deckt sich mit der wohlbegründeten Begriffsbestimmung BLEULERS über die pathophysiologischen Grundlagen eines „hirnorganischen" und „hirnlokalen Psychosyndroms". (s. S. 240 „Traumatischer Hirnschaden").

Als **contusio cerebri** sind unter diesem Aspekt
- Rindenprellungsherde,
- begrenzte traumatische Haemorrhagien,
- traumatische Malacien und Lacerationen zu verstehen.

6.3.2.1 Rindenprellungsherde

Kurz zur Anatomie: Nach SPATZ sieht man meist kleine, oft multiple Quetschherde der Hirnwindungen und der weichen Hirnhäute, bei denen es zu Blutungen und nachfolgenden Verwachsungen kommen kann. Aus diesen Herden entstehen gliöse oder nur locker bindegewebige Narben (nie aber eine Hirn-Duranarbe wie bei offenen Hirnverletzungen – s.d.), z.T. kann sich darüber eine Höhle bilden.
Prädilektionsstellen sind jene Partien, die durch das umhüllende Liquorkissen weniger effektiv abgepuffert sind (dazu gehören die Hemisphärenpole, die Basis des Stirn- und Schläfenlappens, die der falx und dem tentorium benachbarten Hirnanteile).

Beachte: Aus diesen sind die basalen, orbitofrontalen Anteile des Frontalhirns für die Diagnostik (s. z.B. aromatische Anosmie S. 7) und die Läsionen des Frontalpoles von besonderer Bedeutung.

Rindenprellungsherde können direkt an der Stelle der Gewalteinwirkung – aber auch durch plötzliches Anprallen der trägen, durch das Trauma in Bewegung gesetzten Hirnmasse auf der Gegenseite entstehen = *contre-coup-Herd* oder Gegenstoßherd.

Anmerkungen zum Krankheitsbild der contusio cerebri mit Rindenprellungsherden;

- meist kommt es zugleich zu einer commotio cerebri, die aber auch einmal fehlen kann; d.h., eine Schädelprellung **ohne** commotio cerebri schließt eine Rindenprellung nicht mit absoluter Sicherheit aus;
- das begleitende Commotionssyndrom vermag andererseits bei jeder Form der contusio cerebri besonders ausgeprägt zu sein, ausgezeichnet durch
  - eine sehr lange retrograde Amnesie,
  - eine das o.g. Maß der Bewußtseinsstörung überschreitende Dauer,
  - die Entwicklung eines Hirnoedems mit der Folge einer traumatischen Psychose (gekennzeichnet durch Verwirrtheit und psychomotorische Unruhe – der Patient drängelt heim, reißt Verbände, Infusionen ab, redet irre),
  - es verbleibt stets eine Narbe, jedoch endet deshalb
  - keineswegs jede contusio cerebri in einem traumatischen Hirnschaden (s. S. 240).
  - Rindenprellungsherde können „stumme" Areale treffen, die keiner spezifischen Funktion dienen; der neurologische Status wird dann normal sein (*vice versa:* Ein normaler neurologischer Befund widerlegt nicht die Annahme einer contusio cerebri); dennoch werden sich meist psychopathologische Dauersymptome entwickeln (zumindest Durchgangssyndrome nach WIECK);
  - wenn eine commotio cerebri – wie aus ihrer patho-physiologischen Grundlage erhellt – eine traumatische Epilepsie **nicht** verursachen kann, vermag dies jede Form einer contusio cerebri (vice versa: Eine traumatische Epilepsie setzt eine substantielle Hirnschädigung voraus).

Beachte: Das Auftreten epileptischer Anfälle zeitlich unmittelbar oder gar Monate oder Jahre nach einer Kopfverletzung darf allerdings nicht dazu verleiten, daraus eine substantielle Hirnläsion als Unfallfolge abzuleiten. Die Ursachen epileptischer Anfälle sind zu zahlreich um solches stichhaltig begründen zu können. Die Diagnose einer traumatischen Epilepsie setzt **in jedem Fall** den Nachweis einer gedeckten (oder offenen) Hirnverletzung voraus.

Begrenzte traumatische Haemorrhagien

Im vorangegangenen Abschnitt über die Rindenprellungsherde wurde bereits auf die Möglichkeit gedeckter traumatischer Haemorrhagien verwiesen, die

– von Blutungen anderer Genese klinisch nicht unterschieden werden können,
– die oft mit einer Subarachnoidalblutung, z. T. mit
– Ventrikelblutungen einhergehen.

Prädilektionsstellen:

– Hemisphärenmark,
– tiefes Mark (Stammganglien),
– Umgebung des aquaeduct's,
– Boden des 4. Ventrikels (DURET-Blutung).

Die klinische Symptomatologie wird vom Ausmaß und von der Lokalisation der Blutung bestimmt.

Traumatische Malacien und Lacerationen

entstehen in der Folge von Blutungen oder Quetschungen an der calotte, der falx oder dem tentorium. Sie hinterlassen immer einen **traumatischen Hirnschaden.** Ihre Klinik wird – wie bei den übrigen Contusionsarten – von deren gleichen Faktoren bestimmt.

6.3.3 Die offene Hirnverletzung

Definition: Eröffnung des Schädelknochens und der dura mater, d.h. Freilegung der Hirnsubstanz; diese wird an der geschädigten Stelle fast immer mit verletzt.

Ursachen

– Basisbrüche (s. S. 231),
– Impressionsfrakturen (s. S. 232),
– penetrierende Verletzungen (Stich-, Schußverletzungen).

Klinik (zu den Folgen der Eröffnung der Liquorräume s. S. 231). Offene Hirnverletzungen hinterlassen oft feste Narben zwischen der verletzten Hirnsubstanz und den Hirnhäuten. Diese können zu pneumencephalographisch nachweisbaren Verziehungen der Hirnsubstanz und häufiger als bei gedeckten Hirnverletzungen zu Infektionen und posttraumatischen Epilepsien führen.

6.3.4 Extra- und intracerebrale Blutungen

Definition: Traumafolgen dieser Art wurden und werden meist unter dem Begriff der *compressio cerebri* zusammengefaßt. Unter diesem Stichwort werden ausschließlich intracranielle und extracerebrale Blutungen subsummiert, die naturgemäß eine Kompression der Hirnsubstanz zur Konsequenz haben. Übersehen werden dabei aber die traumatischen intracerebralen Blutungen, die als ebenso schwerwiegend zu gelten haben.

Zu unterscheiden sind das
– epidurale Haematom, das
– akute subdurale Haematom, das
– chronische subdurale Haematom und die
– akute intracerebrale Blutung.

a) Das epidurale Haematom

Kurz zur Pathologie: Es entsteht durch Ruptur von Meningealgefäßen, meist der a. meningea media oder deren Äste. Gewöhnlich liegt dann auch eine querverlaufende Calottenfraktur vor. Das austretende Blut lagert sich zwischen dura und Schädel ein, bildet ein wachsendes, das Hirn komprimierendes Haematom, das seinerseits durch ständige Ausdehnung (denn es handelt sich um eine *arterielle* Blutung) weitere kleinere Gefäßrupturen bedingt.
Hieraus folgert, daß das epidurale Haematom nach einem relativ kurzen, *differentialdiagnostisch jedoch kennzeichnenden Intervall* nach einem Schädeltrauma zu den Zeichen
– einer intracraniellen Drucksteigerung (s. S. 139), u. U.
– einer oberen (s. S. 139) oder unteren (s. S. 139) Einklemmung führt.

Beispiel. Ein Patient erlebt ein verhältnismäßig belangloses Schädeltrauma. Dieses bedingt zunächst eine typische commotio cerebri, aus deren Bewußtlosigkeit er nach Minuten erwacht. 3–4 Stunden später „dämmert" er zunehmend ein, wird bewußtlos, bietet die Symptome eines vermehrten Hirndrucks (s. S. 139), die Pupillen werden zunächst auf einer (der Lokalisationsseite), dann auf beiden Seiten weit und bieten eine „absolute Pupillenstarre" als Effekt der oberen Einklemmung (der typische klinische Verlauf eines *lebensbedrohlichen* epiduralen Haematoms).

Prädilektionsstellen

– fronto-temporal-Region,
– parieto-temporal-Region,
– selten infratentoriell – oder
– abgesackt subtemporal.

Die Diagnose kann durch verschiedene Hilfsmethoden abgesichert werden. Von diesen sind die wichtigsten:
– die Carotisangiographie,
– die Echoencephalographie, u. U. ein
– Hirnszintigramm. (Gleiches gilt für das subdurale Haematom (s. S.239).

Therapie: Das epidurale Haematom bedeutet eine lebensbedrohliche Komplikation eines Schädelhirntraumas. Dem vermehrten Hirndruck begegnet man zunächst (als erste Hilfe) mit entwässernden Maßnahmen. So schnell wie möglich ist eine neurochirurgische Intervention geboten.

b) Das akute subdurale Haematom

Kurz zur Anatomie und Pathologie: Es handelt sich um eine Blutansammlung im capillären Spalt zwischen dura mater und dem äußeren Blatt der arachnoidea. Fast immer ist es mit anderen Traumafolgen, einem epiduralen Haematom mit Duraeinriß oder Verletzungen der arachnoidea kombiniert. Die Blutungsquellen sind meist Brückenvenen, die in den sinus sagittalis sup. münden, aber auch feine Arteriolen.

Das *klinische Bild* dieser traumatischen Schädigung entspricht dem des epiduralen Haematoms. *Nur* kann sich das Intervall über einen längeren Zeitraum (Stunden bis Tage) hinziehen.

c) Das chronische subdurale Haematom

Es ist vom akuten grundsätzlich zu trennen, wenngleich die Blutung
- in den gleichen Raum (aber auch zwischen beide Durablätter) und
- aus gleichen Blutungsquellen erfolgt.

Ursachen können z.T. bereits geringfügige Traumata sein bei
- älteren Menschen, bei
- **Marcumarbehandelten,** bei
- Erkrankungen, die mit einer Blutgerinnungsstörung einhergehen, dabei u.a. bei der
- Pachymeningeosis haemorrhagica.

Klinisch kennzeichnend ist vor allem zweierlei:
- ein langes, 2 Wochen oder Monate umfassendes Intervall,
- eine Bewußtseinslage, die zwischen voller Wachheit und Somnolenz (evtl. Bewußtlosigkeit) im Verlauf schwankt.

Im übrigen bietet das chronische subdurale Haematom die gleichen klinischen Symptome wie das akute, nur prolongiert entwickelt. Die Pachymeningeosis haemorrhagica verläuft mit heftigen Kopfschmerzen.

Die *Therapie* besteht in der Ausräumung des Haematoms.

d) Traumatische intracerebrale Blutungen

Sie entstehen häufiger als allgemein angenommen.
Ursachen sind
- Gefäßrupturen, vor allem aber
- Rupturen intracerebraler Aneurysmen oder Angiome.

Das *klinische Bild* entspricht dem eines akut entstandenen raumfordernden Prozesses mit der Herdsymptomatik der Blutungslokalisation. Die Blutung selber ist von einem kollateralen Oedem umgeben. Das Angiogramm zeigt lediglich eine Raumforderung an.

Differentialdiagnostisch wesentlich sind:
- die plötzliche Entwicklung der Symptomatik in unmittelbarem zeitlichen Zusammenhang mit einem Trauma,
- blutiger Liquor.

Eine neurochirurgische Intervention mit dem Ziel des Absaugens des Haematoms hat sich als äußerst günstig für den Heilungsverlauf erwiesen.

6.4 Der traumatische Hirnschaden

(cerebrales Allgemeinsyndrom nach FOERSTER)

Von den akuten, das Hirn treffenden Traumata heilt die commotio cerebri **in jedem Falle** ohne bleibende Symptome aus.
Alle weiteren, zuvor erwähnten Traumata können je nach ihrer Lokalisation Lokalsymptome hinterlassen.

Beispiele

a) Eine Facialislähmung nach Felsenbeinbruch,
b) eine aromatische Anosmie nach einer orbito-frontalen contusio cerebri,
c) JACKSON-Anfälle nach einem Rindenprellungsherd in der Zentralregion,
d) focal geprägte oder allgemeine generalisierte Anfälle nach Ausheilung in einer sog. Hirnnarbe, die zu einem sog. focus wird,
e) Halbseitenlähmungen nach Impressionsfrakturen oder intracerebralen Blutungen,
f) Halbseitenlähmungen mit mehr oder weniger schweren hirnpathologischen Ausfällen (z. B. Aphasien).

Ursachen:
- Hirn-Dura-Narben,
- traumatische Cysten,
- umschriebene Hirnatrophien.

Zugleich vermögen derartige substantielle Hirnveränderungen gleich welcher Lokalisation aber auch zum lokal-unspezifischen Bild des **traumatischen Hirnschadens** führen. Dieses *muß* nicht in jedem Falle einer substantiellen Hirnläsion auftreten. Auch substantielle Hirnläsionen können folgenlos abheilen. In der Regel bleibt aber als *Dauerschaden* ein spezifisch akzentuiertes *hirnorganisches Psychosyndrom* (E. BLEULER) zurück. Durch dieses wird der sog. *Hirntraumatiker* in seiner Persönlichkeitsstruktur, seinem Verhalten und seiner Leistungsfähigkeit gekennzeichnet:

- Im Vordergrund stehen eine *vegetative Labilität*, ferner
- eine *Persönlichkeitsänderung* (vermehrte Reizbarkeit, Versickerung der Eigeninitiative (beruflich und sexuell)),
- *Einschränkung der mnestischen Leistungen*, vor allem der Merkfähigkeit.

Neben dieser „hirntraumatischen Persönlichkeitsänderung“ kann sich eine im Beruf oft noch schwerer wiegende **hirntraumatische Leistungsschwäche** ausbilden:

- eine übermäße Ermüdbarkeit mit
  - schnellem Nachlassen der Konzentration,
  - der Auffassungsfähigkeit und
  - der Vigilität.

Patienten mit einer gleichwie gearteten substantiellen Hirnläsion werden mit Recht (nicht zuletzt wegen ihrer psychopathologischen Veränderungen) stets Schwergeschädigten gleichgestellt.

7. Die extrapyramidalen Erkrankungen

Zur Semiologie s. S. 67, zur Syndromlehre s. S. 120.

7.1 Der Parkinsonismus

Der Parkinsonismus stellt – streng genommen – ein Syndrom dar, das
- unterschiedlicher Genese und
- mit verschiedenartigen Begleitsymptomen kombiniert sein kann.

Die Begriffe Parkinsonismus oder PARKINSON-Syndrom verweisen somit auf verschiedene Krankheitsbilder.

Kurz zur Anatomie und Pathophysiologie: Regelmäßig findet sich ein Schwund melaninhaltiger Zellen der substantia nigra, seltener – und nicht obligat – auch melaninhaltiger (sog. „schwarzer“) Zellen anderer Substrate des extrapyramidalen Systems, vor allem der Basalganglien.

Die Stammganglien sind reich an neurochemischen Überträgerstoffen nervöser Impulse (z.B. Serotonin, Noradrenalin, Histamine u.a.). Ein spezifischer Monoamintrakt entstammt der substantia nigra und zieht als nigra-striatales Bündel in das striatum. In diesem Funktionssystem spielt das **Dopamin** eine wichtige, wenn nicht gar entscheidende Rolle.

In diesen verwickelten Verbindungen kommt aber zudem der cholinergenen Anregung der Dopamin-bildenden Zellen der substantia nigra wahrscheinlich eine zusätzliche, wesentliche Bedeutung zu. (Es handelt sich dabei um eine vom caudatum zur substantia nigra geleitete Afferenz.) Bekannt sind hemmende Einflüsse des striatum und extrapyramidaler Felder der Großhirnrinde auf die Funktion der substantia nigra. – Lediglich ein spezialisierter Kenner vermag aus diesen komplizierten, (z. T. noch hypothetischen) physiologischen Vorgängen Nutzen für das Verständnis extrapyramidaler Krankheitsbilder und Syndrome im einzelnen und speziellen zu ziehen. Angedeutet wurden sie lediglich, weil sie neuerlich für parkinsonistische Erkrankungen therapeutisch erfolgreich ausgewertet werden konnten.
Bereits 1817 gab PARKINSON eine umfängliche, die *Symptomatologie* charakterisierende Beschreibung, die bis heute Gültigkeit behielt. Der Begriff „shaking palsy" wurde von ihm geprägt. Pathognomonisch ist eine Trias:

a) Hypo- oder Akinese,
b) Hypertonus (Rigor) und
c) Hyperkinese (= Ruhe- und Antagonistentremor).

Beachte: – die unter a) und b) angeführten Symptome sind obligat,
– der Tremor (c) kann bei bestimmten Formen fehlen.

Formen und Ursachen des Parkinsonismus

a) idiopathisch, die eigentliche *Paralysis agitans*,
b) postencephalitisch,
c) toxisch,
d) arteriosklerotisch,
e) bei Tumoren,
f) andere Ursachen.

Ad a) Die **Paralysis agitans** (Synonyma: genuine oder idiopathische Form (engl. = idiopathic paralysis agitans), „Schüttellähmung" (engl. = shaking palsy).
Das *Erkrankungsalter* liegt nach der Angabe einzelner Autoren um das 50., nach der anderer Untersucher zwischen dem 50. und 60. Lebensjahr.
Teilweise wurde eine *Heredität* angenommen, teilweise auch errechnet, ohne je völlig überzeugend belegt worden zu sein; wenn, dürfte es

sich eher um einen dominant autosomalen Erbgang handeln. Ein rezessiver ist aber nicht sicher ausgeschlossen.

Ad b) Der **postencephalitische Parkinsonismus** kann mit zeitlich kurzem, aber auch langem Intervall (länger als 40 Jahre) einer Encephalitis, in der Regel der Encephalitis lethargica ECONOMO folgen.

Das *klinische Bild* läßt sich meist gut von dem der Paralysis agitans abgrenzen; beim postencephalitischen Parkinsonismus

- zeigen sich Rigor und Akinese zunächst und später deutlicher in der Nacken- und Gesichtsmuskulatur;
- vegetative Symptome stehen frühzeitig im Vordergrund (eine vermehrte Talgdrüsensekretion führt bei der eingefrorenen Mimik zum *Salbengesicht*);
- es treten nicht selten weitere postencephalitische Symptome hinzu, die die Genese belegen, so
  - eine Convergenzparese oder -paralyse,
  - eine Dysarthrie (die Sprache ist schlecht artikuliert, *verschmiert*, oft hastig), ferner
  - *Schauanfälle* oder *Blickkrämpfe;* dabei kommt es zu meist Minuten andauernden unwillkürlichen, nicht beeinflußbaren conjugierten Augenbewegungen, meist nach oben (déviation des adorants), selten zur Seite; die zwanghaften Augenbewegungen können von psychotischen Symptomen begleitet sein: Von Zwangsdenken, hypnagogen Erlebnissen, optischen Halluzinationen.
  - Narkolepsie (sehr selten!) (s. S. 269).

Ad c) In Frage kommen parkinsonistische Syndrome nach

- Manganvergiftung, (nur nach langjähriger Exposition),
- CO-Intoxikation (dann mit einer Merkfähigkeitsstörung kombiniert) (Intervall meist wenige Wochen) und nach
- Methylalkoholeinnahme, ferner nach
- bestimmten Pharmaka, so
  - Phenothiazine,
  - Chlorpromazine und
  - Rauwolfia-Derivaten.

Beachte: Beim medikamentös bedingten Parkinsonismus stehen Akinese und Rigor im Vordergrund, während der Tremor fehlt oder nur blande ausgeprägt ist. Diese unbeabsichtigte Begleiterscheinung der Einnahme o.g. Medikamente kann durch gleichzeitige Verabreichung von Akineton® vermieden werden.

Ad d) Der **arteriosklerotische Parkinsonismus** ist ein verschwommener Begriff, unter dem zu verschiedenen Zeiten Unterschiedliches, z.T. unzutreffend auch die idiopathische Paralysis agitans, verstanden wurde. O. FOERSTER beschrieb unter diesem Begriff eine Zunahme des Muskeltonus bis zur Starre (= *arteriosklerotische Muskelstarre*). Es kann nicht mehr bestritten werden, daß es einen arteriosklerotisch, d.h. aufgrund eines Durchblutungsmangels entstandenen Parkinsonismus gibt. Diese Diagnose sollte nur gestellt werden, wenn zugleich Symptome einer Cerebralsklerose nachzuweisen sind; diese Form beginnt

- langsam progredient oder
- apoplektisch;

sie manifestiert sich von Anbeginn an

- bilateral symmetrisch oder asymmetrisch,
- halbseitig (= *Hemi-Parkinsonismus*).

Das *Erkrankungsalter* liegt meist jenseits des 60. Lebensjahres.

Ad e) Bei **Tumoren,** die die Stammganglienbereiche berühren, können neben anderen extrapyramidalen Symptomen und Syndromen auch parkinsonistische auftreten. Oft sieht man nur isoliert einzelne wie Tremor oder Rigor. In der Regel handelt es sich um einen Hemiparkinsonismus.

Ad f) Letztlich seien noch parkinsonistische Bilder bei

- polycythaemia vera, nach
- Strangulation oder
- Narkosezwischenfällen und bei
- Elektrotraumata sowie
- wiederholten Hirntraumata bei Boxern (Encephalopathia pugulentia oder "punch-drunk-state") erwähnt.

Therapie: Die Behandlung sollte, von Tumor-bedingten Fällen abgesehen, zunächst eine *konservative* sein. Dabei ist zweierlei gleichzeitig anzuwenden:

- Eine regelmäßige und ausreichende Krankengymnastik,
- eine medikamentöse Therapie. Hierbei haben sich Anticholinergica (**Merke:** Beim Glaukom kontraindiziert), Akineton®, in neuester Zeit L-Dopa (eine Vorstufe des Dopamin) als Substitutionstherapie und Adamantine bewährt.

Chirurgische Interventionen erfolgen nach der Methode kleiner, eng begrenzbarer stereotaktischer Eingriffe, um vor allem den ventrooralen posterioren Thalamuskern zu verkochen. Am besten wird dadurch der Tremor beeinflußt, während L-Dopa den Tremor kaum oder garnicht mildert. Stereotaktische Operationen bleiben somit indiziert, wenn es gilt, den Tremor zu coupieren, wenn es sich um einen Hemiparkinsonismus handelt oder wenn einem Kranken wieder zur Fähigkeit, wenigstens eine Hand zu benutzen, verholfen werden soll.

7.2 Choreatische Erkrankungen

Gemeinsam ist ihnen das choreatische Syndrom:
- Hypotonie der Muskulatur und
- choreatische Bewegungsstörungen (wahllos über den Körper verteilte mehr oder weniger schnelle unwillkürliche Bewegungen).

Die beiden wichtigsten Erkrankungen sind
- die Chorea minor (SYDENHAM),
- die Chorea HUNTINGTON.

Die **Chorea minor** (SYDENHAM) ist eine parainfektiöse oder pararheumatische Erkrankung im Gefolge einer Angina, Endocarditis, Myocarditis oder Polyarthritis.
Erkrankungsalter ist die Kindheit bis zur Pubertät. Mädchen werden häufiger betroffen als Knaben.
Therapie: Der Ruhigstellung wegen Isolierung. Reserpin® (Serpasil®), Phenothinazine und Valium® vermögen die choreatische Unruhe fast immer gut zu bessern. Zur weiteren Therapie sind Cortisone, vor allem die Langzeitbehandlung mit Penicillin indiziert.

Die **Chorea** HUNTINGTON ist ein Erbleiden mit dominantem Erbgang. Der Prozeß ist nicht heilbar.

Beachte: Nicht Chorea major; unter diesem Begriff verstanden ältere Autoren den hysterischen Veitstanz.

Das *Erkrankungsalter* liegt um das 45. Lebensjahr.
Symptomatologie: Zu den meist langsameren Hyperkinesen und Tonusminderungen tritt bald eine Demenz (= Choreophrenie).
Die *Therapie* ist rein symptomatisch. Vor allem Dartal® kann zumindest die Hyperkinesen mildern.

Weitere extrapyramidale Erkrankungen s. Tab. 29, S. 246f.

8. Die funikuläre Myelose

Synonyma: Funikuläre Myelitis, kombinierte Strangerkrankung des RM, funikuläre Spinalerkrankung, funicular myelosis (engl.).

Ursache ist eine zunächst reversible Schädigung der Myelinscheiden aufgrund einer Vitamin-B_{12}-Resorptionsstörung. (Entweder Vitamin-B_{12}-Mangel oder Fehlen des von der Magenschleimhaut gebildeten

Tabelle 29. Synopsis extrapyramidaler Erkrankungen außer Parkinsonismus und Chorea

Name	Ursache	Klinische Besonderheiten	Erkrankungsalter	Therapie	Betroffenes Substrat
Athetose (s. S. 164)	frühkindlicher Hirnschaden, selten postapoplektisch	oft halbseitig oder halbseitig betont, kann mit Spastik, Debilität, Epilepsie kombiniert sein.	Frühkindheit, selten ältere Lebensjahre	vor allem Gymnastik	vor allem Striatum und globus pallidus
Athétose double = Athetosis duplex VOGT-Krankheit	frühkindlicher Hirnschaden (nach Asphyxie oder Icterus neonatorum) – Status marmoratus.	beidseitig. Spastische Symptome fehlen. In der Regel keine Epilepsie, keine Debilität (oft besonders intelligent). Immer mehr oder weniger schwere Dysarthrie (stoßartige, schlecht artikulierte Sprache)!	perinatal	vor allem Gymnastik	s. oben
Torticollis spasticus sive dystonicus, spasmodic torticollis	nicht gesichert	Betrifft insbesondere m. sternodeidomastoides und oberen Anteil des m. trapezius (vom n. XI innerviert), ferner Nackenmuskulatur. Zwanghafte Kopfwendung, durch heftigen Gegendruck eher verstärkt, durch zarte Berührung (Watte) oft leicht gelockert.	Gipfel im mittleren Lebensalter	Medikamentös (Phenothiazine, die (s. u.) u. U. auch verstärkend wirken. Sonst Operationen.)	nicht gesichert

Torsionsdystonie, ZIEHEN-OPPENHEIM-disease, periodic dystonia	gelegentlich hereditär, dann meist dominant-autosomaler, selten rezessiver Erbgang (Gehäuft bei Juden).	Meist am Schultergürtel einsetzender spasmus mobilis mit Drehung des Rumpfes (auch gelegentlich Kopf; der Torticollis spasticus kann als Sonderform der Torsionsdystonie aufgefaßt werden). Seltener Beginn in einer Hand.	Gipfel mittleres Lebensalter	wie Torticollis spasticus	noch nicht sicher abgeklärt, vor allem Putamen.
Hemiballismus	Gefäßverschlüsse, Blutungen, seltener Tumoren.	Abrupte ruck- oder schleuderartige Bewegungen meist der Extremitäten einer Seite (= *Hemiballismus*)	oft in späteren Lebensjahren	Phenothiazine u. U. stereotaktische Operationen.	corpus LUYSII (bei Hemiballismus der Gegenseite)
Essentieller oder hereditärer **Tremor,** hereditary or essential tremor (engl.)	z. T. Erbleiden (einfach oder unregelmäßig dominant)	extrapyramidaler Tremor in erster Linie der Hände (oder einer Hand), in zweiter der Zunge, Lippen, Augenlider. Sistiert im Schlaf, verstärkt sich bei Aufregungen.	Zwischen 10. und 20. Lebensjahr oder um das 50.	keine sicher wirkungsvolle medikamentöse Therapie	ungeklärt
Dystones Syndrom	nach Medikamenten- vor allem Phenothiazineinnahmen.	Spasmus mobilis entweder der Zungen- und Lippen- oder der Nacken- und Halsmuskeln (Wälzbewegungen, Opisthotonus – nicht mit Meningismus verwechseln!)	jedes Lebensalter	Akineton® i. v.	nicht sicher geklärt

intrinsic factors engl.). Später kann sie zu einer nicht mehr reparablen Degeneration der Axone führen.
Die *perniciöse Anaemie* ist eine Schwestererkrankung der funikulären Myelose. Sie kann mit dieser in jeder denkbaren zeitlichen Verbindung stehen: Vorausgehend, begleitend, nachfolgend – auch ausbleiben. Das gleiche gilt für die *B_{12}-avitaminotische Psychose.*
Das volle *Krankheitsbild* wird durch die Kombination verschiedener RM-Strangsyndrome bestimmt: Hinterstrang-Syndrom (s. S. 136), Pyramidenbahnsyndrom (s. S. 117), später weitere Strangsysteme, vor allem die spino-cerebellaren. Eingeleitet wird das Leiden oft von lästigen Paraesthesien an Füßen und Händen. Der Gang ist spinalataktisch oder ataktisch-spastisch. Anfangs fehlende ER (vor allem an den Beinen) (Hinterstrangsymptom!) können später gesteigert sein (Pyramidenbahnmitbeteiligung).
Der *Liquor* ist meist normal, kann aber auch eine Pleocytose bis $\frac{100}{3}$ Zellen oder eine Globulinvermehrung aufweisen.
Für die Diagnose belangvoll ist der *Schilling-Test.* Er beruht auf der Messung der enteralen Resorptionsquote von radioaktiv markiertem Vitamin B_{12} und bestimmt die Ausscheidung im Harn. Beim Gesunden werden in 24 Stunden > 8% der verabreichten Aktivität, beim Kranken < 2% nachgewiesen.
Die *Therapie* besteht in einer Substitution von Vitamin B_{12}: 2 Wochen tgl. 1000 γ, 12 Monate 1000 γ zweimal in der Woche, als Erhaltungsdosis 1000 γ einmal im Monat.

9. Dysontogenetische Erkrankungen

9.1 Status dysraphicus (Dysraphie)

Eine mehr oder weniger ausgeprägte Hemmung oder Fehlbildung der Umformung der Neuralplatte zum Neuralrohr in der 3.–4. Embryonalwoche bedingt

– **Skelettmißbildungen**

— *Spina bifida occulta*, d.h. ungeschlossener Wirbelbogen ohne sichtbare Dysraphien des ZNS; auf der Haut darüber ist in der Regel eine Hypertrichosis zu sehen. (Nachweisbar bei 10–20% aller Menschen.)
Lokalisation: insbesondere untere LWS, os sacrum, seltener HWS, sehr selten BWS.

Eine spina bifida occulta der unteren LWS kann mit Fußdeformitäten, einer Abschwächung oder gar einem Fehlen der ASR und einer Enuresis nocturna kombiniert sein.

— *Skoliose der Wirbelsäule*

- **craniale Ektopien**

  — *Meningocele cranialis* (Vorstülpung der Hirnhäute, bei der meist die dura fehlt),
  — *Hydrencephalocele* (Ausbuchtung eines hydropischen Ventrikels),
  — *Encephalocele* (Ektopie von Hirnsubstanz).
  Lokalisation der Häufigkeit nach: Hinterhaupt, zwischen Nase und orbita, zwischen Nase und Stirnbein, selten an einer Schläfe, in die Mundhöhle, intranasal.

- **spinale Ektopien** (spina bifida aperta oder Rachischisis)

  — *Meningocele* (Vorstülpung der Häute),
  — *Myelocystocele* (der Hydrencephalocele entsprechend, s. o.),
  — *Myelomeningocele* (das RM liegt frei und ist gespalten).
  Lokalisation: vor allem lumbo-sacral, seltener cervical.
- seltene Spaltbildungen des Kleinhirns und Hirnstamms,
- status dysraphicus mit einer Irisheterochromie, verschieden großer Ausbildung beider Körperhälften, vor allem Asymmetrien von Gliedmaßen, Gesichtshälften und Mammae, Arachnodaktylien und einem congenitalen HORNER-Syndrom (s. S. 19).

Neben diesen Dysraphien mit Anomalien werden Krankheitsbilder beobachtet, bei denen sich die gleiche Entwicklungsstörung mit hyperplastischen oder blastomatösen Vorgängen kombiniert. Es entstehen dann Krankheitsprozesse *(Dysraphosen)*.

Die wichtigsten sind

a) die *Syringomyelie* (Syringobulbie), stiftförmige Gliazellhyperplasien *(Gliastift)*- und
b) die*Phakomatosen* (neurocutane Erkrankungen)
  – v HIPPEL-LINDAU-Krankheit,
  – STURGE-WEBER-Krankheit,
  – BOURNEVILLE-tuberöse Sklerose,
  – v. RECKLINGHAUSEN-Neurofibromatose.

Tabelle 30. Synopsis der wichtigsten angeborenen Schädelfehlbildungen

	Ätiologie, pathologisch-anatomisch Kombination mit weiteren Mißbildungen	Röntgenologische Charakteristika
Mikrocephalie	Verzögerte und gehemmte Entwicklung des Gehirns.	Anomale brachycephale Schädelform (Kurz- oder Rundkopf) von abnormer Kleinheit mit verdickter calotte bei abgeflachter Frontalregion.
Basiläre Impression	Entwicklungsstörung der Schädelform. Die oberen Halswirbel und der basale Teil des os occipitale sind nach cranial verlagert.	Hochstehende Pyramiden. Craniokonvexe Konturen des clivus und des Bodens der hinteren Schädelgrube. Denshochstand. Vergrößerter Basiswinkel.
Vorzeitige Synostosen von Schädelnähten (Craniostenose) Seltenere Formen: – Dysostosis craniofacialis (Crouzon) (Anomalien des Hirn- und Gesichtschädels) – Dysostosis cleidocranialis (Scheutauer-Marie-Saiton) = Anomalien der Schädelverknöcherung, Aplasien der Schlüsselbeine und sonstige Skelettanomalien.	Vorzeitige Synostose einzelner, mehrerer, selten aller Schädelnähte (insgesamt bei ca. 1%). Durch die vorzeitige Verknöcherung der Schädelnähte kann es zur Einengung des Schädelinnenraumes und zu erheblichen Schädeldeformierungen kommen: Z. B. zum Turmschädel (Turricephalie), Langschädel (Akrocephalie), Kurzschädel (Brachycephalie). Durch Anpressung der Hirnwindungen an die lamina interna entstehen tiefe Impressionen.	Schlecht oder kaum zu differenzierende Schädelnähte. Typische Deformierungen des Schädels. Verstärkung des intracraniellen Reliefs mit meist deutlichen Impressiones digitatae, getrennt durch knochendichte Leisten (jugae cerebralia) sowie Abflachung der Orbitae wie bei dem röntgenologischen Bild einer chronischen intracraniellen Drucksteigerung.
Lückenschädel	Relativ häufige Entwicklungsanomalie (ca. 1% aller Neugeborenen) durch intrauterine Schädigung. Multiple herdförmige Verdünnungen des Schädelknochens, nur sehr selten bis zum Knochendefekt gehend. Relativ häufig in Kombination mit weiteren Mißbildungen.	Multiple, meist rundliche Aufhellungen mit scharfer Begrenzung, meist biparietal, selten Osteolysen.

Tabelle 30. *(Fortsetzung)*

	Ätiologie, pathologisch-anatomisch Kombination mit weiteren Mißbildungen	Röntgenologische Charakteristika
Angeborene Ossificationsdefekte der Schädelcalotte.	Meist angeboren, häufig in Kombination mit Meningocelen und Meningoencephalocelen. Weiterhin häufig mit Knochenaplasien der mittleren und vorderen Schädelgrube.	Meist rundliche symmetrische Defekte mit glatt begrenzten scharfen Rändern. Vorwiegend im Bereich der Fontanellen, occipital und in der mittleren oder vorderen Schädelgrube.

9.2 Syringomyelie (engl. = Syringomyelia), Syringobulbie (amer. = Syringobulbia) und spinaler Gliastift (engl. = spinal gliosis)

Die gemeinsame Abhandlung dieser beiden Leiden rechtfertigt sich aus ihrer ätiologischen Verwandtschaft und der Identität ihrer Krankheitsbilder.

Bei der Störung des Schlusses des Neuralrohres bilden sich an der dorsalen Raphe im RM-Grau neben dem Zentralkanal entweder

- Gliazellhyperplasien (Gliastift) oder
- eine längliche, rohrförmige Höhle (gr. syrinx = Rohr, Hirtenflöte, myelos = Mark: Deshalb Syringomyelie = „Flötenmark").

Diese Veränderungen finden sich (ihrer Häufigkeit nach geordnet)
- im Hals- und obersten Brustmark,
- im unteren Hirnstamm *(Syringobulbie)*
- selten im Lumbal und Sakralmark,
- vereinzelt im Mittelhirn.

Die *Symptomatologie* ergibt sich aus der Lokalisation. Die **cervicale Syringomyelie** gibt dafür ein klassisches Beispiel. Aus dem Fortschreiten (der Ausbreitung) der Veränderung ergeben sich – der zeitlichen Folge ihres Auftretens nach geordnet:
- eine **dissoziierte Sensibilitätsstörung** (durch Unterbrechung der im Mark überkreuzenden spinothalamischen Fasern),
- Symptome einer Sympathicuslähmung (Störung der Intermediärzone, des Seitenhorns, des centrum cilio-spinale)
  — HORNER-*Syndrom;*

— *Anhidrosis* (im sog. oberen Körperquadranten);
— trophische Störungen vor allem der Haut (z.B. teigige Aufquellungen an der Hand (main succulante), Schrunden, Abstoßen einzelner Fingerglieder (MORVAN-*Typus*);
— bohrende *Schmerzen*

(**Beachte:** Oft als „Rheuma" oder „Cervicalsyndrom" verkannt),

— schwere (aufgrund der Störung der spinothalamischen Fasern) schmerzfreie Arthropathien der Schulter-, Ellenbogen-, Hand- und kleinen Wirbelgelenke der HWS (ähnlich der Tabes dorsalis);

- Läsion der Vorderhörner (dadurch schlaffe Paresen an einer oder beiden oberen Extremitäten, vor allem distal),
- Kompression der Pyramidenbahn (dadurch bedingte Spastik einer oder beider unteren Extremitäten),
- gelegentlich auch Mitbeteiligung der Hinterstränge.

Die Beeinträchtigung der Schmerz- und Temperaturempfindung führt in der Regel zu mehr oder weniger schweren, z.T. unbemerkten Verletzungen und Verbrennungen; diese zeichnen sich – aufgrund der gleichzeitigen trophischen Störungen – durch eine schlechte Heilungstendenz aus.

Merke: Bei Syringomyeliekranken lassen gerade Narben nach Verletzungen und Verbrennungen den Verdacht auf die zutreffende Diagnose aufkommen.

Bei der **Syringobulbie,** die sich oft einer cervicalen Syringomyelie aufpfropft, die aber auch isoliert auftritt, zeigen sich:
- ein Blickrichtungsnystagmus (gelegentlich auch ein rotatorischer),
- eine (meist einseitige) Abschwächung des Cornealreflexes als Erstsymptom einer Störung des nucleus oder tractus spinalis trigemini,
- Paresen der (vom n. V innervierten) Kaumuskulatur,
- des Gaumensegels (n. IX und X) und der
- Zunge (n. XII); zudem kommt es zu einer
- bulbären Dysarthrie.

Das *Manifestationsalter* liegt vor allem zwischen dem 20.–40. Lebensjahr, nicht selten aber auch später.
Der *Verlauf* ist langsam progredient.

Therapie: Eine konsequente, nicht zu gering dosierte Röntgentiefenbestrahlung vermag die subjektiven Beschwerden meist zu lindern und das Verlaufstempo zu verlangsamen. Gelegentlich kommt es zu Besserungen des Befundes. Sonst sind symptomatische Behandlungen zu empfehlen. Neurochirurgische Eingriffe führen – nach eigener Erfahrung – eher zu einer Verschlechterung, bestenfalls zu einer nur kurzdauernden Besserung.

9.3 Phakomatosen

Definition: Unter diesem Begriff werden verschiedenartige, prozeßhaft verlaufende, eigenständige Krankheitsbilder zusammengefaßt. (Gr. phakos = Linse, Knoten, auch Flecken). Gemeinsam ist ihnen die Kombination von Mißbildungen und gutartigen pathologischen Neubildungen. Letztere können zutreffend als ein „Irrtum" oder „Abirren" der normalen Entwicklung bezeichnet werden. Einige Autoren bezeichnen sie deshalb als **Hamartosen** (gr. hamartanein = verirren, abirren). Hamartosen oder Hamartome nehmen keineswegs regelhaft einen prozeßhaften Verlauf. Blastomatöse oder tumoröse Mißbildungen entwickeln sich aber sehr wohl in etlichen Fällen zu benignen Tumoren.

Lokalisation: Bei den Phakomatosen zeigen sich insbesondere

- Organe des *äußeren Keimblattes* betroffen, davon vor allem
  - Gehirn und Rückenmark
  - Auge und
  - Haut
- aber auch aus *anderen Keimblättern* entstandene Organe, wie z. B.
  - Pankreas (inneres Keimblatt) (z. B. v. HIPPEL-LINDAU-Erkrankung, s. Tab. 31, S. 254 und S. 183),
  - Mundhöhle (inneres Keimblatt) (z. B. tuberöse Sklerose),
  - Nieren (mittleres Keimblatt) (z. B. tuberöse Sklerose, v. HIPPEL-LINDAU-Erkrankung),
  - Milz (mittleres Keimblatt) (z. B. tuberöse Sklerose),
  - Wirbelsäule (mittleres Keimblatt) (spina bifida – s. S. 248 – u. a. Deformationen).

Tabelle 31. Synopsis der Symptomatologie der häufigsten Phakomatosen

Krankheitsbezeichnung (M. = Morbus) (S. = Synonyma)	Klassisches klinisches neurologisches Syndrom	Lokalisation der Mißbildungen im ZNS.	Mißbildungen anderer Organe	Manifestationsalter (Lbj. = Lebensjahr)	Pathognomonische Begleitsymptome, Besonderheiten oder Vererbungsmodus
M. v. HIPPEL-LINDAU S: – gutartige mesodermale Geschwülste, – multiple Angiomatose (Angioblastome)	Episodische untere Einklemmung (s. d.) kombiniert mit – Kleinhirnsymptomen, – Kopfweh und – cerebralem Erbrechen.	1. Kleinhirn (rindennah), 2. Retina (20%) v. HIPPEL-Erkrankung 3. RM, vorwiegend C_3–D_1 und D_7–L_1, 4. Großhirn (selten)	Cystische oder angiomatöse Tumoren in 1. Pankreas (24%), 2. Nieren (30%), 3. Leber, 4. Haut	20.–50. Lbj.	1. Im ZNS Angioblastom mit geringer Wachstumstendenz und Cystenbildung. 2. Die Cysten zeigen nicht selten eine größere Ausdehnung als der eigentliche Tumor. 3. Mitunter Kombination mit: – Nebennierentumoren, – Polyglobulie (19%). **Beachte:** Die Gefährdung der Patienten liegt im episodischen Auftreten der „unteren Einklemmung", die tödlich sein kann.

Tuberöse Sklerose (Tubera = Beulen, Höcker, Knoten) S: – M. Bourneville-Pringle – multiple Organdifferenzierungsstörungen – Spongioblastose (Bielschowski)	Epileptische Anfälle, Schwachsinn, kombiniert mit Fehlbildungen der Haut, vor allem adenoma sebaceum (M. Pringle) (= Splenome),	Multiple, zur Verkalkung neigende Tumoren 1. in Ventrikelnähe, 2. in der Hirnrinde. Mitunter: Heterotopien, Angiome und Gliome **Beachte:** Tumoren in Ventrikelnähe können zu einem Hydrocephalus internus occlusus führen.	1. Auge – multiple gliomatöse Netzhautgeschwülste – Papillome – Aneurysmen der Netzhautarterien – grauweiße, fibröse Knötchen der Bindehaut und der Unterlider. 2. Haut – Adenoma sebaceum (= M. Pringle) „schmetterlingsförmig" um Nase oder Mund, selten auf der Stirn.	1. 4.–10. Lbj. 2. Pubertät	1. Rhabdomyome des Herzmuskels, 2. Milzgeschwülste (= Splenome), 3. Mißbildungen der Nieren, 4. Wabenlunge (myomatöse Veränderungen), die zur Spontanruptur und dadurch zum Spontantod führen kann. 5. Seltene Mißbildungen: der WS, Hasenscharte, Wolfsrachen, Balkenmangel (meist nur partiell). Pigmentnaevi der Haut, Vitiligo, Teleangiektasien, „chagrinlederhaut" der Beckengegend. Gelegentlich dominante Vererbung.

Tabelle 31. *(Fortsetzung)*

Krankheitsbezeichnung (M. = Morbus) (S. = Synonyma)	Klassisches klinisches neurologisches Syndrom	Lokalisation der Mißbildungen im ZNS.	Mißbildungen anderer Organe	Manifestationsalter (Lbj. = Lebensjahr)	Pathognomonische Begleitsymptome, Besonderheiten oder Vererbungsmodus
M. STURGE-WEBER S: – Angioma capillare et venosum calcificans der Leptominginx (connatale Mißbildung der kleinen Hirngefäße, der Pia-mater-Gefäße, der chorioidea und der Haut). – Encephalofaciale Angiomatose	1. Naevus vasculosus oder flammaeus im Gesicht (in einem, selten mehreren sensiblen Arealen des n. V) 2. Epileptische Anfälle (oft focal) 3. Demenz 4. evtl. Hemiparesen	Angiomatose der weichen Hirnhäute (Capillaren und kleine Venen betreffend). Vorzugslokalisation über einem Occipitallappen. Deren Verkalkung ist im Nativbild des Schädels girlandenförmig sichtbar (50%). Die Angiomatose bedingt schwere Durchblutungsstörungen benachbarter Hirnanteile. Dadurch entstehen die cerebralen Symptome.	Auge: Angiome der chorioidea, selten Glaukom, Netzhautablösungen, Hydrophthalmus. Vereinzelt: Adenome, Myomatose, Cystadenome an: – Niere, – Leber, – Lunge, – endokrinen Drüsen	Gesichtsnaevi sind bereits nach der Geburt sichtbar. Die übrigen Symptome manifestieren sich zwischen früher Kindheit und Pubertät, mitunter später.	z.T. vielfältige Mißbildungen wie Syndaktylien, Agenesien. Wachstumsstörungen der contralateralen Seite. In der Regel isoliertes Auftreten.

M. v. RECKLINGHAUSEN Neurofibromatose S: – multiple neurofibromatosis	Multiple Neurofibrome 1. peripherer Nerven 2. der RM-Wurzeln 3. Hautfibrome (s. Hautveränderungen)	Periphere Nerven (der Häufigkeit nach): – n. VIII (vom vestibulären Anteil ausgehend, s. Acusticusneurinom) – n. medianus, – n. ulnaris, – n. fibialis, Radiculärer Befall.	Haut: breitbasig aufsitzende perineurale, knotige, druckempfindliche Fibrome, Pigmentanomalien (z. B. sog. braune „Café-au-lait-Flecken“, gelegentlich „bläuliche Verfärbungen“	Pubertät	Kombiniert mit – Spongioblastomen, u.a. des fasciculus opticus – Meningeomen. – Dysraphischen Zeichen – Fehlbildungen des ZNS. Große intrafamiliäre Variabilität. Vielleicht autosomal dominant vererbt, mit hoher Mutationsrate. **Beachte:** Beim Acusticusneurinom nach weiteren Symptomen der Neurofibromatose fahnden und umgekehrt: Beim M. v. RECKLINGHAUSEN an das Acusticusneurinom denken!
M. LOUIS-BAR Ataxia teleangiektasia S: – Progressive Kleinhirnatrophie – oculo-cutane Teleangiektasie	cerebellare Abasie (weitere cerebellare Symptome) (Teleangiektasien der conjunctiven).	Kleinhirn	Haut: – Teleangiektasien an — Streckseite der Arme — Fußrücken, — Ohrmuscheln, — Bindehaut der bulbi oculi (vor allem temporal)	Kindesalter	Zwergwuchs Neigung zu Sinuitiden, Neigung zu Bronchiektasen Neigung zu pulmonalen Infektionen. ——— rezessiv vererbt. Langsam progredient.

10. Die wichtigsten Systemerkrankungen

Definition der Systemerkrankungen:

- Degeneration eines (oder mehrerer) anatomischer Substrate und/oder physiologischer Funktionseinheiten (Beispiele: Kleinhirn – Kleinhirnsystem, Pyramidenbahn, Vorderhornzellen des RM);
- derartige Systeme werden – in der Regel sofort, zumindest während des Krankheitsverlaufes – „systematisch“, d.h. bilateral symmetrisch betroffen.

Zugrunde liegen meist degenerative Prozesse, selten entzündliche (z.B. die Tabes dorsalis, s. S. 207). Bei vielen Leiden handelt es sich um Erbkrankheiten.

10.1 Großhirnerkrankungen

10.1.1 Die praesenilen Hirnatrophien

Die beiden wichtigsten sind die
- PICK-Krankheit und die
- ALZHEIMER-Krankheit.

10.1.1.1 Die PICK-*Krankheit*

Die PICK-Krankheit führt in erster Linie zu einer Atrophie der Rinde des Stirnhirns und Temporalhirnpols, kann darüber hinaus auch weitere Rindenareale betreffen, schließlich auch subcorticale Hirnsubstrate.

Erkrankungsalter: Zwischen dem 50. und 60. Lebensjahr, selten auch früher.

Symptomatologie: Nachlassen der Leistungsfähigkeit, dann folgen Persönlichkeitsveränderungen: Die emotionellen Regungen verflachen oder es entwickeln sich eine kritiklose Euphorie oder eine mürrische Stimmungslage; die Kritikfähigkeit nimmt ab, vor allem bei Vorgängen, die Takt oder die sog. „gute Kinderstube“ betreffen = Verfall an Gesittung. Aber auch Merk- und Gedächtnisstörungen, wie auch Beeinträchtigungen der Intelligenz treten auf, später auch Orientierungsstörungen, bis eine schwere Demenz entsteht. Daneben können Aphasien, seltener Apraxien, gelegentlich auch epileptische Anfälle (GM, psychomotorische Anfälle, s. S. 147) beobachtet werden.

10.1.1.2 Die ALZHEIMER-*Krankheit*

Die ALZHEIMER-Erkrankung wird im allgemeinen deshalb nicht den Systemerkrankungen zugerechnet, weil ihr ein diffuser progredienter Abbau der corticalen Ganglienzellen, zugleich auch zentraler Kerngebiete, aber auch der weißen Substanz zugrundeliegt. Kennzeichnend können pathologisch-anatomische plaques oder Drusen und ALZHEIMER-Fibrillenveränderungen in den Zellen sein.
Das *Erkrankungsalter* liegt auch zwischen dem 50. und 60. Lebensjahr, gelegentlich früher.

Symptomatologie: Nach unspezifischen Allgemeinsymptomen (Kopfweh, schnelle Ermüdbarkeit, Nachlassen der geistigen Leistungsfähigkeit und der Konzentration) stellt sich meist bald eine charakteristische Symptomenkonstellation ein:
- Störungen der Merkfähigkeit und des Gedächtnisses, vor allem der Orientierung, dabei insbesondere der räumlichen,
- sog. „verwaschene" hirnpathologische Symptome (d. h. z. B. angedeutete Aphasien, Apraxien, Agnosien, Orientierungsstörungen am eigenen Körper),
- epileptische Anfälle (GM, focale Anfälle, JACKSON-Anfälle, s. S. 143).

Beachte: Die Fassade einer guterhaltenen Persönlichkeitsstruktur kann trotz fortgeschrittener Demenz lange erhalten bleiben und den wahren Zustand verschleiern.

Verlauf: Später stellen sich auch extrapyramidale Symptome ein. Innerhalb von 5–15 Jahren bildet sich eine schwere Demenz aus.

Eine kausale *Therapie* ist nicht bekannt.

10.1.2 Extrapyramidale Erkrankungen

Hierunter sind vor allem der
- Parkinsonismus (insbesondere die Paralysis agitans), die
- Chorea HUNTINGTON,
- dystonische Erkrankungen (z. B. Torsionsdystonie)

aufzuzählen (s. S. 241, S. 245, S. 247).

10.2 Erkrankungen des cerebellum, des spino-cerebellaren und des spino-ponto-cerebellaren Systems

- FRIEDREICH-Krankheit (= spinale Heredoataxie),
- NONNE-MARIE-Krankheit (= cerebellare Heredoataxie),
- atrophie cérébelleuse tardive,
- olivo-ponto-cerebellare Atrophie.

10.2.1 Die FRIEDREICH-Krankheit

Der FRIEDREICH-Krankheit liegt eine Degeneration der Hinterstränge, der spino-cerebellaren Bahnen, öfter auch der Pyramidenbahn des RM zugrunde. Später ist auch das Kleinhirn (die PURKINJE-Zellen der Rinde, die wie entleerte oder ausgebrannte Körbchen erscheinen), mitbetroffen. Schließlich sind auch die hinteren Wurzeln sowie die Spinalganglien, ferner Vorderhornzellen und Fasern des 2. motorischen Neurons in den Prozeß einbezogen (s.u. EMG!). Als Begleitsymptome sind Skeletanomalien zu beobachten.
Erkrankungsalter: Vor der Pubertät, meist zwischen dem 8. und 14. Lebensjahr, gelegentlich früher.

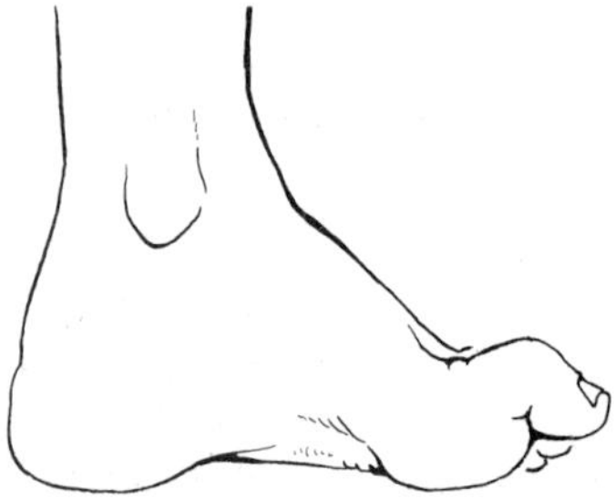

Abb. 62. „FRIEDREICH-Fuß" (= Hohlfuß und Hammerzehenstellung)

Symptomatologie: Das klinische Bild wird aus den pathologisch-anatomischen Veränderungen verständlich. Seine Entwicklung, vor allem Ausweitung, erklärt sich aus dem Fortschreiten des Prozesses. In der Regel ist folgender Verlauf zu sehen – und für das Leiden charakteristisch:

- ein Hinterstrangsyndrom (s. S. 136), vor allem eine spinale Ataxie,
- Skeletanomalien, darunter vor allem der
  - FRIEDREICH-Fuß (= ein Hohlfuß mit Hammerzehenstellung) und eine

— Kypho-Skoliose insbesondere der Brustwirbelsäule,
— häufiger als üblich eine spina bifida occulta;
- eine zunehmende cerebellare Symptomatik, vor allem
— eine cerebellare Ataxie (s. S. 64), schließlich aber auch eine Dysarthrie, Nystagmus, Intentionstremor und Dysdiadochokinese (s. cerebellare Hemisphärensymptome S. 118);
- treten Pyramidenbahnsymptome auf, so können trotz Erlöschen der Eigenreflexe Phänomene der BABINSKI-Gruppe und Mitbewegungszeichen auszulösen sein;
- an den unteren Extremitäten können neben den für eine Hinterstrangläsion charakteristischen Sensibilitätsstörungen auch Minderungen der Empfindungen der Oberflächensensibilität gefunden werden.

Verlauf: Die neurologische Symptomatik nimmt langsam, in einem nach Jahrzehnten zu messenden Verlaufstempo zu. Dabei treten die cerebellaren Symptome immer deutlicher hervor. Daneben kann sich aber auch eine Demenz entwickeln. Diese zählt nicht zu den obligaten Erscheinungen.

Beachte:
- Gelegentlich ist im EKG eine Herzmuskelschädigung nachzuweisen,
- im EMG häufiger eine Verlängerung der Nervenleitgeschwindigkeit (s.o. und s. S. 86).

10.2.2 Die NONNE-MARIE-Krankheit

Die NONNE-MARIE-Krankheit (= cerebellare Heredoataxie) kann man - vereinfachend definiert - zunächst als das cerebellare Gegenbild des häufigeren FRIEDREICH-Leidens bezeichnen. Denn zunächst degenerieren PURKINJE-Zellen, Kleinhirnmark und cerebellopetale Bahnen des Kleinhirns, die Oliven, Kerne und Bahnen des Hirnstamms und schließlich auch Bahnen des RM.

Erkrankungsalter: Im 4. Lebensjahrzehnt.

Symptomatologie: Statt der bei der FRIEDREICH-Krankheit zunächst im Vordergrund stehenden spinalen Symptomatologie treten hier zuerst Funktionsstörungen des vermis cerebelli auf, d.h.
- eine lokomotorische Ataxie, ein
- Blickrichtungsnystagmus und eine
- Dysarthrie; bei dieser sind Phonation und Artikulation derart gestört,

daß eine stoßweise phonierte, hypermetrische, bellende Sprache (wie Seelöwengebrüll) entsteht (d.h. zu laut und unverständlich artikuliert).

Als weitere fakultative, aber keineswegs seltene Erscheinungen sind aufzuführen:
- eine Opticusatrophie,
- spastische Zeichen, vor allem an den Beinen,
- Augenmuskel- oder Blickrichtungslähmungen,
- Paresen caudaler Hirnnerven,
- seltener im fortgeschrittenen Stadium eine Demenz.

Verlauf: Langsam, in Jahren oder Jahrzehnten.
Vererbungsmodus: In der Regel dominant.

10.2.3 Die atrophie cérébelleuse tardive

Die atrophie cérébelleuse tardive (frz. = späte Kleinhirnatrophie) erhielt ihren Namen wegen ihres Auftretens nach dem 50. Lebensjahr. Erfahrungsgemäß kann sie gelegentlich auch früher auftreten. Die häufigste *Ursache* ist ein chronischer Alkoholabusus.
Symptomatologie: Im Vordergrund stehen Symptome einer Wurmschädigung des cerebellum, d.h. eine lokomotorische Ataxie mit Blickrichtungsnystagmus und cerebellarer (zunächst lallender) Dysarthrie.

10.2.4 Die olivo-ponto-cerebellare Atrophie

Die olivo-ponto-cerebellare Atrophie tritt erst in höheren Lebensjahren auf. Zu cerebellaren Symptomen treten ein Rigor, eine Akinese und auch Blasenstörungen, schließlich auch ein Tremor, Ausfälle caudaler Hirnnerven, Blicklähmungen und Muskelatrophien (z.B. der kleinen Handmuskulatur).

10.3 Systemerkrankungen des willkürmotorischen Systems

- Die spastische Spinalparalyse,
- die progressive spinale Muskelatrophie (einschließlich der progressiven Bulbärparalyse) (= nucleäre Systemerkrankungen),
- die neurale Muskelatrophie.

10.3.1 Die spastische Spinalparalyse

Die spastische Spinalparalyse ist die Systemerkrankung der Pyramidenbahn in deren, das RM durchziehenden Verlauf.

Ihr *Erkrankungsalter* liegt in der Kindheit oder im jugendlichen Alter.

Symptomatologie: Schleichend bildet sich zunächst an den Beinen eine Spastik (Paraspastik), erst sehr viel später auch eine Parese aus. Charakteristisch ist der Gang: Die Betroffenen gehen mit steifen Beinen, die durch den Adduktorenspasmus stark nach innen geführt werden; bei jedem Schritt wird so das Becken mit vorgedreht; die Patienten gehen so, wie man eine „Kiste kantet". Es finden sich früh Pyramidenbahnzeichen (s. S. 52ff). Die Erkrankung schreitet langsam, innerhalb von Jahrzehnten fort.

Erbgang: Eine große Zahl sporadischer Fälle (etwa 20%) steht solchen mit erwiesenem rezessiven oder dominanten Erbmodus gegenüber.

10.3.2 Die progressive spinale Muskelatrophie und die progressive Bulbärparalyse

Als progressive spinale Muskelatrophie und als progressive Bulbärparalyse zeigen sich systematische Degenerationen der Ganglienzellen des 2. motorischen Neurons (d.h. der Vorderhornzellen des RM oder der Kerne der caudalen Hirnnerven). Es handelt sich demnach um rein motorische klinische Bilder. Allerdings können auch trophische Störungen beobachtet werden. Betroffen sind auch die vorderen Wurzeln. Die Muskulatur weist eine sog. neurogene Atrophie auf.

Nach Erkrankungsalter, Lokalisation, Verlaufstempo und Erbgang sind verschiedene Typen zu unterscheiden (s. Tab. 32). Für keine ist eine causale Therapie bekannt.

10.3.3 Die myatrophische Lateralsklerose

Die amyotrophische (oder myatrophische) Lateralsklerose (= ALS) kombiniert die Symptome

- einer nucleären Systemerkrankung mit denen einer spastischen Spinalparalyse – oder einfacher gesagt –
- die Syndrome einer „schlaffen" und einer „spastischen" Lähmung – oder, physiologischer formuliert,
- Symptome einer Störung des 1. und 2. motorischen Neurons.

Die ALS ist häufiger zu beobachten als die zuvor aufgezählten Systemerkrankungen des 1. oder 2. motorischen Neurons (etwa 5:100000). Eine Vererbung konnte nur selten angenommen, nie letztlich gesichert werden. Die *Ätiologie* blieb bislang unklar.

Tabelle 32. Synopsis der wichtigsten Formen nucleärer Systemerkrankungen

Benennung	Erkrankungsalter	Primäre Lokalisation	Verlaufstempo	Erbgang
Infantile Form (Typus WERDNIG-HOFFMANN)	1. Lebensjahr	Oberschenkelmuskulatur, dann Beckengürtel, Rücken-, Schultergürtel-, Armmuskulatur	rasch, Tod in den ersten Lebensjahren	nicht homogen, oft recessiv autosomal
„Hereditäre neurogene proximale Amyotrophie" (Typus KUGELBERG-WELANDER)	1.–60. Lebensjahr, vor allem Kindheit und Jugend	Oberschenkel u. Beckengürtel, selten auch Schultergürtel. Dann Arme, Hände und Bein-, spät erst Rumpfmuskulatur	2 Formen: früher Beginn und schneller, später Beginn und langsamer Verlauf	recessiv, autosomal, z.T. „unregelmäßig dominant"
Typus DUCHENNE-ARAN (distaler Typus)	30.–40. Lebensjahr	Kleine Handmuskulatur (vor allem Daumenballen) dann Unterarm, Schultergürtel, alle Extremitäten und Rumpf	langsam (Jahrzehnte)	meist sporadisch
Typus VULPIAN-BERNHARD (proximaler Typus)	30.–40. Lebensjahr	Schultergürtel, dann Arm- und Handmuskulatur, Rückenmuskeln, Beine erst sehr spät	langsam (Jahrzehnte)	meist sporadisch
Progressive Bulbärparalyse	20.–40. Lebensjahr	nn. XII, X, VII, V **Beachte:** Masseterreflex fehlt!	schnell, Tod durch krankheitsbedingte Komplikationen (z.B. Pneumonie)	nicht gesichert

Das *Erkrankungsalter* liegt zwischen dem 40. und 60. Lebensjahr. Frühere, selten spätere Erstmanifestationen wurden bekannt.

Symptomatologie: Grundsätzlich ist festzuhalten, daß Symptome einer „schlaffen" und einer „spastischen" Lähmung nur ausnahmsweise nebeneinander, meist aber am gleichen Ort *verschränkt* auftreten.

Beispiele

1. Bei einer Atrophie und Parese der kleinen Hand- und Unterarmmuskulatur ist der Fingerbeugereflex (s. S. 47) (auch TRÖMNER-Zeichen) nicht, wie bei einer schlaffen Lähmung, erloschen, sondern gesteigert.
2. Bei der Symptomatologie einer progressiven Bulbärparalyse ist der Masseterreflex (s. Tab. 32) nicht erloschen, sondern sehr lebhaft auszulösen.

Häufig wurde der Versuch unternommen, Sonderformen der ALS herauszuarbeiten. Dies ist gerechtfertigt und geboten, da das Leiden an verschiedensten Körperteilen (Händen, Armen, Beinen, bulbärer Muskulatur) einsetzt. Derartige Unterteilungen in Sonderformen ergaben nie eine überzeugende Typologie der klinischen Modalitäten der ALS. Nach großer eigener Erfahrung ist anzunehmen, daß die ALS lokalisatorisch entweder entsprechend einem der Typen der progressiven spinalen Muskelatrophie beginnt (nur sind die Eigenreflexe nicht erloschen, sondern gesteigert, u. U. sind spastische Zeichen auszulösen), oder selten, wie eine spastische Spinalparalyse mit einer Paraspastik. Hervorzuheben ist der häufige Beginn unter dem klinischen Bild einer progressiven Bulbärparalyse (Masseterreflex dann gesteigert!): Zunächst ist die Sprache, später das Schlucken beeinträchtigt; fast immer kommt es zu einer Hypersalivation; die Patienten sprechen unverständlich und heiser, tragen oft in der einen Hand ein Täfelchen zum Schreiben, in der anderen ein Taschentuch oder Zellstoff, um den übermäßigen Speichelfluß abwischen zu können.

Verlauf: Unerbittlich progredient. Innerhalb weniger, in der Regel längstens 6–8 Jahre, tritt der Tod durch intermittierende Erkrankungen oder durch ein akutes Herzversagen ein.
Eine causale *Therapie* ist nicht bekannt. Mestinon® oder Strychnin vermögen vorübergehend die muskuläre Leistung zu verbessern.

10.3.4 Die neurale Muskelatrophie

Dieses als eigentliche Systemerkrankung peripherer Nerven beschriebene Leiden verdient diese Definition nur mit Einschränkungen. Denn *pathologisch-anatomisch* stehen eine Degeneration der Markscheiden und Axone vor allem distaler peripherer Nerven zwar im Vordergrund; daneben finden sich aber auch Entartungen
- der Zellen des Vorder- und Hinterhorns des RM,
- der Hinterstränge des RM – und auch der
- Spinalganglien.

Das Leiden ist meist einfach dominant *vererbt*. 3 Formen sind zu unterscheiden. Da die Krankheit unmerklich beginnt, ist das Erkrankungsalter nur schwer festzulegen.

Beachte: Gemeinsam ist allen Formen das Zusammentreffen schlaffer Lähmungen mit trophischen Störungen (z. B. livide, bläuliche, unterkühlte Haut), Deformierungen (als Lähmungsfolge), ein extrem langsamer Verlauf und bei einzelnen Typen Hyperplasien peripherer Nerven. Zudem finden sich diskrete Sensibilitätsstörungen.

Am häufigsten beobachtet man den *Typus* CHARCOT-MARIE-HOFFMANN-TOOTH (früher Peronaealtypus). Das *Erkrankungsalter* liegt zwischen dem 5. und 25. Lebensjahr. Der *Erbgang* ist dominant.
Atrophien und Paresen finden sich zuerst an den mm. peronaei und der kleinen Fußmuskulatur (so entsteht der Anblick von „Vogelbeinen"). Später ist die Oberschenkelmuskulatur mitbetroffen (= „Storchenbeine"). Nach Jahren erst zeigt sich der Muskelschwund an der kleinen Handmuskulatur.
Bei klassischer elektrischer Untersuchung weist man an den betroffenen Muskeln meist eine EAR nach, im EMG Denervationszeichen, vor allem eine erhebliche Verlängerung der Nervenleitgeschwindigkeit.

Sensibilitätsausfälle bleiben vergleichsweise diskret, auf distalste Gliedmaßenpartien beschränkt. Einerseits lassen sich selten sogar Zeichen eines pathologischen sensiblen Funktionswandels finden. Andererseits können eine Analgesie und Thermanaesthesie bestehen, mit der Folge unbemerkter Verletzungen und Verbrennungen. (**Vergleiche:** Syringomyelie oder Stiftgliome des RM).
Trophische Störungen: Cyanose und Kältegefühl distal. (Die Füße können so livide verfärbt sein wie die Lippen eines Herzkranken.)

Deformationen: Aufgrund des Muskelschwundes entstehen Hohlfüße, etwas seltener Krallenstellung der Zehen und Krallenhände.

Beachte als Charakteristika:
- den extrem langsamen Verlauf,
- die Diskrepanz zwischen dem Ausmaß der Muskelatrophie und der vergleichsweise sehr viel geringeren Parese. Deshalb bleiben die Patienten trotz erheblicher motorischer Ausfälle lange gehfähig,
- die extreme Verlängerung der Nervenleitgeschwindigkeit,
- die gelegentliche Kombination mit der FRIEDREICH-Ataxie und der Neurofibromatose.

Sonderformen

- dominant vererbt beginnt eine *Spätform* zwischen dem 30. und 45. Lebensjahr. Die Symptomatologie entspricht jener der beschriebenen Frühform.
- **Typus** Dejerine-Sottas **(sog. hypertrophische „Neuritis").** Das klinische Bild entspricht ebenfalls der peronaealen Frühform. Jedoch erweisen sich die betroffenen Nerven als z.T. erheblich unregelmäßig („rosenkranzartig") verdickt. Derartige Verdickungen finden sich auch an spinalen Wurzeln.

Zu den **Systemerkrankungen der Muskulatur** (= Myopathien), s. S. 284ff.

11. Anfallskrankheiten

Definition: Unter diesem Oberbegriff werden üblicherweise Krankheiten zusammengefaßt, bei denen ein Patient episodisch (die Episode kann Minuten oder länger andauern) „erkrankt", zwischenzeitlich aber „gesund" scheint. Die vier häufigsten und klassischen Erkrankungen dieser Art sind

- eine Epilepsie,
- die Narkolepsie,
- vasomotorische Synkopen und
- drop-attacks oder drop-seizures.

11.1 Epilepsien

Die Epilepsie, wie früher oft postuliert, gibt es nicht. Epileptische Anfälle, der klinische Ausdruck einer Epilepsie, sind stets eine Reaktion des Groß- und Stammhirns auf verschiedenartigste Auslösungsfaktoren. Oft handelt es sich dabei um cerebrale Erkrankungen. (Zu den einzelnen Anfallsformen s. S. 143 und Tab. 20, S. 144.)

Grundsätzlich ist zu unterscheiden zwischen
a) symptomatischen und
b) kryptogenetischen (idiopathischen oder genuinen) Epilepsien.

Ad a) *Symptomatischen Epilepsien* liegt eine nachweisbare Hirnerkrankung zugrunde. Am häufigsten handelt es sich um

- Hirnverletzungen (s. S. 235ff),
- Hirntumoren,
- Stoffwechselerkrankungen des Gehirns.

Ad b) Die *kryptogenetischen* (oder *idiopathischen* oder *genuinen*) *Epilepsien* sind **nicht** hereditären Formen gleichzustellen. Eine hereditäre Epilepsie ist nur in seltenen Fällen anzunehmen.
Geht man von GM-Anfällen aus (s. Tab. 20, S. 148), so sind nach ihrer tageszeitlichen Bindung zu unterscheiden
- die Aufwach- (seltener die Freizeit-)Epilepsie,
- die Schlafepilepsie,
- die diffuse Epilepsie.

Bei der **Aufwachepilepsie** treten die Anfälle (GM) vorwiegend nach dem Erwachen oder am Feierabend auf.
Schlafepilepsien sind durch Anfälle nach dem Einschlafen oder vor dem Erwachen gekennzeichnet. Tageszeitlich ungebunden, aus wachem Zustand zeigen sich die Anfälle bei **diffusen Epilepsien.**
Schlaf-, Aufwach- und diffuse Epilepsien treten im Verhältnis von 45% : 34% : 21% auf.
Aufwachepilepsien sind überwiegend, Schlafepilepsien meist kryptogenetische, diffuse Epilepsien in der Regel symptomatische.
Unter Aufwachepileptikern ist am häufigsten (12,5%) eine *Heredität* nachzuweisen, unter Schlafepileptikern nur in 7,7%, bei diffusen Epilepsien in 3,8% der Fälle.
Die Differenzierung der einzelnen Verlaufstypen ist für die *Therapie* bedeutsam: Schlafepileptiker werden am wirkungsvollsten mit Hydantoinen, Aufwachepileptiker mit Barbituraten oder Mylepsinum® behandelt.
Zum Verlauf ist festzuhalten, daß bei genügend hoher und genügend langer Behandlung die meisten Fälle heilbar sind, d.h. anfallsfrei werden.

Sonderformen:

- der status epilepticus,
- Gelegenheitskrämpfe.

11.1.1 Der status epilepticus

Der status epilepticus ist eine Wiederholung großer Anfälle; zwischen diesen bleibt der Patient bewußtlos. In jedem Fall bedeutet er eine Lebensgefährdung. Die wichtigsten Ursachen sind:
- Plötzlicher Tablettenentzug (Entzugstatus),
- Hirntumoren, vor allem
  - Glioblastoma multiforme oder
  - Tumoren einer Stirnhirnhälfte.

Behandlung: Luminal 0,2 i.m. und i.v., Valium-Injektionen, Chloralhydrat-Klysma, Vollnarkose, Entwässerung des Hirnoedems.

11.1.2 Gelegenheitskrämpfe

Die wichtigsten und häufigsten sind die sog. Zahn- und Fieberkrämpfe bei Kindern. Sicherheitshalber sollte dann jedoch öfter ein EEG angefertigt werden, um eine latente Epilepsie auszuschließen.

11.2 Die Narkolepsie

Bereits 1684 (THOMAS WILLIS) wurde dieses komplexe Anfallsleiden beschrieben. GELINEAU gab ihm 1880 seinen Namen. Kennzeichnend ist das Zusammentreffen zweier, im Grunde diametral unterschiedlicher Anfallsformen. Zu diesen gesellen sich regelhaft charakteristische Begleitsymptome.
Häufigkeit: etwa 2–3‰.
Das mittlere *Erkrankungsalter* liegt beim 20. Lebensjahr.

Anfallsbilder

a) Der **imperative Schlafanfall,** meist 15–20 Minuten, selten bis zu 1 Stunde andauernd. Das EEG zeigt in einem Anfall echte Schlafmuster, meist dem Einschlafstadium, seltener dem beginnenden Tiefschlaf entsprechend. EEG-Untersuchungen lehren, daß es fast nie zu einem echten Tiefschlaf kommt. Im oberflächlichen Schlaf mit wachähnlichem EEG (paradoxer Schlaf) können rasche Augenbewegungen auftreten (rapid eye movements – deshalb auch REM-Schlaf genannt). So ist es verständlich:
   - daß der Schlafanfall willentlich kaum vermieden werden kann,
   - daß der Patient im Anfall geweckt werden kann,
   - daß fast immer der Schlafrhythmus, d.h. auch der Nachtschlaf, gestört ist,
   - daß er in einschläfernden Situationen (Wärme, Sitzen u.a.m.) auftritt,
   - daß er nach einem kurzen **imperativen** Schlaf am Tag ausgeruht und erquickt erwacht,
   - daß das EEG im einzelnen Anfall einen beständigen Wechsel verschiedener Schlaftiefen anzeigt und
   - daß sogar über einigen Hirnregionen Wachrhythmen, über anderen Schlafmuster im EEG zu sehen sind.

b) Der **affektive Tonusverlust** (der kataplektische Anfall). Eine plötzliche Gemütsregung – Lachen, Erheiterung → Lachschlag (OPPENHEIM), aber auch ein Erschrecken können aufgrund eines Tonusverlustes der Muskulatur bei *klarem Bewußtsein* zu einer völligen Unfähigkeit zu jeglicher Bewegung führen; selbst Sprechen oder die Artikulation von Lauten ist dann für wenige Minuten unmöglich. Der Tonusverlust kann sich auch auf wenige Körperabschnitte beschränken.

Die Narkolepsie manifestiert sich meist in imperativen Schlafanfällen, zu denen später affektive Tonusverluste hinzukommen. Selten treten entweder nur imperative Schlafanfälle, noch seltener ausschließlich affektive Tonusverluste auf. Der affektive Tonusverlust wird – allerdings nur z.T. – durch physiologische Besonderheiten im REM-Schlaf erklärt: Durch eine Blockierung der mono- und polysynoptischen Rückenmarksreflexe und eine Hemmung der Motorik mit Tonusverlust.

Ursachen: Zwei Formen sind zu unterscheiden:

a) Die essentielle, idiopathische oder genuine. In der Regel ist sie sporadisch, bei 3–10% vererbt. Der *Erbmodus* ist dann autosomal-dominant mit geringer Penetranz des Gens.

b) Die symptomatische, bei der vorwiegend Schlafanfälle vorkommen, nach:
   - der Encephalitis lethargica (Economo),
   - der Malaria,
   - Fleckfieber,
   - Schwefelkohlenstoffvergiftungen,
   - Polycythaemie,
   - vielleicht auch bei der MS;

   (eine traumatische Narkolepsie ist nicht bewiesen).

Begleitsymptome: Außer Erscheinungen der Grundkrankheit bei den symptomatischen Formen sind bei der idiopathischen *regelhaft* eine Störung des Nachtschlafs, ein endokrines Psychosyndrom (M. Bleuler: Verlangsamung, Antriebsarmut, Passivität, Indolenz) auffällig; *fakultativ:* hypotoner Blutdruck, Vasolabilität, bei Frauen Dysmenorrhöen, bei Männern Libidostörungen, Adipositas; *selten:* hypnagoge Halluzinationen (bei Tonusverlusten).

Therapie: Durch Weckamine und Imipramin lassen sich die Schlafanfälle beeinflussen. (Bei Langzeitbehandlung Vorsicht vor der Sucht!) Als sehr wirkungsvoll erwies sich uns die konsequente Normalisierung des Schlaf-/Wachrhythmus durch Verordnung von Hypnotica für die Nacht.

11.3 Das PICKWICK-*Syndrom*

In "The Posthumous Papers of the Pickwick Club" schrieb der englische Romancier CH. DICKENS (Verfasser des Romans "The Pickwickers"): „... auf dem Bock saß in ... äußerster Schlaftrunkenheit ein *fetter* ... Junge. ... Er schläft den ganzen Tag. Er schläft beim Gehen ein und schnarcht, wenn er bei Tisch serviert."

Pathognomonische Charakteristika
- abnorme Fettleibigkeit
- Ateminsuffizienz
- dadurch bedingte generelle Hypersomnie
- reversible funktionelle pulmonale Hypertonie
  — selten folgt ein Cor pulmonale

Ursachen

- Hypoventilation, aufgrund
  — einer durch Adipositas bedingten Beeinträchtigung der Atemmuskulatur
  — z. T. auch zusätzliche dysregulierende Momente der Lungenmechanik (Atelektasen, Mikroembolien bei Polyglobulie).

Im EMG läßt sich die Verminderung der Aktivität der Atemmuskulatur nachweisen.
Die gegebene *Therapie* ist die Abmagerungskur.
Als wesentliches Kriterium zur differentialdiagnostischen Unterscheidung von einer echten Narkolepsie darf gelten:
- Daß bei der Narkolepsie eine Schlafinversion besteht (s. d. S. 270),
- beim echten Pickwick-Syndrom hingegen eine gererelle Hypersomnie.

12. Die Neuritiden und Polyneuritiden (Polyneuropathien)

Allgemeines: Die Endung -itis kennzeichnet in der Pathologie einen entzündlichen Prozeß. Ein solcher liegt vielen Formen der Polyneuritis nicht zugrunde. Aus diesem Grunde wird seit längerem versucht, den allgemeineren Ausdruck *Polyneuropathie* einzuführen. Hier werden die alten, immer noch geläufigen Begriffe beibehalten.
Neuritiden und Polyneuritiden beruhen auf verschiedensten *Ursachen* (entzündlichen, toxischen, mechanischen). Nach diesen sollten die Krankheitsbilder auch eingeteilt werden. Das klinische Bild zeigt in der Regel eine der drei Grundformen der Erkrankung peripherer Nerven (s. S. 125), den

– mononeuritischen Typus, die
– Mononeuritis multiplex oder den Multiplex-Typus, den
– polyneuritischen Typus (die Schwerpunkt-Polyneuritis).

Für fast alle Formen lassen sich ursachen-spezifische Verteilungsmuster und auch eine bestimmte Gewichtung der sensiblen oder motorischen Ausfälle feststellen. Die sensiblen Ausfälle halten sich bei der Polyneuritis an keines der bekannten Schemata; die Störungen der Oberflächensensibilität ist in der Regel, allmählich in den gesunden Bereich übergehend, circulär begrenzt (z.B. strumpfförmig, schuhförmig, handschuhartig). Bei der aufsteigenden (ascendierenden) Form (LANDRY-Typus) gilt es, auf die Atemmuskulatur zu achten. (Ggf, künstliche Beatmung.) Die letztere kommt vor allem bei der idiopathischen Polyneuritis vor.

Beachte: LANDRY-Typus bedeutet keine eigenständige Krankheit, sondern lediglich einen Verlaufstypus symmetrischer schlaffer Lähmungen. Auch eine Polio (s. S. 200) kann nach diesem Typus verlaufen.

12.1 Sonderformen

Einzelne Sonderformen bieten zugleich oder im späteren Verlauf auch Symptome einer Mitbeteiligung einzelner Bahnen des Rückenmarks *(Polyneuromyelopathien)* (z.B. die Trio-ortho-kresyl-phosphat-Polyneuritis = Pyramidenbahn; die diphtherische Polyneuritis = Hinterstrangbahn).
Die Besonderheiten der nach unserem Krankengut augenblicklich häufigsten Formen einer Polyneuritis (oder Neuritis vom Multiplex-Typus) sind in Tab. 33 zusammengefaßt. Die idiopathische Polyneuritis nimmt dabei etwa 40% ein; die diabetische und alkoholische nehmen an Häufigkeit zu.
Neben der idiopathischen wären ergänzend noch Polyneuritiden bei der akuten lymphocytären Meningitis aufzuführen (s. S. 197), die mit einer Facialislähmung einhergehen können.
Als Besonderheiten weiterer Polyneuritiden sind kurz anzuführen:
Die *diphtherische Polyneuritis*, beginnend mit Akkommodations- und Schlinglähmungen, seltener auch mit weiteren, distaleren, gelegentlich den n. V und n. VII einbeziehenden Hirnnervensyndromen. Die Prognose ist immer gut. Sie hinterläßt nie Restsymptome.
Beim *Botulismus* kommt es zu einer rein motorischen Polyneuritis, ebenfalls mit Hirnnervenausfällen wenige Stunden nach der Intoxika-

tion einsetzend. Sämtliche motorischen Hirnnerven werden befallen; dann folgt die Tetraplegie; eine Hypersalivation wird abgelöst von Trockenheit im Mund.

Therapie: Möglichst schnell 400–500 ml Botulismusantitoxin i.v. geben. Die Prognose kann dennoch schlecht sein.
Paraneoplastische Polyneuritiden treten vor allem bei Bronchialcarcinomen (Haferzellcarcinomen), aber auch bei anderen kleinzelligen Krebsgeschwülsten auf. Die motorische Form beginnt in der Regel an den Beckengürtelmuskeln; die sensible setzt mit distalen Paraesthesien ein.

Summarisch sind noch zu erwähnen: Polyneuritiden bei
- *Paraproteinosen* (u.a. Amyloidose und Paramyloidose; vor allem auch gekennzeichnet durch trophische Störungen = kalte, livide Füße, Geschwürbildungen).
- *Myxoedem* (angeboren oder iatrogen; distal lokalisierte gemischte Form).
- *Arsen*-Vergiftung (Schwerpunktpolyneuritis, an Armen vor allem n. radialis betroffen; heftige Schmerzen; an Händen und Füßen Hyperkeratosen; Conjunctivitis, Tracheitis).
- *Thalliumintoxikation* (Übelkeit, Erbrechen, kolikartige Leibschmerzen, Anacidität des Magens; Tachykardie; Haarausfall, helle Bänder distal vom Nagelbett = MEES-Nagelband; Eiweiß, Erythrocyten, Zylinder im Urin).
- *Uraemien,*
- *serogenetische Neuritis* (Multiplex-Typ, 8–12 Tage nach Serumkrankheit in oberen Anteilen des plexus brachialis).

12.2 Das PANCOAST-*Syndrom*

ein gutes Beispiel einer mechanischen Schädigung mehrerer Nerven. Tumoren der Lungenspitze, die durch die obere Thoraxapertur wachsen, treffen auf die unteren Fasern des plexus brachialis. Es entsteht das Bild der unteren Plexus-Lähmung. Diesem gehen jedoch immer Sympathicus-Symptome voraus: Heftigste Schmerzen (bohrend im Arm), HORNER-Syndrom (s. S. 19), Störungen der Schweißsekretion. In einer Spätphase wird der Ansatz der 2. Rippe usuriert.

Tabelle 33. Synopsis der häufigsten Formen einer Polyneuritis

Ätiologie	Manifestationstyp	Verteilungsmuster	Erstsymptome	Verlauf und Prognose	Liquor	Besonderheiten	Therapie
idiopathische Polyradiculoneuritis	meist symmetrisch	meist überwiegend oder sogar rein motorische Ausfälle, nicht selten proximal betont	meist sensible Reizerscheinungen und Schmerzen, besonders im Kreuz und an den unteren Extremitäten	in der Hälfte der Fälle ascendierende Ausbreitung der Lähmungen; meist günstige Prognose	GUILLAIN-BARRÉ Syndrom	häufig Mitbefall des n. facialis; oft Blasen- und Mastdarmstörungen	symptomatisch: Überwachung, allgemeine Pflege
Periarteriitis nodosa	in der Hälfte der Fälle Typ der Mononeuritis multiplex oder Schwerpunktspolyneuritis	meist gemischt sensomotorische Ausfälle mit Überwiegen der motorischen Störungen	meist starke Schmerzen, vor allem im Bereich der Schienbein-, Waden- und Fußmuskeln; oft plötzliches Einsetzen einer Lähmung im Versorgungsbereich eines Nerven	manchmal ondulierender oder rezidivierender Verlauf; ungünstige Prognose	in der Regel normal; vereinzelt Eiweißvermehrung	nur selten Hirnnervenbefall	Glucocorticoide, ACTH
INH	immer symmetrisch	bei leichteren Fällen lediglich Reflexminderungen und Sensibilitätsstörungen; bei schweren Fällen gemischt sensomotorische Ausfälle, distal an den unteren Extremitäten betont	sensible Reizerscheinungen, häufig mit „burning feet"	je geringer das Ausmaß der Ausfälle, um so bessere und schnellere Remission	manchmal leichte Eiweißvermehrung	selten Hirnnervenausfälle; schwere vasomotorisch-neurotrophische Störungen	Absetzen des Medikamentes, Vitamin B_6, Thioctsäure

Nitrofurantoin	immer symmetrisch	meist gemischt sensomotorische Ausfälle mit distaler Betonung und häufig gleichermaßen Befall der Fuß- und Hand- sowie Unterschenkel- und Unterarmmuskulatur	sensible Reizerscheinungen	frühzeitiges Hinzutreten von motorischen Ausfällen zu den Sensibilitäts- und Reflexstörungen; nur langsame Rückbildung, häufig Irreversibilität	manchmal leichte Eiweißvermehrung	manchmal Hirnnervenbefall	cave bei Niereninsuffizienz; Absetzen des Medikamentes
Alkohol	immer symmetrisch; manchmal zusätzlich Drucklähmungen	in leichten Fällen lediglich fehlende ASR und Tiefensensibilitätsstörungen; in schweren Fällen distal an den unteren Extremitäten betonte sensomotorische Ausfälle	manchmal Wadenkrämpfe; häufig ohne subjektive Beschwerden, lediglich fehlende ASR und Pallhyp- bis -anaesthesie an den Füßen	auf Reflex- und Tiefensensibilitätsstörungen folgen Paresen mit schnell auftretenden Muskelatrophien und Oberflächensensibilitätsstörungen; bei Abstinenz gute Prognose	manchmal leichte Eiweißvermehrung	Hirnnervenausfälle im Rahmen des M. WERNICKE, schwere Druckschmerzhaftigkeit der Nervenstänge an den unteren Extremitäten	Abstinenz; Vitamin B_1
akute intermittierende Porphyrie	fast durchweg symmetrisch	überwiegend rein oder vorwiegend motorische Ausfälle, die in einem Drittel der Fälle proximal betont sind; manchmal Bevorzugung der vom n. radialis versorgten Muskeln	abgesehen von den Abdominalkoliken häufig dumpfe Gliederschmerzen und perakut auftretende Lähmungen	sehr frühzeitig auftretende Muskelatrophien; häufig rezidivierender Verlauf; hohe Mortalität durch Atemstörung	manchmal Pleocytose sogar bis mehrere $\frac{100}{3}$ Zellen und Eiweißvermehrung	häufig Hirnnervenbefall, insbesondere Facialis- sowie Schling- und Schlucklähmungen; oft Diskrepanz zwischen fehlenden PSR und gutauslösbaren ASR	symptomatisch: Überwachung, allgemeine Pflege; cave Barbiturate, Phenothiazinderivate, Morphin, Sulfonamide

Tabelle 33. *(Fortsetzung)*

Ätiologie	Manifestationstyp	Verteilungsmuster	Erstsymptome	Verlauf und Prognose	Liquor	Besonderheiten	Therapie
Diabetes mellitus	teils symmetrisch, teils vom Typ der Mononeuritis multiplex bzw. Schwerpunktspolyneuritis	bei symmetrischem Befall; häufig lediglich fehlende ASR und Tiefensensibilitätsstörungen, seltener sensomotorische distal an den unteren Extremitäten betonte Ausfälle; bei asymmetrischem Befall: sehr häufig mit Ausfällen im Versorgungsgebiet des n. femoralis	häufig Wadenkrämpfe; bei symmetrischem Befall oft ohne subjektive Beschwerden lediglich fehlende ASR und Tiefensensibilitätsstörungen; bei asymmetrischem Befall oft schwere Schmerzen besonders im Ausbreitungsgebiet des n. femoralis	meist chronischer Verlauf mit wenig Besserungstendenz	oft Eiweißvermehrung	nicht selten Hirnnervenbeteiligung, insbesondere der Augenmuskelnerven und des n. facialis; oft Blasenstörungen und Impotenz	Einstellung des Diabetes mellitus, Insulin-abgedeckte Glucoseinfusionen, Thioctsäure

12.3 Beispiele für Entzündungen oder Schäden einzelner peripherer Nerven

12.3.1 Periphere Facialislähmungen

Je nach dem Ort, an dem der n. facialis betroffen ist (Kerngebiet in der Brücke oder im Verlauf seiner Faserbündel, s. Abb. 11, S. 30), wird das klinische Bild bestimmt durch
- Umfang und Ausprägung sowie
- verschiedenartigste Begleitsymptome.

a) **Isolierte motorische Facialislähmungen** kommen nur bei Leitungsunterbrechungen distal vom Austritt der chorda tympani und Eintritt der Fasern des n. intermedius vor (s. Abb. 11 u. S. 30). Die Läsion kann dann *intracraniell* an der Schädelbasis, nahe dem foramen stylomastoideum lokalisiert sein, bedingt durch

- Schädelbasisbrüche,
- Felsenbeinfrakturen, die den canalis FALLOPPII distal betreffen; dadurch sind
  - primäre oder Frühlähmungen durch Zerreißung oder Zerrung mit schlechter Prognose oder
  - sekundäre oder Spätlähmungen infolge einer Nervenkompression durch ein Haematom oder Oedem mit meist guter Restitution möglich;
- Tumoren an der Schädelbasis;

extracraniell

- traumatisch: z.B. nach Gesichtsverletzungen oder Speicheldrüsenoperationen
- bei Parotistumoren (Sialomen und Synsialomen).

b) **Motorische Facialislähmung, kombiniert mit weiteren Symptomen.**

12.3.1.1 Die sog. „rheumatische" Facialislähmung

(Synonyma: idiopathische, refrigatorische, kryptogenetische Facialislähmung, frz. = paralysie faciale à frigoire).
Die *Ursache* blieb bis heute unaufgeklärt. Offensichtlich müssen verschiedene angenommen werden:
- z.T. durch Zugluft bedingte *Entzündungen*,
- gelegentlich eine *Virusinfektion*,

– eine *Ischaemie* im n. facialis,
– eigener Erfahrung nach aktuelle psychische Konfliktsituationen.

In jedem Fall ist bei diesem klassischen Krankheitsbild der Prozeß in den durch den canalis FALLOPPII verlaufenden Abschnitt des n. facialis zu lokalisieren (s. Abb. 11, S. 30).

Klinische Erscheinungen

- Paraesthesien oder Schmerzen hinter dem Ohr, im Gehörgang, vage begrenzt in der Wangengegend (n. intermedius-Beteiligung). Diese klingen meist nach Stunden oder Tagen wieder ab, verleiten aber oft zur Fehldiagnose einer Otitis media;
- gleichseitige Facialislähmung. Sehr bald folgt diese den o.g. Reizerscheinungen. Sie entwickelt sich entweder schnell oder wird beim Aufwachen bemerkt. Daraus erklärt sich die in diesem Falle häufige Fehldiagnose eines apoplektischen Insultes.
- In den ersten Stunden – gelegentlich auch Tagen – besteht zusätzlich auf der Seite der Parese
  - durch Lähmung des m. stapedius eine *Hyperakusis* und
  - eine *Geschmacksstörung* auf den vorderen zwei Dritteln der Zunge (s. Abb. 11, S. 30). Beide Symptome bilden sich in der Regel schnell zurück.

Diese Symptomenkonstellation erklärt sich aus der Lokalisation des zugrundeliegenden Prozesses (s. Abb. 11, S. 30).
Verlauf: Durch die Bestimmung der Chronaxie, insbesondere durch EMG-Untersuchungen, ist eine Beurteilung des Verlaufs möglich. Oft beginnt die Restitution schnell. Gelegentlich bleiben *Restsymptome:*
- selten Lähmungen, häufiger
- Kontrakturen der mimischen Muskulatur (s. Abb. 63),
- Mitbewegungen (beim Augenschluß wird z.B. gleichzeitig auch der Mundwinkel gehoben),
- das Phaenomen der Krokodilstränen (beim Kauen wird die Tränensekretion angeregt).

Mitbewegungen und Krokodilstränen erklären sich aus einer fehlgeleiteten Nachsprossung von Nervenfasern während der Restitution (s. Abb. 64).

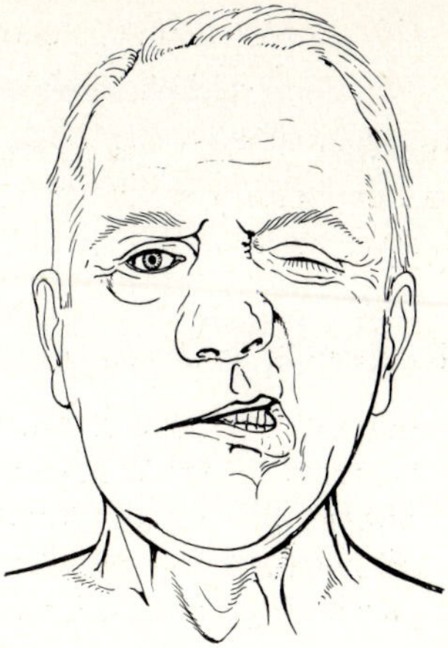

Abb. 63. Zustand nach „Aushcilung" einer peripheren Lähmung des n. VII lks. mit Kontrakturbildung der zuvor gelähmten Muskulatur

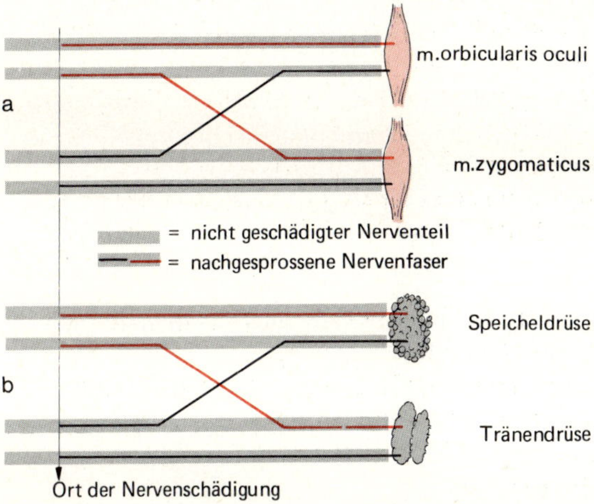

Abb. 64. Schematische Darstellung der LIPSCHITZschen Fehlsprossung nach Facialislähmung zur Erklärung a) der Mitbewegungen, b) des Phänomens der Krokodilstränen

12.3.1.2 Das HEERFORT-*Syndrom*

Das HEERFORT-Syndrom (bei der BESNIER-BOECK-SCHAUMANNschen Erkrankung) kombiniert die
- Facialislähmung mit einer
- Parotisschwellung,
- Iridocyclitis und
- Uveitis.

12.3.1.3 *Neurinome*

Da der n. facialis auch sensible Fasern mitführt, können sich an ihm auch selten Neurinome entwickeln. Deren Symptomatologie ist charakterisiert durch
- eine *periphere Facialisparese*
- eine *Hörstörung*, bedingt durch nachbarlichen Mitbefall des n. statoacusticus,
- oft durch chronische Sekretion aus dem Gehörgang (Durchbruch des Tumors) und durch
- *röntgenologische Befunde* (Destruktion des Felsenbeines, Aufhellung oberhalb des foramen stylomastoideum).

12.3.1.4 *Tumoren*

Bei anderen Tumoren an der Schädelbasis kann der n. facialis beteiligt sein.

Beachte: Beim Acusticusneurinom (s. Tab. 28, S. 224) tritt trotz enger Nähe zur Cyste dieser Geschwulst, eine Facialislähmung – wenn überhaupt – erst sehr spät auf.

12.3.1.5 *Entzündliche Erkrankungen*

Bei entzündlichen Erkrankungen findet sich eine Facialislähmung im Rahmen *chronischer lymphocytärer Meningitiden*, einer *Zeckenradikulo-myelo-meningo-encephalitis*, aufsteigender *Polyneuritiden*, eines FISHER-*Syndroms*, eines *Zoster oticus* (dabei mit schlechter Prognose), einer *Poliomyelitis*.

12.3.1.6 *Das* MELKERSSON-ROSENTHAL-*Syndrom*

- Rezidivierende, später gelegentlich bleibende oder in Kontraktur übergehende *Facialislähmung*,
- rezidivierende *Gesichtsoedeme*, vor allem an Oberlippe und Wange, meist einseitig, und eine
- *Faltenzunge* (lingua plicata)

umfaßt dieses bei Frauen häufigere Syndrom, das oft schon in der Jugend beginnt. Die Facialislähmung kann mit dem Oedem, aber auch unabhängig davon auftreten.

Mit diesem Syndrom kombinieren sich selten:
- ein vasomotorischer Kopfschmerz oder eine Migräne;

- Schluckkrisen (die wahrscheinlich auf eine Beteiligung der mit dem n. IX verlaufenden parasympathischen Fasern zurückzuführen sind).

12.3.2 Der Spasmus facialis

Eine keineswegs seltene, aber oft – vor allem als Tic convulsiv – verkannte Bewegungsunruhe der Gesichtsmuskulatur. Seine Kennzeichen:

- *Einseitig* werden in der Regel
- alle vom n. facialis innervierten Muskeln (einschl. des m. platysma) betroffen; dabei zeigt sich der spasmus facialis
- im *m. orbicularis oculi* besonders intensiv; oft beginnt er in diesem;
- im Gegensatz zum Tic kommt es nicht zu mimischen Ausdrucksbewegungen, sondern zu klonischen und tonischen Zuckungen, die
- episodisch, anfallsartig auftreten.
- Krampfauslösend wirken Sonnenlicht, Windzug, Lachen, Niesen, psychische Faktoren.
- Intervallär findet sich meist kein Befund.

Eine sicher wirkungsvolle *Therapie* ist bis heute nicht bekannt. Gelegentlich helfen Haloperidol®, Valium®, Tegretal®.
Bei einem permanenten Spasmus facialis ist an ein Hirnstammgliom zu denken!

Der zur Differentialdiagnose erwähnenswerte *Facialis-Tic* unterscheidet sich vom Spasmus facialis durch
- den schnelleren Ablauf der Zuckungen,
- die sich nicht auf die Facialismuskulatur beschränken, so daß
- mimische Ausdrucksbewegungen zustandekommen.

Auftreten und auch Abklingen des Tic ist situativ bedingt (psychogen).

12.3.3 Das halbseitige Hirnnervensyndrom (GARCIN-Syndrom)

Definition: Kurioserweise entsteht allmählich fortschreitend das Bild einer einseitigen Hirnnervenläsion. Meist beginnt es mit einer sensiblen und motorischen Störung des n. V. Die nn. VI, VII, IX, X und XII folgen dann sukzessive bei einer Ausbreitung nach hinten – oder aber die n. III, IV zunächst bei einer Ausbreitung nach vorne.

Ursachen: Basale Tumoren, insbesondere Epipharynxtumoren (SCHMINCKE-Tumoren), Sarkome (vor allem Retothelsarkome, s. Tab. 28, S. 226).

12.3.4 Das Carpaltunnel-Syndrom

Definition: Kompression des n. medianus an der Stelle seines Durchtritts unter dem ligamentum carpi transversum (retinaculum flexorum).

Ursachen: Arthrotische Zacken benachbarter Knochen, Traumata, Gewebeaufquellungen während einer Gravidität oder bei einer Akromegalie, berufliches oder gewohnheitsmäßiges Überstrecken des Handgelenkes (bei Zigarrenwicklerinnen, Tischlern, Krückengängern).

Symptomatologie: Zunächst treten Paraesthesien im Versorgungsgebiet des n. medianus auf (wobei der n. palmaris ausgespart sein kann). Dann folgen Paresen und Atrophien der mm. opponens pollicis, abductor pollicis brevis und flexor pollicis brevis.

Merke: Charakteristisch sind die
- Paraesthesien (die oft als „Durchblutungsstörungen" verkannt werden),
- die „isolierte Daumenballenatrophie" mit der Schwäche der Zangenbewegung von Daumen und Zeigefinger (oft als „Cervicalsyndrom" fehlinterpretiert).

Therapie: Durchtrennung des ligamentum carpi transversum. Bei Schwangeren Entwässerung; nach der Entbindung bildet sich die Symptomatologie zurück.

12.3.5 Das Tarsaltunnel-Syndrom

Subjektive Beschwerden: Schmerzen der Ferse, der Fußsohle (z.T. in die Wade irradiierend, bei Belastung zunehmend). Diese führen die Patienten oft zum Orthopäden und verleiten zur Annahme statischer Ursachen.

Pathologische Anatomie: Durch Kompression des n. tibialis oder seiner Äste, der nn. plantares lat. et med. unter der Sehne der mm. flexorum, eher noch dem ligamentum laciniatum, hinter dem malleolus int. kommt es zu einer chronischen Schädigung, die zu einem Neurom führen kann.

Neurologischer Befund: Dieser klärt schnell die Diagnose, da
- Sensibilitätsstörungen und
- Störungen der Schweißsekretion im Versorgungsgebiet der nn. plantares lat. et med. sowie
- oft nur leichte, gelegentlich bereits schwere Paresen der kleinen Fußsohlenmuskeln vorliegen.

- Druckpunkt hinter dem inneren Knöchel (!).
- Eine Anaesthesie des n. tibialis hinter dem inneren Knöchel behebt die Beschwerden (diagnostisch verwertbar!).

Therapie: Operative Freilegung wie beim Carpaltunnel-Syndrom.

Beachte: Bei ungeklärten Fersen- und Fußsohlenschmerzen, die nicht selten als psychogen abgetan werden, denke an das Tarsaltunnel-Syndrom.

12.3.6 Die Intermediusneuralgie

Synonym: Neuralgie des ggl. geniculi (s. Abb. 11, S. 30) – wurde von HUNT (1908) im Rahmen einer Trias:
- Zoster mit Eruptionen am tragus und dessen Umgebung,
- Facialislähmung,
- Neuralgie in der HUNT-Zone periauriculär

beschrieben. Selten kann sie isoliert auftreten, begleitet von vermehrter Tränen- und Speichelsekretion. Häufiger verbleibt sie nach einem *Zoster oticus.* Gelegentlich leitet sie das Beschwerdebild des seltenen *Facialis-neurinoms* (s. S. 280) ein. Auslösend wirken Geschmacksreize auf den vorderen 2 Dritteln der homolateralen Zungenhälfte (außer „bitter"). Gleichlokalisierte Parageusien können die Schmerzattacken begleiten.

Eine echte *Differentialdiagnose* hierzu bedeutet die allerdings seltene **Neuralgie des n. auriculo-temporalis** – Synonym: auriculo-temporales Syndrom. Durch Kaubewegungen werden meist brennende praeauriculäre Schmerzen ausgelöst, die in Schläfe und Wange ausstrahlen können und durch eine Hyperhidrosis und Rötung derselben Region begleitet werden.

Ursachen:
- Erkrankungen, die zu Schwellungen der glandula parotis führen
- Läsionen des Nerven durch operative Eingriffe an der Parotis.

Wahrscheinlich geht dieses Syndrom auf eine Fehlsprossung sekretorischer Fasern der parotis nach mechanischer Leitungsunterbrechung in die Speicheldrüsen und sensiblen Äste des n. auriculo-temporalis zurück.

Tabelle 34. Hauptsymptome und Differentialdiagnose der Neuralgie der nn. intermedius et auriculotemporalis

Zentrum der Schmerzen	Tragus, Gehörgang, retro- und praeauriculär, Wange, Schläfe	praeauriculär Wange, Schläfe
Auslösung	Geschmacksreize (außer bitter!) auf den vorderen $\frac{2}{3}$ der gleichseitigen Zungenhälfte	Kaubewegungen
Geschmack	Hyp- oder Parageusien	normal
Vegetative Begleitsymptome	Epiphora Hypersalivation	Rötung und Hyperhidrosis im Schmerzbereich
Ursachen	Irritationen des ggl. geniculi oder der pars intermedia n. facialis (z. B. nach Zoster oticus)	gleichwie bedingte Volumenvergrößerungen der parotis, Nervenläsionen bei Parotisoperationen.

13. Myopathien

Unter diesem Oberbegriff werden ursächlich und pathophysiologisch recht unterschiedliche Krankheitsbilder zusammengefaßt. Gemeinsam ist ihnen lediglich
- ihre myogene Natur
- und der Tatbestand, daß bei ihnen keinerlei Störungen einer peripheren oder zentralen Innervation vorliegen.

Daß sie dennoch dem Fachgebiet der Neurologie zugerechnet werden, erklärt sich
- aus ihrer symptomatischen Verwandschaft mit echten neurologischen Leiden, so daß solche jeweils die eigentlichen differentialdiagnostischen Alternativen bedeuten. *Ein historischer Grund:* Die meisten Myopathien wurden von ursprünglich neurogenen Erkrankungen abgesondert.

13.1 Die Dystrophia musculorum progressiva (Dmp)

Es war vor allem W. ERBS Verdienst (1884), diese häufigste Myatrophie (0,2–0,3‰ der Bevölkerung sind befallen) von der *progressiven spinalen Muskelatrophie* zu trennen.

Ursachen: Es handelt sich um einen vererbten Enzymmangel des Muskelstoffwechsels (inborn error of metabolism).

Biochemische Befunde

Pathognomonische Befunde oder Veränderungsmuster einzelner Myopathien (und auch neurogener myatrophischer Prozesse) deuten sich trotz emsiger Forschung vielleicht an. Generell müssen alle Untersuchungsergebnisse bislang als gleichartige Folgeerscheinung ursächlich unterschiedlicher Abbauprozesse des Muskelgewebes gewertet werden. Deshalb sei auf Spezialliteratur verwiesen. Zusammenfassend soll nur hervorgehoben werden:

Tabelle 35. Neurochemische Befunde bei der Dmp

Urin	Verringerung der Kreatininausscheidung Kreatinurie
Muskulatur	Glykolytische Enzyme vermindert Endoxydatische Enzyme normal (oder wenig verringert)
Serum	Erhöhung der Serum-Enzymaktivitäten (vor allem der Kreatinphosphokinase und der Aldolase). Diese Befunde sind ebenfalls nicht spezifisch für die Dmp. Ihre Schwankungsbreiten hängen vom Stadium der Erkrankung, vor allem der Quantität des Muskelabbaus ab. (Daher variierende Befunde bei einzelnen Formen.)

Histologisch besteht ein buntes, regelloses Nebeneinander unterschiedlichster Veränderungen

- an der Muskelfaser numerischer Fibrillenverlust, Atrophie, Degeneration, Nekrobiosen, Faserteilungen, z.T. auch Hypertrophien (allesamt segmental, nicht die gesamte Faserstrecke betreffend), Quellung degenerierter Fasern (Pseudohypertrophie),
- am Sarkolemm Umformung und Vermehrung der binnenständigen Kerne, möglicherweise Verquellung des Sarkolemms, Retraktion der Faser von der Umscheidung,
- im Interstitium Proliferation von Bindegewebe und Fett *(Vacatfett)*. Retraktion des Bindegewebes führt zu Kontrakturen, Vacatfett z.T. zur Pseudohypertrophie.

Beachte: Diese histologischen Befunde, vor allem die degenerativen, sind nicht nur für die Dmp signifikant. Sie finden sich z.T. auch bei anderen Myopathien, z.B. bei der Dystrophia myotonica (s. S. 287).

Aus den histologischen Veränderungen leiten sich die drei *Grundformen der klinischen Muskelveränderungen* ab:

Atrophie –	**Pseudohypertrophie** –	**Kontraktur**
	(selten Hypertrophie)	(fibromuskuläre Retraktion)

Tabelle 36. Synopsis klinischer Symptome der Dmp

Atrophie	– in der Regel an den peripheren Muskelanteilen beginnend, so daß sich die Muskelmitte hervorstechend kräftig kontrahiert (typische **contraction à boule**); – ihrem Ausmaß entsprechen — die Lähmungen und — das Erlöschen der Eigenreflexe.

Beachte: Die ER erlöschen bei allen Myopathien allmählich, bei neurogenen myatrophischen Leiden initial!

Pseudohypertrophie (selten echte Hypertrophie)	– teigige Aufquellung dennoch funktionsgeschwächter Muskeln, – derbe Konsistenz, meist ohne analoge Kraftzunahme (z. B. m. deltoides beim Typus Erb, m. masseter bei der bulbären Form, s. Tab. 37).
Kontraktur (fibromuskuläre Retraktion Steinert-Versé) „Retrahensform" der Dmp	– seltenste Veränderung, z. B. im Wadenmuskel (Spitzfuß). Wird oft übersehen oder verkannt. (Die *Arthrogryposis multiplex congenita* beruht z. T. auf einer Dmp.

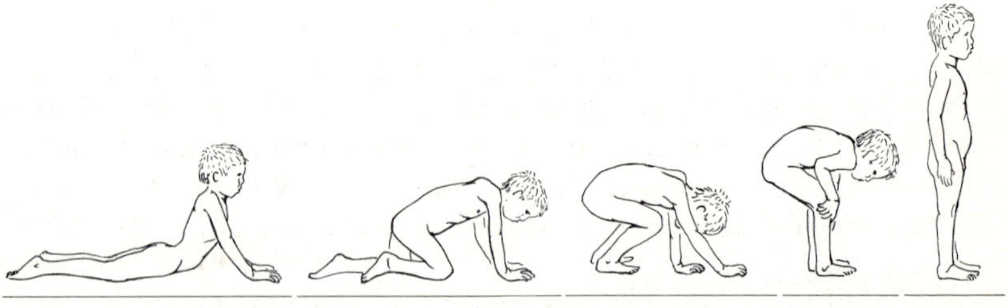

Abb. 65. Typisches Aufrichten eines Jungen mit infantiler Beckengürtelform der Dmp. Zu beachten sind der Quadripedenstand und Hochstützen an sich selbst

Die **Sonderformen (Typen)** der Dmp (s. Tab. 37) zeichnen sich aus
- durch die verschiedene Lokalisation dieser Muskelveränderungen,
- durch deren unterschiedliche Kombination,
- durch ein jeweils eigenständiges Verlaufstempo (Prognose) und
- durch spezifische Vererbungsmodi.

Zahlenangaben über die Häufigkeit einzelner Formen sollten äußerst skeptisch bewertet werden. Epidemiologische Untersuchungen würden sicher regionale Schwerpunkte aufdecken, die sich aus der Literatur abzeichnen: Z.B. ist der facio-scapulo-humerale Typus in Frankreich häufiger als in Deutschland, die distale Form vor allem in Schweden, die oculäre bei Hugenottenfamilien in Kanada und Deutschland anzutreffen.

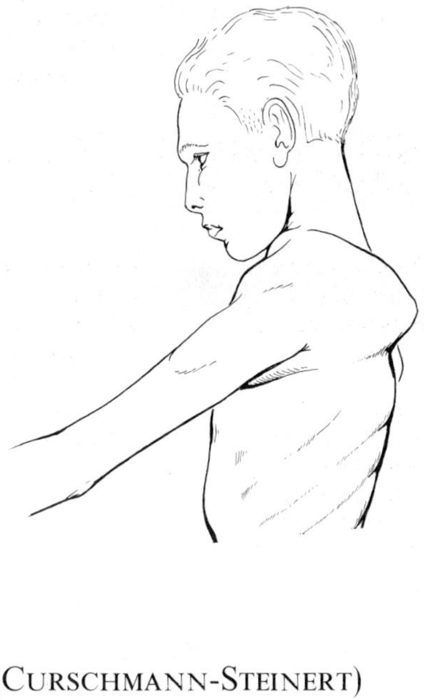

Abb. 66. Scapula alata (Flügelstellung des Schulterblattes) infolge Lähmung des m. serratus anterior (z.B. bei der Dmp)

13.2 Die Dystrophia myotonica (CURSCHMANN-STEINERT)

Neben der Dystrophia musculorum progressiva wird dieses Leiden stets als die zweithäufigste originäre myatrophische Erkrankung vorgestellt. In Wirklichkeit handelt es sich um eines der komplexesten Krankheitsbilder schlechthin, bei dem die primäre Myatrophie nur das *augenscheinlichste*, z.T. auch gravierendste Symptom ist. Denn diese *autosomal-dominant vererbte* Erkrankung ist charakterisiert durch die Addition sehr unterschiedlicher Symptome. Im individuellen Fall selbst einzelner Betroffener eines Generationenganges können sowohl
- lediglich Einzelsymptome isoliert,
- das Vollbild des Leidens als auch

Tabelle 37. Synopsis der wichtigsten Formen der Dmp

Form	Erkrankungsalter	Topische Verteilung der Muskelveränderungen+) primär betroffene Muskulatur herausgehoben	Prognose	Vererbungsmodus
infantile Beckengürtelform Typus DUCHENNE	1.–3. Lebensjahr (Lbj.)	A: **mm. glutaei, quadriceps femoris iliopsoas und die langen Rückenmuskeln** später weitere Rumpf- und Oberschenkelmuskeln, dann Aufsteigen auf den Schultergürtel. **Lange verschont bleiben:** m. deltoides und Handmuskeln. P: **Wadenmuskulatur** K: **m. gastrocnemius** → Spitzfuß!	schnell progredient, Tod vor dem 20. Lebensjahr	rezessiv X-chromosomal **maligne Form**
altersungebundene Beckengürtelform 1. „limb-girdle muscular dystrophie" (STEUENSON, WALTON, NATRASS, BECKER) 2. Typus BECKER-KIENER	2.–5. Lbj. beginnend bis zum 40.–50. Lbj. u. m.	A: **wie beim Typus** DUCHENNE P: **Wadenmuskulatur** etwas seltener als beim Typus DUCHENNE K: vielfältiger: zunächst Wadenmuskulatur, später Rumpf-, Nacken- und Armmuskeln	sehr langsam	1. rezessiv autosomal 2. rezessiv X-chromosomal **(benigne Form)**
Schultergürtelform Typus ERB sog. „juvenile Form".	10.–30. Lbj. selten später	A: **sternocostale Partie d. m. pectoralis maj., unterer Anteil des m. trapezius, m. latissimus dorsi, m. serratus ant. (→ scapula alata).** P: **m. deltoides** (unterer Anteil) K: **m. biceps brachii.**	jahrzehntelanger Verlauf; allmähliches Absteigen auf die Beckenmuskulatur. (Absteigender Typus nach BECKER)	dominant

+) A = Atrophie, P = Pseudohypertrophie, K = fibromuskuläre Kontraktur.

facio-scapulo-humerale Form Typus LANDOUZY-DEJERINE	7.–20. Lbj.	A: **m. orbicularis oris, m. zygomaticus** → Schultergürtel wie beim Typus ERB P: **Lippen** (Tapirlippen)	jahrzehntelanger Verlauf	autosomal-dominant
distale Form „Myopathia distalis **tarda** hereditaria" Typus WELANDER	20.–77. Lbj.	A: **Strecker der Unterarme und Unterschenkel,** kleine Hand- und Fußmuskulatur P: **Beugemuskeln** (z.B. m. biceps brachii)	äußerst langsam	dominant oder intermediär dominant
„Myopathia distalis **juvenilis** hereditaria" Typus BIEMOND	5.–15. Lbj.	A: **gleichzeitig periphere Strecker und Beuger der Hände und Füße**	äußerst langsam	dominant
oculäre Form Typus FUCHS	in mittleren Lbj.	A: **m. levator palpebrae, m. rectus sup.,** dann weitere Augenmuskeln bis zur kompletten **Ophthalmoplegia externa;** Hinzu kommen oft – Gesichtsmuskeln: mm. orbicularis oculi, frontalis, orbicularis oris, buccinatoris, – bulbäre Muskeln, – Schultergürtelmuskeln (in der Verteilung des ERB-Typus) oder – Beckenmuskeln (wie beim Typus DUCHENNE)	sehr langsam	noch ungeklärt, gelegentlich dominant
bulbäre Form (äußerst selten!)	in mittleren bis höheren Lbj.	A: **Zungenmuskulatur, mm. sternocleidomastoidei** (die sonst bei der Dmp verschont bleiben). Meist Kombination mit oculärem, Schultergürtel- oder Beckengürteltypus) P: **mm. masseteres**	sehr langsam **bemerkenswert:** daß der m. sternomastoideus, der sonst bei der Dmp verschont bleibt, hier mitbetroffen ist	ungeklärt

– alle erdenklichen Abstufungen einer Zusammenstellung der Erscheinungen beobachtet werden.

Zusammengefaßt kombiniert die Dystrophia myotonica

– eine primäre Muskelatrophie,
– ein myotonisches Syndrom (effektiv in nur wenigen Muskelgruppen),
– eine innersekretorische pluriglanduläre Insuffizienz (Systemerkrankung der innersekretorischen Drüsen) (P. VOGEL),
– Veränderungen des Schädels und des übrigen Skeletts,
– ein endokrines Psychosyndrom (M. BLEULER),
– Augensymptome: eine spezifische Kataraktbildung (60–80% der Fälle), ein seltener Lidschlag, Convergenzspasmen, eine Keratitis, eine Atrophie des corpus ciliare.
– Schädigungen verschiedener peripherer Nerven.
  (Das sog. Pseudo-GRAEFE-Zeichen, d.h. das Verharren des Oberlides bei Blicksenkung läßt sich als Symptom einer latenten Lähmung des n. oculomotorius erklären.)
– Gehörminderung für hohe Frequenzen,
– EKG-Veränderungen (PR-Verlängerung oder QRS-Verbreiterung als Hinweis auf eine Mitbeteiligung des Herzmuskels.)

13.3 Die Myotonia congenita (THOMPSON)

Das kennzeichnende Symptom ist eine *myotone Reaktion.* Im Gegensatz zur myotonischen Dystrophie (STEINERT-CURSCHMANN) tritt diese an allen quergestreiften Muskeln, nicht nur an wenigen charakteristischen, auf.

Beispiele

– Nach einem kräftigen Biß in ein Brötchen kann der Mund nicht sofort wieder geöffnet werden. Die Kontraktion der mm. masseteres löst sich erst allmählich;
– beim Start zum Kurzstreckenlauf bleibt jemand „wie eingefroren" „kleben" – erst langsam löst sich die die Innervation überdauernde Kontraktion.

Ursächlich handelt es sich um ein Erbleiden mit dominant-autosomalem Erbgang bei hoher Penetranz. Das Erkrankungsalter liegt in den ersten Lebensjahren, jedenfalls vor dem 20. Lebensjahr.

Die *klinische Symptomatologie* ist bestimmt durch das Nebeneinander von

– myotoner Reaktion und einer
– Muskelhypertrophie (deshalb athletischer oder „herkulischer" Habitus, "mister-world-Typ").

Zum EMG s. S. 86.

Sofern eine *Therapie* erforderlich, ist vor allem Chinin zu empfehlen.

13.4 *Die Paramyotonia congenita* (EULENBURG)

Sie wird ebenfalls autosomal-dominant (mit fast vollständiger Penetranz) vererbt. Das Erkrankungsalter entspricht dem der Myotonia congenita.

Klinisch kennzeichnend sind
- myotone Reaktionen, die oft aber nur in der Kälte, sonst sehr blande, durch Kälte exacerbierbar, auftreten;
- davon unabhängig oder in zeitlichem Zusammenhang mit diesen zeigen sich *schlaffe Paresen* insbesondere proximaler Extremitätenmuskeln; diese können Minuten bis Stunden anhalten.

Im Verlauf des Lebens bessert sich das Leiden gelegentlich.

13.5 *Die Myasthenia gravis pseudoparalytica*

Synonym: Morbus ERB-GOLDFLAM

Definition: Das kennzeichnende Symptom ist die *myasthenische Reaktion*, d.h. eine zunehmende Ermüdung der Muskulatur bei gleicher Reizintensität unter fortdauernder Belastung.

Beispiele
- Bei faradischer Reizung kontrahiert sich ein Muskel zunächst gut, dann immer weniger, bis er völlig erlahmt; nach einer Ruhepause ist zunächst wieder eine normale Kontraktion möglich;
- aus waagerechter Lage vermag ein Patient seinen Kopf etwa 10mal mühelos, dann immer weniger gut zu heben, beim 20. Versuch ist er zu dieser Leistung nicht mehr befähigt.

Merke: Daraus leitet sich eine erste, klinisch bedeutsame Eigentümlichkeit der Myasthenie ab: Die Tagesschwankungen, d.h. nach dem Ausruhen (etwa morgens) ist der Kranke symptomfrei, im Verlauf des Tages treten die Lähmungen immer deutlicher hervor.

Kurz zur Pathophysiologie und Ätiologie: Dieser vorschnellen Ermüdung des Muskels liegen biochemische Störungen bei der neuro-muskulären Reizübertragung vor allem an den praesynaptischen Membranen der motorischen Endplatten zugrunde. Z.T. ist ein absolutes oder relatives Zuviel an Cholinesterase verantwortlich für ein Zuwenig an Acetylcholin (durch Einwirkung des letzteren auf die postsynaptische Membran wird die Erregungsausbreitung auf eine Muskelfaser möglich); zum anderen liegt eher aber eine echte Erschöpfung der Acetylcholinfreisetzung vor.

Es handelt sich um eine Autoimmunerkrankung. Antikörper gegen die Muskulatur wurden vielfach nachgewiesen. Das autoimmune Wesen dieser Erkrankung erwies sich schon früher

- aus der Beobachtung keineswegs seltener Kombinationen mit anderen Autoimmunerkrankungen (z. B. HASHIMOTO-Thyreoiditis, lypus erythematodes), ferner
- durch den Nachweis myasthenischer Reaktionen bei Säuglingen myasthenischer Mütter; in diesen Fällen der *Myasthenia neonatorum* bildet sich eine Myasthenie meist innerhalb kürzester Zeit (Tagen) zurück, ohne daß sie später je wieder manifest wird.

Bei 40–50% aller Fälle lassen sich durch Obduktion Thymusveränderungen aufdecken (Thymome, -hyperplasien, persistierendes aktives Thymusgewebe).

Das *klinische Bild* ist durch die myasthenische Reaktion bestimmt. Diese läßt sich anfangs fast immer nur lokalisiert beobachten, vor allem an äußeren Augenmuskeln, an der bulbären Muskulatur, seltener an Extremitätenmuskeln.

Zur Sicherung der *Diagnose* sollte folgendes nie versäumt werden:

- Der „Nackenhebertest“ (s. o. 2. Beispiel),
- faradische Reizung (zum evtl. Nachweis der sog. JOLLY-Ermüdungsreaktion s. S. 82).
- Ableitung eines EMG (s. S. 86),
- der Prostigmintest (0,5 mg i. v.) während der Ermüdung (die myasthenische Reaktion ist dann in der Regel sofort coupiert), den gleichen Effekt erzielt
- der Tensilontest (Edrophoniumchlorid) (10 mg = 1 ml – oder 20 mg – in 10–15 Minuten langsam i. v. injiziert mit dem Effekt der Behebung der Lähmung für 10–20 Minuten),
- den Curaretest sollte man wegen der hohen Empfindlichkeit der Myastheniker nicht mehr versuchen.

Beachte: Bei den pharmakologischen Tests sollte man als **Antidot** stets 1 Ampulle mit 1 mg atropin. sulfur. zur i.-v.-Injektion bereithalten.

Merke: Myastheniker sind curareempfindlich, deshalb Vorsicht bei Narkosen mit Curare. Antidot ggf. 1 mg atropinum sulfuricum i. v.

Der *Verlauf* ist schubförmig.

Therapie: Bei Nachweis eines Thymoms oder einer Thymushyperplasie (klinisch nur bei 10–15%) ist die Thymektomie angezeigt. – Sonst behandelt man mit Cholinesterasehemmern (vor allem Mestinon®), neuerdings auch mit immunsuppressiven Mitteln.
Bei Gabe von Mestinon® ist zu beachten, daß im Laufe der Behandlung eine zunehmende „Gewöhnung" eintritt, so daß immer höhere Dosen erforderlich werden. Wenngleich hohe Dosen in der Regel gut vertragen werden, sollte man die tägliche Menge von 10–12 Tabl. à 60 mg nicht überschreiten. Es empfiehlt sich, einen Patienten dann zu „entwöhnen", d.h. die Medikation für Tage völlig abzusetzen und dann mit kleinerer Dosis wieder aufzubauen. Dies **darf** nur in einer Klinik, die die Möglichkeit zur Intensivpflege besitzt, gewagt werden.

Bei der Therapie ist zu beachten, daß

- Überdosierung (= vermehrte Acetylcholinausschüttung) zur *cholinergischen Krise*,
- zu geringe längere Acetylcholinfreisetzung zur *myasthenischen Krise* führen.

Beide, cholinergische und myasthenische Krise, sind klinisch meist schwer zu unterscheiden. Gemeinsam ist ihnen die Muskelschwäche.

13.5.1 Die cholinergische Krise

Zur cholinergischen Krise treten jedoch noch

- unwillkürliches Muskelzucken, Fasciculieren, Muskelkrämpfe,
- Nausea,
- Schwitzen,
- Darmkoliken, Diarrhoe.

Eine sichere Unterscheidung ermöglicht schnell der Tensilontest (s.o.) (nur mit bereitliegender Ampulle Atropin auszuführen).

Atropinum sulfuricum wird auch zur Behandlung der cholinergischen Krise benutzt.

13.5.2 Das Lambert-Eaton-Syndrom

Als Lambert-Eaton-Syndrom bezeichnet man eine paraneoplastische Sonderform der Myasthenie. Sie wird vorzüglich beim kleinzelligen Bronchialcarcinom beobachtet und manifestiert sich vor allem an den Beckengürtelmuskeln. (Die Patienten können sich nicht mehr aus der Hocke aufrichten, das Treppensteigen ist erschwert.) Die Symptomatologie bessert sich meist nach Entfernung des Tumors.

13.6 Die paroxysmalen oder periodischen Lähmungen

Definition: Es handelt sich um pathophysiologisch unterschiedliche, klinisch ähnliche Krankheitsbilder, denen
- das episodische Auftreten schlaffer Lähmungen und
- in den meisten Fällen Störungen des K-Haushaltes zugrunde liegen.

Man unterscheidet:
- *Hypokaliämische* periodische Lähmungen,
  - symptomatische
  - familiäre Formen;
- *hyperkaliämische* (die Adynamia periodica hereditaria) (GAMSTORP) und
- die seltene hereditäre *normokaliämische.*

13.6.1 Die hypokaliämischen periodischen Lähmungen

Sie treten meist nach Belastungen (dann in der nachfolgenden Ruhe), nach kohlehydratreichem Essen oder nach Kälte auf. Innerhalb von Stunden breiten sich die Lähmungen meist von der Oberschenkel- und Beckengürtel-, seltener von der Schultergürtelmuskulatur bis zur Tetraplegie aus. Kopf-, Gesichtsmuskulatur und das Diaphragma werden in der Regel ausgespart. Die Rückbildung erfolgt nach dem gleichen Schema.
Zur *Therapie* werden hohe Dosen Kalium i. v. injiziert.

Beachte die typische Veränderung des EKG wie bei K-Mangel.

Ursachen: Symptomatisch durch jede mit Kaliumverlust einhergehende Erkrankung, z. B. Nierenleiden, CONN-Syndrom, Überdosierung von Abführmitteln. In diesen Fällen ist die Lähmungsentwicklung nicht so regelhaft wie bei den *familiären.* Bei letzteren beginnt das Leiden um das 20. Lebensjahr. Der Erbgang ist autosomal-dominant.

13.6.2 Die hyperkaliämische adynamia hereditaria (GAMSTORP)

Sie ist ebenfalls autosomal-dominant vererblich. Der Krankheitsbeginn liegt in der Kindheit oder Jugend. Die einzelnen Lähmungsperioden sind kürzer. Provoziert werden auch sie durch Kälte oder Entspannung nach Belastung, im Gegensatz zur hypokaliämischen Variante jedoch auch durch Hypoglykaemie. Im 5. Lebensjahrzehnt zeigen sich meist spontane Besserungen. Zur *Therapie* des einzelnen Anfalls empfiehlt sich die i.-v.-Injektion von 1–2 g Calciumgluconat.

13.6.3 Die normokaliämische periodische Lähmung

Sie ist äußerst selten und auch autosomal-dominant vererbt. Die Lähmungsepisoden halten länger an. Coupieren kann man sie mit hohen NaCl-Gaben.

Literaturverzeichnis

(Eine knappe Zusammenstellung zur Vertiefung des Studiums einzelner Spezialgebiete)

BAILEY, P.: Die Hirngeschwülste. Ins Deutsche übertragen von A. WEISS. Stuttgart: Enke 1936.
(Wenngleich ein „älteres" Buch, so doch bis heute eine der brillantesten Darstellungen der klinischen Symptomatologie und Eigenart einzelner Hirntumoren.)

BAUER, H.J.: Multiple Sklerose: Grundlagen und Hypothesen der modernen Ursachenforschung. Zeitschrift für Neurologie **198,** 5 (1970).

BAY, E.: Der heutige Stand der Aphasieforschung. Nervenarzt, **44,** 57 (1973).
(Ein Übersichtsreferat, das die divergierenden Ansichten zu diesem Problem ebenso wie die modernsten Forschungsergebnisse in sehr klarer, souverän geschriebener Weise breit darlegt. Sehr gutes Literaturverzeichnis.)

BECKER, P.E.: Humangenetik. (Ein kurzes Handbuch in 5 Bänden). Stuttgart: Thieme 1964/1966.
Bd. III,1 Myopathien. Bd. IV Augen, Ohren, Nase, Hals, Haut und Anhangsorgane. Bd. V,1 und 2 Krankheiten des Nervensystems, Psychiatrische Krankheiten.
(Ein – trotz der bescheidenen Selbsteinschätzung im Titel als „kurzes" Handbuch – sorgfältig bearbeitetes Werk, das einen *breiten* Überblick nicht nur über genetische Fakten und Probleme, sondern auch über Klinik und Geschichte einzelner, auch seltener Krankheitsbilder gibt. Nicht nur zur Lektüre, auch als Nachschlagewerk für Literatur bis zum Erscheinungsdatum empfehlenswert.)

BLEULER, E.: Lehrbuch der Psychiatrie. Umgearbeitet von M. BLEULER. Berlin-Heidelberg-New York: Springer 1969.
(Ein Standardwerk psychiatrischer Semiologie und Nosologie in deutscher Sprache mit dem Vorzug nicht nur anschaulicher, sondern auch didaktisch geschickter Schilderungen vor dem Hintergrund des Wissens um die einschlägige aktuelle Weltliteratur.)

BODECHTEL, G.: Differentialdiagnose neurologischer Krankheitsbilder. Stuttgart: Thieme 1963.
(Das internationale Standardwerk einer breitgefächerten Differentialdiagnose neurologischer Symptome, Syndrome und Krankheitsbilder.)

BRÄUTIGAM, W.: Reaktionen, Neurosen, Psychopathien. Stuttgart: Thieme 1968.
(Der Autor nennt dieses Taschenbuch einen „Grundriß der kleinen Psychiatrie". In Wirklichkeit werden hier „Störungen" abgehandelt, die zu einem guten Teil eine echte Differentialdiagnose zu neurologischen Syndromen bedeuten.)

BUCHTHAL, F.: Einführung in die Elektromyographie. München: Urban & Schwarzenberg 1958.

CHRISTIAN, W.: Klinische Elektroencephalographie. Stuttgart: Thieme 1968.
(Eine lehrreiche Darstellung der Korrelationen zwischen EEG-Befunden und neurologischen Erkrankungen.)

DELANK, H.W.: Klinische Liquordiagnostik. Nervenarzt **43,** 57 (1972).
(Umfassende Übersicht über den bisher neuesten Stand der Liquordiagnostik mit nützlichen Literaturhinweisen.)

ERBSLÖH, F.: Aktuelle Therapie der Myasthenia gravis. Nervenarzt **43**, 341 (1972).
(Eine Übersicht mit detaillierten Angaben eines erfahrenen Kenners dieses Gebietes. Wertvolle praktische Hinweise zur spezifisch-symptomatischen wie zur kausalen Therapie.)

GÄNSHIRT, H.: Der Hirnkreislauf. Stuttgart: Thieme 1972.
(Ein Werk, das alle mit cerebro-vasculären Erkrankungen zusammenhängenden Probleme – von der Anatomie bis zur Therapie – zusammenfaßt.)

GAMSTORP, I.: Intermittierende Muskellähmungen und Kaliumstoffwechsel. Nervenarzt **43**, 1 (1972).
(Vorzügliches, vor allem klinisches und genetisches, aber auch pathophysiologisches Résumée aus der Feder einer erfahrenen Autorin mit Angabe der wichtigsten modernen Literatur.)

Handbook of Clinical Neurology. Herausgegeben von P.J. VINKEN und G.W. BRUYN. North-Holland Publishing Company – Amsterdam and Wiley Interscience Division – John Wiley and Sons, Inc. New York.
(Ein von einer großen Zahl international bekannter Wissenschaftler herausgegebenes vielbändiges Werk, das bislang erst teilweise erschienen ist. Das Gesamtgebiet aller neurologischen Wissenschaften – Grundlagen, Klinik, Untersuchungsmethoden, Therapie – wird in Einzelübersichten nach dem neuesten Forschungsstand abgehandelt. Sehr gute Literaturübersichten. In englischer Sprache geschrieben.)

Handbuch der speziellen pathologischen Anatomie und Histologie. 13. Band in 5 Teilen – herausgegeben von W. SCHOLZ. Berlin-Göttingen-Heidelberg: Springer 1957.
(Bis heute das Standardwerk oder Handbuch des o.g. Gebietes, in dem die einzelnen Fachkapitel von erfahrenen Wissenschaftlern dargestellt sind. Außer den breit ausgelegten pathologischen Befunden werden jeweils – d.h. zu jedem Krankheitsbild – auch knapp, aber meist sehr instruktiv, klinische Daten und Informationen gegeben.)

Handbuch der Inneren Medizin, Bd. V, 1–3. 4. Auflage – Neurologie. Redigiert von R. JUNG. Berlin–Göttingen–Heidelberg: Springer 1953.
(In deutscher Sprache wird in 3 Bänden des Gesamtgebiet der Neurologie dargestellt. U.a. sind vor allem die Kapitel von R. JUNG über EEG und ENG, von SCHELLER über „Periphere Neurologie", von BODECHTEL über Erkrankungen des RM, von BAY über Schädel-, Hirntraumata und von HASSLER über die extrapyramidalen und cerebellaren Erkrankungen herauszuheben.)

JANZ, D.: Die Epilepsien. Stuttgart: Thieme 1969.
(Eine hervorragend geschriebene, lückenlose, die aktuelle und moderne Problematik der Epilepsie umfassende Darstellung, bei der die Anfallstypologie, ihre pathophysiologische – und hirnpathologische bzw. hirnlokalisatorische – Relevanz, deren Ätiologie und auch Therapie breit angelegt, z.T. durch Beispiele illustriert, ausgebreitet werden. Das Werk wurzelt in der Tradition klassischer Monographien; auf historische Bezüge wird deshalb stets hingewiesen.
Wichtig: Das bis 1968 zwar nicht lückenlose Literaturverzeichnis, das aber die für das Thema bis dahin entscheidenden Titel der Weltliteratur enthält.)

JELLINGER, K.: Durchblutungsstörungen des Rückenmarks. Nervenarzt, **43**, 549 (1972).
(Umfänglicheres Übersichtsreferat über Anatomie, Physiologie, Pathologie, Pathologische Physiologie und Klinik zum angegebenen Thema.)

JERUSALEM, F.: Paraneoplastische Syndrome und Krankheitsbilder. Nervenarzt, **43**, 169 (1972).

KAESER, H.E.: Elektroneurographie oder Messung der Leitgeschwindigkeit peripherer Nerven. Nervenarzt, **43**, 445 (1972).

LEJEUNE, F. und BUNJES, W. E.: Deutsch-Englisches/Englisch-Deutsches Wörterbuch für Ärzte, 2 Bände. Stuttgart: Thieme 1968.
(Ein besonders empfehlenswertes Dictionnaire, das bei der zunehmenden Bedeutung der englischen Sprache für die medizinische Wissenschaft – gleichsam als „Kirchenlatein" der Medizin – verläßlich Hilfe leistet.)

MUMENTHALER, M. und SCHLIACK, H.: Läsionen peripherer Nerven. Stuttgart: Thieme 1965.
(Von 9 Autoren wird das gesamte Gebiet der sog. „peripheren Neurologie" abgehandelt. Gute Abbildungen.)

NEUNDÖRFER, B.: Die Differentialtypologie der Polyneuropathien. Berlin-Heidelberg-New York: Springer 1973.
(Eine sehr umfassende Darstellung der klinischen Symptomatologie nicht nur aller ätiologisch differenzierbaren Formen der Polyneuropathien, sondern auch der Mononeuritis multiplex. Nahezu lückenlose Übersicht der gesamten internationalen Literatur bis 1971.)

PISCOL, K.: Die Blutversorgung des Rückenmarks und ihre klinische Relevanz. s. S. 186. Berlin–Heidelberg–New York: Springer 1972.

SCHALTENBRAND, G.: Allgemeine Neurologie. Stuttgart: Thieme 1969.
(Vorzügliche, physiologisch und patho-physiologisch fundierte Propädeutik und Syndromenlehre.)

SCHEID, W.: Lehrbuch der Neurologie. Stuttgart: Thieme 1966.
(Das klassische deutschsprachige Lehrbuch der Neurologie mit anschaulich, didaktisch geschickter Darstellung des gesamten Fachgebietes. Lediglich die psychogenen, hysterischen, neurotischen Symptombildungen werden etwas knapp behandelt.)

SPILLANE, J. D.: An Atlas of Clinical Neurology. London: Oxford University Press 1968.
(Reichbebilderte, sehr anschauliche Illustration und Demonstration geläufiger und seltener Krankheitsbilder.)

TÖNNIS, W.: Diagnostik der intracraniellen Geschwülste. In: Handbuch der Neurochirurgie, herausgegeben von H. OLIVECRONA und W. TÖNNIS in 7 Bänden, Bd. IV,3. Berlin–Göttingen–Heidelberg: Springer 1962.
(Eine sehr ausführliche Darstellung vor allem der Klinik der intracraniellen Geschwülste, d.h. deren Semiologie, diagnostischen Charakteristika und Eigenarten. Teilweise eine Fundgrube diagnostischer Detailangaben, geschrieben aus einer reichhaltigen eigenen Erfahrung.)

WARTENBERG, R.: Neurologische Untersuchungsmethoden in der Sprechstunde. (Übersetzt von H. KÖBCKE). Stuttgart: Thieme 1954.
(Eine nahezu lückenlose – überdies leicht verständlich geschriebene – Übersicht über auch differenzierteste und seltene klinische Funktionstests. Nachteil: Die übliche Nomenklatur wird nicht durchgehend benutzt.)

WYLIE, E.J. and EHRENFELD, W.K.: Extracranial occlusive cerebro-vascular disease – Diagnosis and Management. Philadelphia–London–Toronto: Saunders 1970.
(Auf nur 231 Seiten wird – in englischer Sprache – eine vorbildlich umfassende und instruktive Darstellung des Themas gegeben. Sehr empfehlenswert.)

ZÜLCH, K.J.: Biologie und Pathologie der Hirngeschwülste. In: Handbuch der Neurochirurgie, herausgegeben von H. OLIVECRONA und W. TÖNNIS in 7 Bänden, Bd. III.
(Eine als „klassisch" zu bezeichnende pathologisch-anatomische Systematik der vielfältigen intracraniellen Geschwülste. Instruktive Bilder histologischer Präparate und Schemata über Häufigkeit, Altersverteilung, Prognosen.)

Sachregister